172

Anaesthesiologie und Intensivmedizin
Anaesthesiology
and Intensive Care Medicine

vormals „Anaesthesiologie und Wiederbelebung"
begründet von R. Frey, F. Kern und O. Mayrhofer

Herausgeber:
H. Bergmann · Linz (Schriftleiter)
J. B. Brückner · Berlin   M. Gemperle · Genève
W. F. Henschel · Bremen   O. Mayrhofer · Wien
K. Meßmer · Heidelberg   K. Peter · München

Michael Tryba

H$_2$-Antagonisten in der Prämedikation

Präventive Maßnahmen zur Vermeidung
von Aspirationspneumonien
und anaphylaktoiden Reaktionen

Mit 49 Abbildungen und 35 Tabellen

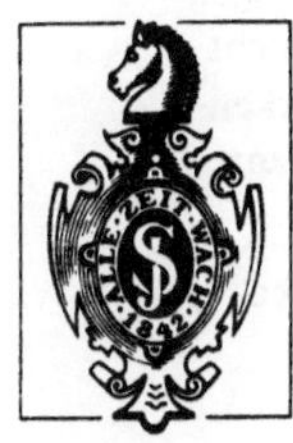

Springer-Verlag
Berlin Heidelberg New York Tokyo

Priv.-Doz. Dr. Michael Tryba
Zentrum für Anaesthesiologie, Medizinische Hochschule, Krankenhaus Oststadt
Podbielskistr. 380, 3000 Hannover 51

ISBN-13:978-3-540-15122-7   e-ISBN-13:978-3-642-70242-6
DOI: 10.1007/978-3-642-70242-6

CIP-Kurztitelaufnahme der Deutschen Bibliothek
Tryba, Michael: H_2-Antagonisten in der Prämedikation: präventive Maß-
nahmen zur Vermeidung von Aspirationspneumonien u. anaphylaktoiden
Reaktionen / M. Tryba.
Berlin; Heidelberg; New York; Tokyo: Springer, 1985
(Anaesthesiologie und Intensivmedizin; 172)
ISBN-13:978-3-540-15122-7

NE: GT

Satz: Elsner & Behrens GmbH, Oftersheim

2119/3140-543210

Für Jacoba

Inhaltsverzeichnis

1 Einführung

Die Etablierung der Anästhesie als eigenständiges Fach hat in den letzten 30 Jahren zu einer erheblichen Reduzierung narkosebedingter schwerer und tödlicher Komplikationen geführt [210]. Immer eingreifendere chirurgische Maßnahmen hatten diese Verselbständigung der Anästhesie ebenso erforderlich gemacht wie der ärztliche Wille, dem Patienten eine möglichst große Sicherheit zu gewährleisten.

Die Entwicklung der anästhesiologischen Methoden hat den Tod in „tabula" zur großen Seltenheit werden lassen. Gewandelt hat sich auch das Spektrum narkosebedingter Komplikationen. In früherer Zeit standen v. a. respiratorische Probleme im Vordergrund. Heute gilt das Augenmerk den Komplikationen, die den postoperativen Verlauf entscheidend beeinflussen können. Zunehmend werden seit einigen Jahren auch Unverträglichkeitsreaktionen nach Applikation von Medikamenten beobachtet [89, 158]. Dies scheint in Zusammenhang mit einer Zunahme der Allergieneigung in der Bevölkerung zu stehen [135, 394].

Die Komplikationsdichte in der Anästhesiologie wurde mittlerweile auf ein so niedriges Niveau gesenkt, daß in der Bevölkerung nicht selten Unkenntnis über das Narkoserisiko herrscht. Dies gilt insbesondere für geplante Eingriffe. Presseberichte, die jeden Narkosezwischenfall spekulativ aufbereiten, tragen ihren Teil dazu bei, diese Einstellung eher noch zu verstärken [283]. Um so mehr muß es daher im Bestreben aller Anästhesisten liegen, das Risiko der Narkose noch weiter zu senken.

Auch in neuesten Untersuchungen [326, 506] stehen schwere und tödliche Verläufe als Folge einer Aspiration von Magensaft in den Respirationstrakt an vorderer Stelle narkosebedingter Komplikationen. Der Anteil wird im allgemeinen Anästhesieklientel mit bis zu 19% der letalen Zwischenfälle angegeben [326]. Auf ca. 1000 Allgemeinanästhesien muß mit einer Aspiration gerechnet werden [305, 327]. Über 50% der Fälle treten bei elektiven Eingriffen auf.

Zur Prophylaxe der Aspiration und Aspirationspneumonie sind in der Vergangenheit eine große Anzahl Vorschläge publiziert worden. Fast alle sind jedoch nur bei Notfallpatienten gerechtfertigt. Die Aspirationshäufigkeit bei Elektivpatienten bleibt dadurch jedoch unverändert.

In den meisten Fällen erwies sich die Aspiration von saurem Magensaft als entscheidendes pathologisches Substrat der pulmonalen Schädigung [188, 355, 506], während die Verlegung des Tracheobronchialtrakts durch feste Bestandteile des Mageninhalts nur bei 10–30% der Aspirationen eine entscheidende Rolle spielte. Vornehmlich sind dies nicht nüchterne Patienten, während bei elektiven Eingriffen fast ausschließlich Magensaftaspirationen beobachtet werden.

Als entscheidend für das Auftreten eines Säureaspirationssyndroms (Mendelson-Syndrom) erwies sich in experimentellen und klinischen Untersuchungen ein pH-Wert des Magensafts unter 2,5 [301, 344, 489]. Vornehmlich in den angloamerikanischen Ländern wurden deshalb, zumindest bei Risikopatienten, präoperativ Antazida eingesetzt [355]. Die Häufigkeit von Aspirationstodesfällen konnte durch diese Maßnahme jedoch nicht gesenkt werden [243, 355]. Im Gegenteil, klinische Beobachtungen drängten den Verdacht auf, daß Antazida selbst schwere pulmonale Schäden verursachen können [50, 487]. Diese Vermutung wurde mittlerweile in mehreren experimentellen Studien eindeutig bestätigt und läßt die präoperative Applikation handelsüblicher Antazida als obsolet erscheinen [145, 175]. Ein neuer Ansatzpunkt zur Prophylaxe des Säureaspirationssyndroms bot die Entwicklung spezifischer Histamin-H_2-Rezeptorantagonisten Mitte der 70er Jahre. Diese Substanzen können die im wesentlichen histaminvermittelte Magensäureproduktion blockieren. Cimetidin war der erste und lange Zeit einzige klinisch anwendbare Verteter dieser Substanzgruppe.

In einer Reihe von Studien mit jeweils nur geringen Patientenzahlen konnte die Effizienz der Prämedikation mit H_2-Rezeptorantagonisten bei elektivchirurgischen, geburtshilflichen und Notfallanästhesien bestätigt werden. Unklar blieb jedoch, welcher Applikationsform der Vorzug gegeben werden sollte, welche sich als praktikabel in der Praxis erweisen würde und ob die mit geringen Patientenzahlen erzielten Ergebnisse sich auch im klinischen Alltag bestätigen lassen. Auch erlauben die bisherigen Studien keine Aussagen über die Häufigkeit von Nebenwirkungen durch die Prämedikation mit H_2-Antagonisten.

Erst in wenigen Untersuchungen zur Häufigkeit anästhesiologischer Komplikationen werden allergische Reaktionen als mögliche Ursache berücksichtigt [248, 327, 506]. Mindestens 5% der schweren und letalen Komplikationen sind danach durch medikamenteninduzierte anaphylaktische Reaktionen bedingt [506]. Mehr als die Hälfte der allergischen Reaktionen war in einer differenzierenden Untersuchung durch direkte Histaminfreisetzung bedingt [285]. In der Bundesrepublik bewegt sich die Inzidenz allergischer Reaktionen im Rahmen der Anästhesie zwischen 1:350 und 1:600 [232, 280]. Die Gesamthäufigkeit solcher Reaktionen während der Narkose scheint sogar wesentlich höher zu liegen [179, 310]. Zwar verlaufen sie für sich allein meist mild, im Zusammentreffen mit anderen Komplikationen kann die zusätzliche allergische Reaktion jedoch einen deletären Verlauf verursachen. Unter Berücksichtigung dieses Zusammenhangs scheint bei ca. 40% aller kardiovaskulären anästhesiologischen Komplikationen eine Histaminfreisetzung beteiligt zu sein (Lorenz 1983, persönl. Mitteilung).

Die Entwicklung spezifischer Histaminantagonisten ermöglichte eine Blockierung sämtlicher Wirkungen von Histamin im Organismus. Schon frühzeitig nach Entdeckung der H_2-Rezeptorantagonisten sahen Lorenz und Doenicke in diesen Substanzen eine Möglichkeit, die Häufigkeit und Schwere histaminbedingter allergischer Reaktionen zu reduzieren [314]. In wegweisenden Studien haben diese Autoren die klinische Effektivität der kombinierten Histaminrezeptorblockade zur Prophylaxe histaminerger Reaktionen nachweisen können [318, 319, 323]. Die bisherigen Studien beschäftigten sich ausschließlich mit der intravenösen Applikation kurz vor Narkoseeinleitung. Diese Prämedikationsform hat jedoch keinen Einfluß auf den intragastralen Magensaft-pH.

Nachdem H_2-Rezeptorantagonisten bei ausreichendem Zeitintervall sich als wirksame Substanzen zur Verminderung des Risikos eines Säureaspirationssyndroms erwiesen haben, stellte sich die Frage, ob auch nach einem Zeitintervall von mehr als 1 h H_2-Antagonisten in Verbindung mit H_1-Antagonisten eine wirksame Reduktion histaminerger Reaktionen gewährleisten können.

Der weite Einsatz von Cimetidin hat mittlerweile eine Anzahl von Wechselwirkungen mit anderen Medikamenten erkennen lassen [404, 467, 468]. Als wesentliche Ursache konnte eine Hemmung des intrahepatischen mikrosomalen Zytochrom-P_{450}-Systems identifiziert werden [404, 409]. Dieses System spielt eine entscheidende Rolle in der Metabolisierung von Halothan [528]. In experimentellen Untersuchungen ließen sich nach Induktion des Zytochrom-P_{450}-Systems unter leicht hypoxischen Bedingungen morphologische Veränderungen in der Leber wie bei einer sog. Halothanhepatitis nachweisen [106, 342, 458]. Zumindest ein Teil der nach Halothanexposition festgestellten Leberschäden könnten durch diesen Mechanismus erklärt werden. Die an sich unerwünschte Interaktion von Cimetidin mit dem Zytochrom-P_{450}-Syndrom könnte sich im Rahmen der Anästhesie evtl. sogar als vorteilhaft erweisen. Da sich aus ethischen Gründen Humanuntersuchungen verbieten, sollte in einer tierexperimentellen Studie der Frage nachgegangen werden, ob durch Cimetidin halothaninduzierte Lebernekrosen reduziert oder verhindert werden können.

Es ist Ziel der vorliegenden Arbeit, diese noch offenen Fragen zu beantworten, mögliche Nebenwirkungen einer Prämedikation mit Cimetidin zu erkennen, aber auch die Grenzen dieser Methode aufzuzeigen.

2 Pharmakologische Grundlagen

2.1 Histamin

Dem in Mastzellen und basophilen Granulozyten gespeicherten biogenen Amin Histamin kommt eine zentrale Rolle im Ablauf des allergischen Geschehens [110], der Entzündungsreaktion und in der Steuerung der Magensäureproduktion zu. Schild [439] wies als erster die antigeninduzierte Histaminfreisetzung nach.

Histamin wird im Zytoplasma aus L-Histidin über eine spezifische Histidindecarboxylase synthetisiert und anschließend in einem Komplex mit Heparin in zytoplasmatischen Granula gespeichert. Es kann dort über viele Wochen verbleiben, bis es durch mechanische, chemische, humorale oder nervale Reize freigesetzt wird. Durch Fusion der Granula mit der Zellmembran wird der Inhalt der Granula ausgeschleust und über Ionenaustauschprozesse das Histamin aus dem Komplex mit Heparin freigesetzt [260, 271]. Die Inaktivierung des freien Histamins erfolgt entweder durch Methylierung (Histamin-Methyltransferase, HMT) oder oxidative Desaminierung (Diaminoxidase, DAO).

Gefäßendothelzellen enthalten besonders hohe HMT-Konzentrationen und sorgen für eine schnelle Elimination von Histamin [32]. Die Halbwertszeit von Histamin liegt bei 25 s [32, 320]. Lokale Histaminfreisetzung in der Haut (Urtikaria) führt deshalb in der Regel nicht zu erhöhten systemischen Histaminspiegeln. Plasmahistaminwerte im peripheren Blut bei Normalpersonen überschreiten 1 ng/ml nicht, während im anaphylaktischen Schock Konzentrationen bis weit über 100 ng/ml gemessen wurden [32]. Besonders hohe Histaminfreisetzung nach Stimulation findet sich im Peritoneum [382] und Herz [296].

Die Wirkungen von Histamin werden über 2 differente Rezeptoren mit unterschiedlicher Verteilung im Organismus vermittelt. Durch die Entwicklung spezifischer Histaminrezeptorantagonisten und -agonisten gelang es, die durch die einzelnen Rezeptoren induzierten Reaktionen zu differenzieren (Tabelle 1). Die gegenüber den klassischen Antihistaminika empfindlichen Rezeptoren werden als H_1-Rezeptoren bezeichnet, die durch die neu synthetisierten Substanzen wie Cimetidin blockierbaren als H_2-Rezeptoren.

Für das Erscheinungsbild der histamininduzierten Reaktionen im Organismus ist es unerheblich, ob die Stimulation durch exogene Histaminzufuhr, direkte Histaminliberation oder immunologische Prozesse erfolgt [294].

Kardiale Wirkungen. Am Herzen entwickelt Histamin komplexe Wirkungen. Die durch Histamin induzierte Tachykardie wird durch H_2-Rezeptoren im Sinusknoten verursacht [405], während der positiv inotrope Effekt am Vorhof über H_1-Rezeptoren vermittelt wird [291, 405].

Der inotrope Effekt von Histamin am Ventrikelmyokard ist biphasisch. Der anfänglichen Kontraktilitätszunahme folgt mit steigender Konzentration eine Kardiodepression [291]. Durch selektive Rezeptorblockade gelang es, dieses Phänomen aufzuklären. Während bei nie-

Tabelle 1. Wirkungen von Histamin an verschiedenen Organen unter Berücksichtigung unterschiedlicher Rezeptortypen

Organ	Rezeptor	
	H_1	H_2
Herz	Positiv inotrop (Vorhof) Koronardurchblutung ↑ AV-Überleitung ↑ Negativ inotrop (Ventrikel)	Positiv inotrop (Ventrikel) Koronardurchblutung ↑ Positiv chronotrop (Sinusknoten) Ventrikuläre Arrhythmien ↑
Gefäße	Kontraktion (Arteriolen) Relaxation (peripher)	Relaxation
Bronchien	Kontraktion	(Relaxation)
Magen		H^+-Sekretion
Ileum	Kontraktion	Relaxation
Nebenniere	Katecholamine ↑	
Uterus		Relaxation (Mensch?)
ZNS	Transmitter	Transmitter
Mastzelle		Hemmung Histaminfreisetzung
Thrombozyten	? Aggregation ↑	?

driger Histaminkonzentration der durch H_2-Rezeptoren vermittelte positiv inotrope Effekt im Vordergrund steht, überwiegt mit zunehmendem Histaminspiegel die negativ inotrope Wirkung der H_1-Rezeptoren im Ventrikel. Welche klinische Bedeutung sich aus diesem Befund für die kardiogenen Komplikationen im Ablauf des allergischen Geschehens ergibt, kann z. Z. noch gar nicht abgesehen werden. Experimentell lassen sich diese kardiodepressiven Wirkungen von Histamin durch vorherige Applikation von H_1- plus H_2-Rezeptorantagonisten vollständig verhindern [291, 292].

Die arrhythmogenen Eigenschaften von Histamin werden im Rahmen systemischer allergischer Reaktionen deutlich. Als Ursache konnten verschiedene Mechanismen verantwortlich gemacht werden. H_1-Rezeptoren vermitteln die Verzögerung der AV-Überleitung [291, 292]. In Verbindung mit Digitalisglykosiden kommt es zu einer Verstärkung des negativ dromotropen Effekts bis hin zur AV-Blockierung [293]. Die Auslösung der besonders bedrohlichen ventrikulären Tachyarrhythmien und Extrasystolien wird durch H_2-Rezeptorstimulation vermittelt [291]. Als Ursache liegen ein gesteigerter ventrikulärer Automatismus sowie Reentrymechanismen zugrunde.

Sowohl über H_1- als auch über H_2-Rezeptoren senkt Histamin die Flimmerschwelle des Ventrikels [296]. Der Mechanismus selbst ist jedoch noch nicht geklärt.

Die Schwere der kardialen Reaktionen korreliert direkt mit der Menge des freigesetzten Histamins [295]. Durch prophylaktische Zufuhr von H_1- plus H_2-Rezeptorantagonisten können alle genannten kardialen Histaminwirkungen blockiert werden [291, 292]. Die alleinige H_2-Rezeptorblockade jedoch kann tierexperimentell unter Histaminzufuhr zu Koronarspasmen führen [29].

Daß diese zum großen Teil experimentell gewonnenen Ergebnisse auch für den Patienten Relevanz besitzen dürften, wird in einer Anzahl klinischer Berichte über Myokardinfarkte oder tödliche Arrhythmien im Verlauf einer allergischen Reaktion deutlich [299, 385, 394, 522].

Histaminfreisetzung durch Medikamente [128] oder im Verlauf operativer Eingriffe [35, 425] könnte nicht selten ein bisher übersehenes Moment bei intra- und postoperativen Arrhythmien sein.

Vaskuläre Wirkungen. Sowohl exogene als auch endogene Histaminzufuhr führt zu einem Blutdruckabfall [258]. Im peripheren Endstromgebiet der Haut lokalisierte H_1- und H_2-Rezeptoren verursachen eine Vasodilatation [58, 187]. H_1-Rezeptoren sprechen schon bei geringen Histaminkonzentrationen an und bewirken die initiale Hypotension. Die Wirkung der H_2-Rezeptoren setzt bei höheren Histaminkonzentrationen und langsamer, dafür länger anhaltend, ein. Bei ultrakurzdauernder Histaminzufuhr (exogene Bolusinjektion) werden deshalb nur H_1-Rezeptoren aktiviert. Die endogene Histaminfreisetzung, immunologisch oder nichtimmunologisch, erstreckt sich jedoch über einen längeren Zeitraum. Der anhaltende Druckabfall ist Zeichen einer H_2-Rezeptorstimulation. Zur Verminderung dieser prolongierten Hypotension ist eine Blockade beider Histaminrezeptoren erforderlich [58].

Im Arteriolengebiet lokalisierte H_2-Rezeptoren vermitteln ebenfalls eine Vasodilatation, H_1-Rezeptoren jedoch eine Vasokonstriktion [8]. Im hypovolämischen Schockmodell konnte Altura [9] durch Blockade der H_1-Rezeptoren eine Verbesserung der Mikrozirkulation und der Überlebensrate erzielen, während bei alleiniger H_2-Rezeptorblockade entgegengesetzte Effekte eintraten. Die Relevanz dieser Beobachtung ist jedoch umstritten und verliert an Bedeutung, da Untersuchungen mit gleichzeitiger Gabe von beiden Histaminantagonisten nicht durchgeführt wurden.

Histamininduzierte Hypotensionen wurden durch Blockade von H_1- plus H_2-Rezeptoren tierexperimentell wirksam unterdrückt [314].

Pulmonale Wirkungen. Bronchokonstriktion ist eine typische Begleiterscheinung allergischer Erkrankungen. Im Plasma von Patienten mit allergischem Asthma bronchiale findet man regelmäßig erhöhte Histaminkonzentrationen [407]. Sowohl die Inhalation von Histamin als auch die parenterale Zufuhr führt zu einer Erhöhung des Atemwiderstands [504]. Diese Befunde haben schon früh den Blick auf Histamin als Mediator der pulmonalen Obstruktion gelenkt.

Durch Allergenkontakt kommt es über die im Bronchopulmonaltrakt reichlich vorhandenen Mastzellen zur Histaminliberation. Durch H_1-Rezeptoren wird eine Kontraktion der Bronchialmuskulatur vermittelt [406]. Das Ausmaß dieser Konstriktion ist streng abhängig von der Menge des freigesetzten Histamins [504]. Zwar existieren im Lungengewebe auch H_2-Rezeptoren [377, 406], deren Wirkung spielt jedoch keine klinisch relevante Rolle.

Gastrointestinale Wirkungen. Als Mediator der Säuresekretion nimmt Histamin im Magen eine zentrale Stellung ein ([92] Abb. 1). Die Stimulierung der säureproduzierenden Belegzelle kann sowohl durch Histamin, (Penta-)gastrin als auch Acetylcholin (Vagus) erfolgen [379]. Für jede dieser Mediatoren werden spezifische Rezeptoren an der Belegzelle postuliert [316]. Klassische Antihistaminika beeinflussen die Magensäuresekretion nicht. Deshalb vermuteten Ash u. Schild [12] an der Belegzelle einen besonderen Typ von Histaminrezeptoren. Deren Entdeckung gelang durch die Entwicklung spezifischer kompetitiver Antagonisten und

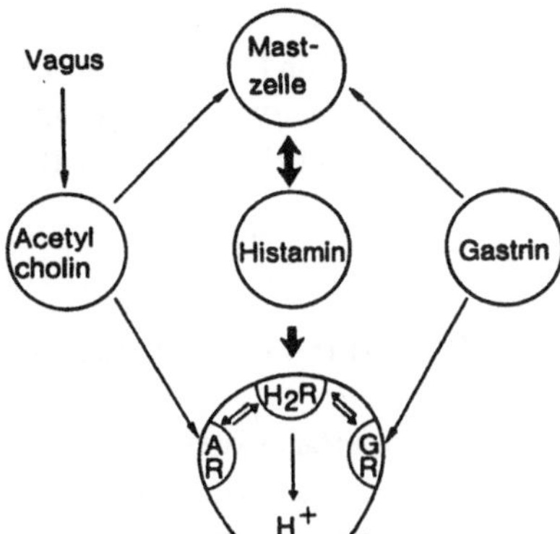

Abb. 1. Steuerung der Säuresekretion an der Belegzelle, Modell der Wirkung von Histamin, Gastrin und Vagus. (Nach [316]). AR = Acetylcholinrezeptor; GR = Gastrinrezeptor; H_2R = H_2-Rezeptor

ermöglichte es, die Mediatoren der Säuresekretion zu differenzieren. In diesen Studien [44, 62] erwies sich Histamin als die entscheidende Substanz. Durch eine Blockade von Histamin lassen sich dosisabhängig alle säurestimulierenden Substanzen zu über 90% hemmen. Die vagale Stimulation spielt bei niedrigem Vagotonus nur eine untergeordnete Rolle, während bei hohem Vagotonus die direkte Stimulation an der Belegzelle ansteigt und damit die Beeinflußbarkeit durch H_2-Rezeptorantagonisten abnimmt [379]. Interaktionen zwischen den verschiedenen Rezeptortypen sollen die Sensitivität der einzelnen Rezeptoren beeinflussen können [316].

Die im Rahmen der allergischen Reaktionen häufig beobachtbaren gastrointestinalen Symptome mit Übelkeit, Erbrechen und Abdominalschmerzen werden durch Stimulierung von H_1-Rezeptoren in der Darmwand (v. a. im Ileum) verursacht, die in der gleichen Weise wie im Bronchialtrakt zu einer Kontraktion der glatten Muskulatur führen [406]. Ebenfalls vorhandene H_2-Rezeptoren mit antagonistischer Wirkung dürften klinisch aufgrund ihrer geringen Zahl keine wesentliche Funktion haben.

Weitere Wirkungen. Im ZNS dient Histamin als Transmittersubstanz [74, 169, 231]. Welche Rezeptortypen dort vorliegen und welche Funktionen sie ausüben, ist jedoch noch weitgehend offen. Experimentell ließen sich die Histaminwirkungen im ZNS durch Blockade der H_1- und H_2-Rezeptoren vollständig unterdrücken. Ob der sedierende und antiemetische Effekt der H_1-Rezeptorantagonisten oder der experimentell nachgewiesene emetische Effekt der H_2-Stimulation [25] substanz- oder rezeptorspezifisch ist, kann derzeit noch nicht beantwortet werden.

Gesichert ist der über die H_1-Rezeptoren vermittelte Histamineffekt auf die Nebenniere [405]. Diese Stimulation führt zu einer prompten Katecholaminausschüttung [475] und hat in früheren Jahren dazu geführt, die im Rahmen der Allergie auftretende Tachykardie als reflektorisch katecholaminbedingt anzusehen. Durch β-Rezeptorenblockade lassen sich jedoch die kardialen Symptome nicht unterdrücken [294].

Die histamininduzierte Insulinfreisetzung aus dem Pankreas läßt sich durch H_2-Antagonisten blockieren [194].

Über H_2-Rezeptoren kommt es an der Mastzelle selbst zu einem Feedbackmechanismus [271], indem bei hohen Histaminkonzentrationen die Degranulation verzögert wird.

Für die am Tieruterus nachgewiesene durch H_2-Rezeptoren induzierte relaxierende Wirkung von Histamin [514] existiert bis heute keine Bestätigung am Menschen. Ebenso muß die klinische Bedeutung der experimentell nachgewiesenen thrombozytenaggregierenden Wirkung [34] von Histamin (H_2-Rezeptoren) mit einem Fragezeichen versehen werden.

2.2 Histaminrezeptorantagonisten

H_1-Rezeptorantagonisten

H_1-Rezeptorantagonisten (klassische Antihistaminika) erfüllen im strengen Sinn nicht die Ansprüche eines reinen kompetitiven Antagonismus am Rezeptor. Während bei niedrigen Konzentrationen eine kompetitive Blockade des Rezeptors erfolgt, kommt es bei hohen Konzentrationen auch zu einer Depression der maximalen Histaminantwortkurve [274]. Trotz des langjährigen Einsatzes der klassischen Antihistaminika fehlen für viele dieser Substanzen Untersuchungen zur Pharmakokinetik und zur Relation von Plasmaspiegel und Grad der antihistaminen Wirkung. Bekannt ist lediglich, daß es mit längerem Gebrauch einer Substanz zu einer Abnahme der antihistaminen Wirkung kommt. Durch Wechsel auf ein anderes Pharmakon läßt sich dieser Wirkungsverlust wieder ausgleichen. Die beste Effektivität der Antihistaminika wird durch prophylaktische Gabe erzielt [406]. Klinisch relevante Unterschiede zwischen den einzelnen Gruppen von Antihistaminika bestehen v. a. in ihrer sedierenden Potenz. Phenothiazine sind zusätzlich neuroleptisch und antiemetisch wirksam.

Als wichtigster Vertreter der Phenothiazingruppe gilt Promethazin. Neben einer starken antihistaminen Wirkung zeichnet es sich durch eine ausgeprägte sedierende Komponente aus [406]. Bei intravenöser Applikation von 50 mg tritt nicht selten schon ein passagerer neuroleptischer Effekt auf. Bei älteren Personen können bei dieser Dosis auch Akinetosen beobachtet werden. Die Halbwertszeit von Promethazin wird mit 3,3–7 h angegeben [123, 398].

Aufgrund seiner ausgesprochen sedierenden Eigenschaften wird Promethazin häufig in der Prämedikation eingesetzt. Nebenwirkungen sind bei intramuskulärer Applikation bis 50 mg nicht zu erwarten. Die sedierende Wirkung setzt schnell ein und erreicht bei dieser Applikationsform nach 45–60 min ihren Höhepunkt. Zumindest bei kürzeren Eingriffen dürfte postoperativ auch der antiemetische Effekt von Vorteil sein. Kontrollierte Studien hierzu fehlen jedoch. In Verbindung mit Pethidin hat sich Promethazin als geeignete Prämedikation erwiesen [388].

H_2-Rezeptorantagonisten

Seit mehr als 30 Jahren werden Substanzen vom Typ der Phenothiazine und verwandte Stoffklassen zur Behandlung allergischer Erkrankungen eingesetzt. Der antihistamine Effekt wurde schon bald entdeckt. Doch nur einige der physiologischen Wirkungen von Histamin im Organismus konnten durch die „klassischen" Antihistaminika blockiert werden. Ash u. Schild [12] postulierten deshalb 2 verschiedene Rezeptortypen und bezeichneten die durch die bekannten Antihistaminika blockierbaren mit H_1-Rezeptoren. Die Suche nach Antagonisten der übrigen Histaminwirkungen hatte 1972 Erfolg [44] und führte zur Entdeckung von Burimamid, wenig später von Metiamid und dann von Cimetidin, dem ersten sog. H_2-Rezeptorantagonisten, der klinische Anwendung fand [62]. Weitere Substanzen dieser Klasse wurden entwickelt und sollen — wie mittlerweile Ranitidin — ebenfalls Eingang in den klinischen Alltag finden.

Rezeptorantagonisten müssen definierte pharmakologische Voraussetzungen erfüllen. Es muß sich um einen kompetitiven Antagonismus am Rezeptor handeln, d. h. es darf nur zu einer Verschiebung der Dosis-Wirkungs-Kurve von Histamin nach rechts kommen, nicht jedoch zu einer Abnahme der maximalen Histaminantwort. Cimetidin erfüllt diese Forderungen in idealer Weise [62]. Die spezifischen Wirkungen sowohl der H_1- als auch der H_2-Rezeptorantagonisten ergeben sich aus den durch die einzelnen Rezeptortypen vermittelten Histamineffekten im Organismus (Tabelle 1).

Obwohl mittlerweile eine Anzahl von Substanzen mit antagonistischer Wirkung auf Histamin-H_2-Rezeptoren entwickelt wurde, beruhen die meisten Erkenntnisse zur Wirkungsweise auf Untersuchungen mit Cimetidin. Diese Substanz war die erste, die Eingang in den klinischen Alltag fand, und sie ist bis heute die einzige, die auch hinsichtlich langfristiger Nebenwirkungen beobachtet werden konnte.

Cimetidin. *Chemische Eigenschaften.* Von Histamin unterscheidet sich Cimetidin in der Seitenkette des Imidazolrings. Das Molekulargewicht beträgt 252,34. Cimetidin selbst ist eine farblose, mikrokristalline und in Wasser relativ schlecht lösliche Substanz. Zur Injektion wird deshalb das in Wasser leichter lösliche Hydrochlorid verwendet.

Pharmakokinetik. Die Halbwertszeit von Cimetidin beträgt ca. 2 h, die Grenzwerte bewegen sich zwischen 75 und 150 min [49, 192, 195]. Unterschiede zwischen parenteraler und oraler Gabe bestehen nicht.

Bei oraler Applikation liegt die Bioverfügbarkeit bei 60 bis 70% im Vergleich zur intravenösen Zufuhr [49, 454, 518]. Die intramuskuläre Resorption ist mit 89% Verfügbarkeit deutlich höher [518]. Nach intravenöser Injektion werden die höchsten Blutspiegel zwischen der 5. und 10. Minute erreicht, nach intramuskulärer Applikation zwischen der 10. und 20. Minute. Die orale Resorption geht wesentlich langsamer vor sich. Im Mittel erreichen die Konzentrationen im Blut nach 90—120 min ihren Spitzenwert, jedoch ist die interindividuelle Streuung wesentlich größer als bei parenteraler Gabe und schwankt zwischen 30 und 180 min [195]. Die Einnahme mit oder nach der Mahlzeit verzögert die Resorption deutlich. Im Vergleich zur Einnahme vor der Mahlzeit tritt der Spitzenwert im Blut hierbei um bis zu 2 h später auf [471]. Die in den USA und Großbritannien erhältliche Liquidlösung wird etwas schneller als die Tablettenform resorbiert [518].

Gemessen an dem Grenzwert von 0,5 μg/ml (Hemmung der Basalsekretion um 80% und der stimulierten Sekretion um 50%) ist die Wirkung nach intramuskulärer Injektion am längsten und beträgt bei 300 mg im Mittel 3,4 h.

In Tierversuchen wurde nachgewiesen, daß Cimetidin auch bei rektaler Applikation resorbiert wird [264].

Nach 24 h werden 55—80%, im Mittel 70%, unverändert über die Nieren ausgeschieden. In der Leber werden ca. 15% metabolisiert [518].

In Abhängigkeit von der Höhe der Nierenfunktionseinschränkung kommt es zu einer verlängerten Elimination. Bei einer Kreatininclearance von 15—30 ml/min ist eine Dosishalbierung erforderlich [80].

Säuresuppression. Cimetidin hemmt sowohl die basale als auch die durch Histamin, Pentagastrin und Acetylcholin (Vagus) stimulierte Säuresekretion [379]. Es besteht eine strenge

Korrelation zwischen dem Ausmaß der Säuresuppression und der Cimetidinkonzentration
im Blut [379]. Tierexperimentelle Studien zeigen, daß unter Histamin- und Pentagastrinsti-
mulation für eine 50%ige Säuresuppression niedrigere Cimetidinkonzentrationen erforderlich sind als zur Hemmung der vagal stimulierten Säuresekretion [379]. Humanexperimentelle
Untersuchungen scheinen diese Beobachtung zu unterstützen. Bei einer Konzentration von
0,5 μg/ml im Blut kommt es zu einer 80%igen Hemmung der Basalsekretion und zu einer
50%igen Hemmung der pentagastrin- und histaminstimulierten Sekretion [61, 76, 395]. Eine
einmalige Dosis von 400 mg oral führt nach 8 h noch zu einer 50%igen Hemmung der Basalsekretion [112].

Cimetidin aktiviert die HMT-Aktivität nicht nur in vitro, sondern mit ziemlicher Gewiß-
heit auch in vivo [456]. Die säuresupprimierende Wirkung kann deshalb nicht nur durch den
Rezeptorantagonismus, sondern auch durch eine Steigerung der HMT-Aktivität erklärt werden.

Kardiale Wirkungen. Tierexperimentelle Studien mit Cimetidin in ansteigender Dosis
(10–100 mg/kg KG i.v.) führten bis zu 30 mg/kg KG i.v. zu kurzfristigem leichtem Druckabfall. Bei 100 mg/kg KG i.v. kam es zu einer deutlichen und anhaltenden Hypotension mit
Abfall des Drucks um ca. 40% und Verkleinerung der Blutdruckamplitude. Nach 300 mg/kg
KG i.v. verstarben alle Tiere an Atemstillstand. Intrakardiale Applikation von 32 mg/kg KG
verursachte eine signifikante Koronardilatation für ca. 1 min. Im linken Ventrikel wurde ein
anhaltend positiv inotroper Effekt festgestellt [259]. Andererseits konnten experimentell
unter Blockade von H_2-Rezeptoren durch Histamin Koronarspasmen induziert werden [29].

Versuche an gesunden Probanden mit Cimetidin in ansteigender Dosis von 200–800 mg
i.v. zeigten bei schneller Injektion eine kurzfristige dosisabhängige Frequenzzunahme [57].
Veränderungen von Blutdruck und „cardiac output" traten nicht auf. Die beobachteten Frequenzanstiege korrelieren nicht mit den kardialen H_2-Rezeptorwirkungen. Sie könnten durch
die cimetidininduzierte Histaminliberation bedingt sein [320]. Langsame Injektion von Cimetidin über 5–10 min verursachte keinen Anstieg der Pulsfrequenz. Die Infusion von 300 mg
Cimetidin über 15 min zeigte bei herzkranken Patienten keine Veränderungen kardialer Parameter [186].

Toxikologie. Die akute Toxizität bei der Maus, gemessen an der LD 50, beträgt bei intravenöser Applikation 150 mg/kg KG und für die orale Gabe 2500 mg/kg KG. Die entsprechenden
Werte bei der Ratte sind 106 und 5000 mg/kg KG. Eine tägliche Dosis von 950 mg/kg KG
zeigte nach 12 Monaten ein erhöhtes Lebergewicht sowie ein leicht verringertes Prostatage-
wicht bei Ratten. Unter einer Dosis von 504 mg/kg KG täglich traten bei einigen Hunden
eine zentrolobuläre Leberdegranulation sowie Tubulusnekrosen in der Niere auf [67].

Teratogene Wirkungen von Cimetidin wurden trotz Langzeitmedikation mit bis zu
950 mg/kg KG im Tierversuch nicht beobachtet [67]. Auch die vorliegenden Erkenntnisse
aus der Anwendung am Menschen ergeben keine Hinweise auf eine vermehrte Induktion von
Mißbildungen.

In suizidaler Absicht wurde Cimetidin mehrfach in einer Dosis bis zu 20 g eingenommen,
ohne daß ernsthafte oder längerdauernde Nebenwirkungen beobachtet wurden [244].

Verträglichkeit. Cimetidin gilt als eines der bestuntersuchten Medikamente. Ein weltweites
Überwachungssystem von Beginn der klinischen Anwendung an hat schon frühzeitig auch
seltene Nebenwirkungen bekannt werden lassen. In placebokontrollierten Studien finden
sich keine Hinweise auf ein vermehrtes Auftreten subjektiver Beschwerden [75]. Auch Lang-

zeituntersuchungen bei über 10000 Patienten blieben ohne Hinweise auf ein gehäuftes Auftreten solcher Beschwerden. Eine Gynäkomastie trat in diesen Untersuchungen bei 0,01% der Fälle auf [166].

Ranitidin. Neben Cimetidin ist derzeit lediglich Ranitidin als weiterer spezifischer H_2-Rezeptorantagonist im klinischen Gebrauch. Das Grundgerüst von Ranitidin besteht im Unterschied zu Cimetidin aus einem Furanring. Die Löslichkeit dieser Substanz ist schlechter als die von Cimetidin.

Ranitidin wird aus dem Magen-Darm-Trakt zu 50–60% resorbiert [172, 533]. Die Halbwertszeit beträgt ebenso wie bei Cimetidin etwa 2 h [523, 533]. Auch die Elimination erfolgt vorwiegend renal [172] und erfordert eine Dosisreduktion bei eingeschränkter Nierenfunktion.

Auf molarer Basis ist Ranitidin 4- bis 13mal stärker wirksam als Cimetidin [111, 453]. Um eine 50%ige Reduktion der Säuresekretion zu erzielen, sind Plasmaspiegel zwischen 50 und 100 ng/ml erforderlich. In den rezeptorspezifischen gastrointestinalen und kardialen Wirkungen besteht in äquipotenter Dosierung kein Unterschied zu Cimetidin [393, 453].

3 Das Säureaspirationssyndrom

3.1 Risiko der Aspiration

Nur relativ wenige Untersuchungen haben sich bis heute mit der Häufigkeit anästhesiologischer Komplikationen beschäftigt. Die Schwierigkeiten solcher epidemiologischer Studien bestehen einerseits in der Problematik einer exakten Trennung zwischen anästhesiologischen und chirurgischen Komplikationen, zum anderen — und hier besonders im deutschsprachigen Raum — in der nicht geklärten Rechtsfrage, falls ärztliche Behandlungsfehler publiziert werden. So stammen die Untersuchungen über anästhesiologische Komplikationen überwiegend aus dem angloamerikanischen Raum [140, 188, 209, 210, 326, 355, 412, 413, 506]. In der Bundesrepublik wurde bisher lediglich eine Studie publiziert [327], von einer weiteren noch nicht abgeschlossenen prospektiven Untersuchung in Frankreich liegen Zwischenergebnisse vor [248]. Ein Vergleich der Studien untereinander ist bis auf wenige Ausnahmen nur schwer möglich. Bei einigen Autoren erfolgte die Auswertung anhand der Anästhesieprotokolle [327], andere benutzten einen speziellen Fragebogen [248, 326], der bei auftretenden Komplikationen ausgefüllt wurde. In weiteren Untersuchungen wurden postoperative Todesfälle bzw. Dauerschäden retrospektiv analysiert [140, 188, 209, 210, 355, 412, 413]. Der postoperativ beobachtete Zeitraum reicht von 24 h [209, 210] bis zu mehr als 1 Monat [326].

Ebensolche Unterschiede bestehen in der Genauigkeit der erfaßten Komplikationsursachen. So wurden allergische Reaktionen nur in Ausnahmefällen [248, 327, 506] gesondert aufgenommen. In den meisten Untersuchungen verbergen sie sich wahrscheinlich hinter der Diagnose Blutdruckabfall bzw. hinter kardiologischen Komplikationen.

Trotz dieser Vorbehalte hinsichtlich der Vergleichbarkeit steht die Aspiration in allen Studien zumindest an vorderer Stelle der häufigsten schweren und letalen anästhesiologischen Komplikationen (Tabelle 2). Im allgemeinchirurgischen Krankenkollektiv ist die Aspiration als Ursache letaler Ausgänge mit 7—19% beteiligt [248, 326, 359]. Die niedrigeren Angaben von Harrison [209, 210] erklären sich durch die Beschränkung dieser Studien auf den ersten postoperativen Tag. Weit über die Hälfte der Patienten mit letal verlaufender Aspiration überleben jedoch diesen Zeitraum [77, 493]. Der etwas geringere Anteil letaler Aspirationen in den ersten 24 h im Beobachtungszeitraum 1967—1976 [210] gegenüber der vorherigen Dekade [209] dürfte am ehesten Ausdruck einer verbesserten Intensivtherapie sein.

Aus der Bundesrepublik liegen lediglich Zahlen über die Häufigkeit von Aspirationen vor. Danach ist mit einer Aspiration auf ca. 750 [327] bzw. 1100 [305] Allgemeinanästhesien zu rechnen (Tabelle 3). In ca. 40% der Fälle kommt es nach einer Aspiration zur Entwicklung einer Pneumonie [73, 201]. Die aspirationsbedingte Letalität schwankt in den untersuchten Kollektiven zwischen 8,3 und 70% [17, 77, 79, 201].

Wesentlich häufiger kommt es während der Narkose zu einer sog. „stillen Aspiration" („silent regurgitation") (Tabelle 3). Bei 0,8% aller Patienten ließ sich trotz Gebrauch eines Tubus mit geblockter Manschette durch vorherige Anfärbung am Ende der Narkose Magen-

Tabelle 2. Studien zur Häufigkeit letaler anästhesiologischer Komplikationen (in %)

	Harrison (1968) [209]	Harrison (1978) [210]	Utting (1979) [506]	Lunn (1982) [326]	INSERM (1982) [248]	Graff (1964) [188]	Moir (1980) [355]	HMSO (1981) [413]
Kollektiv Anästhesie	Gesamt	Gesamt	Gesamt	Gesamt	Gesamt	Kinder	Geburtshilfe	Geburtshilfe
Aspiration (Säure)	5,4 (−24 h postoperativ)	3,8 (−24 h postoperativ)	7,5	15,9	6,0	25,9	28,9	34,1
Allergische/anaphylaktoide Reaktion			5,4		1,5			
Halothanhepatitis			4,1					
Blutdruckabfall	23,2	20,8	7,8	14,5	40,9			12,2
Fehlerhafte Intubation	14,3	17,0	16,3	5,8			28,9	29,3
Fehlerhafte Regionalanästhesie		5,7	1,6	15,9			5,3	9,8
Gerätefehler		1,9	16,3	4,3	1,5	8,6	5,3	4,9
Medikament/Dosierung fehlerhaft			8,4	8,7			10,5	9,8
Sonstige pulmonale Komplikationen	26,8	5,7	7,8	18,8	12,1	48,3	13,2	
Sonstige kardiale Komplikationen	8,9	15,1	1,0	8,7	31,7	15,5	5,3	
Sonstiges/unbekannt	21,4	30,2	23,3	7,2	6	1,7	2,6	

Tabelle 3. Häufigkeit von Aspirationen im Rahmen der Allgemeinanästhesie

Autor	Inzidenz
Blitt[a] (1970) [47]	1:125
Hallen (1978) [201]	1:1700
Lutz (1982) [327]	1:750
Link (1983) [305]	1:1100

[a] Farbstoffindikator („silent aspiration")

saft im Trachealtrakt nachweisen [47]: das Eindringen geringer Mengen von saurem Magensaft führt zwar nicht zum Vollbild eines Säureaspirationssyndroms, trägt aber möglicherweise zu der Entwicklung postoperativer Pneumonien bei ([73] Abb. 4).

In der geburtshilflichen und pädiatrischen Anästhesie stellt die Aspiration ein besonderes Risiko dar. Jeweils mehr als 25% aller letalen anästhesiologischen Komplikationen in diesen Teilbereichen sind durch eine Aspiration bedingt [188, 355, 413].

Zwar liegt die Untersuchung von Graff et al. [188] fast 20 Jahre zurück, die erhöhte Inzidenz von Aspirationen im Kindesalter wird jedoch auch in neueren Studien [201, 305] bestätigt und durch Beobachtungen unterstützt [331]. Nach Link [305] besteht bei Kindern im Vorschulalter eine um fast 50% erhöhte Häufung von Aspirationen gegenüber dem Erwachsenenalter.

Die besondere Gefährdung von Schwangeren, während der Narkose Mageninhalt zu aspirieren, wurde erstmals von Hall 1940 [200] beobachtet. 1946 beschrieb Mendelson [344] das nach ihm benannte klinische Bild der Säureaspiration (Mendelson-Syndrom). Aus 66 Schwangeren mit klinisch manifesten Symptomen berechnete er eine Aspirationsinzidenz von 1:670. Bei 40 Patientinnen lag eine Säureaspiration vor.

Trotz Kenntnis dieser hohen Gefährdung und einer großen Zahl zwischenzeitlich publizierter Vorschläge zur Verminderung dieses Risikos blieb die Inzidenz der Aspiration bei Sectiopatientinnen auch fast 30 Jahre später mit 1:430 auf vergleichbar hohem Niveau [273]. Müller u. Hempelmann [363] beschreiben 1981 in einem zwar nur kleinen Kollektiv immerhin 2 Aspirationen bei 53 geburtshilflichen Allgemeinnarkosen. Crawford u. Opit [107] rechnen bei 0,8% aller Sectionarkosen mit einer Aspiration. Seit Ende der 60er Jahre werden in Großbritannien in Dreijahreszyklen sämtliche Todesfälle im Zusammenhang mit geburtshiflichen Anästhesien ausgewertet. In allen Untersuchungszeiträumen stand die Aspiration weit an erster Stelle, ohne daß eine sinkende Tendenz erkennbar wird [334, 355, 412, 413].

Zur Beurteilung des Aspirationsrisikos und der möglichen Effizienz von Prophylaxemethoden erscheint es v. a. bedeutsam, die absolute Häufigkeit von Aspirationen bzw. Aspirationspneumonien in Relation zur Dringlichkeit des Eingriffs zu berücksichtigen. Überraschenderweise treten 40–70% aller Aspirationen bei Elektivpatienten auf [201, 305, 327], während der Anteil akuter Notfallpatienten, d. h. solcher Patienten, die innerhalb weniger Minuten anästhesiert werden müssen, nur sehr gering ausfällt (Tabelle 4). Die 3. Gruppe umfaßt Patienten, bei denen zwar eine Operation dringlich notwendig ist, bedingt durch die präoperative Vorbereitung aber genügend Zeit für die Durchführung spezifischer anästhesiologischer prophylaktischer Maßnahmen verbleibt.

Tabelle 4. Anteil elektiver und dringlicher Eingriffe an der Gesamtzahl der Aspirationen bzw. Aspirationspneumonien (in %)

Autor	n	Operation		
		Elektiv	Dringlich	Akut
Hallen (1978) [201]	24	41,7	54,1	(4,2?)
Lutz (1982) [327]	184	66,8	33,2	
Link (1983) [305]	104	43,3	56,7	

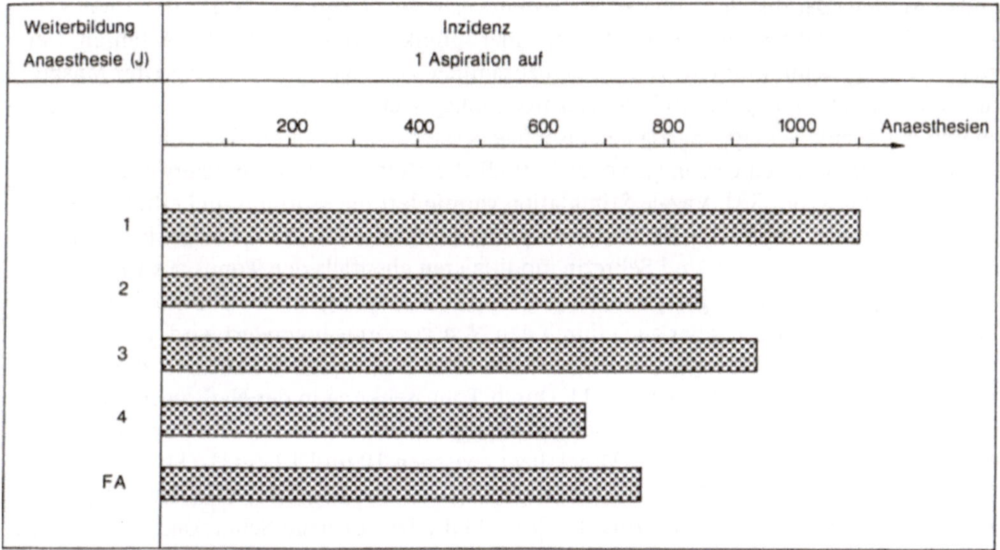

Abb. 2. Häufigkeit von Aspirationen bei 153660 Anästhesien in Relation zum Weiterbildungsstand des Anästhesisten. (Nach [327])

Ein weiterer entscheidender Gesichtspunkt, um die Wirksamkeit prophylaktischer Maßnahmen beurteilten zu können, betrifft die Art des Aspirats. 70–90% aller Aspirationspneumonien werden durch das Eindringen von saurem Magensaft in den Tracheobronchialtrakt hervorgerufen [188, 326, 344, 355], während die Aspiration fester Nahrungsbestandteile nur einen geringen Teil ausmacht. Obwohl hierzu keine Untersuchungen vorliegen, dürften feste Nahrungsbestandteile v. a. bei nicht nüchternen Notfallpatienten eine Rolle spielen, während bei Elektivpatienten wohl fast ausschließlich Säureaspirationen zu erwarten sind.

Die vorliegenden Studien lassen erkennen, daß für keine Patientengruppe das Risiko einer Aspiration von vornherein mit Sicherheit ausgeschlossen werden kann (Abb. 2). Beschränkt man die Indikation prophylaktischer Maßnahmen auf dringliche Eingriffe, bleibt für die meisten Patienten das Risiko einer Aspirationspneumonie ebenso unverändert wie mögliche Gefahren durch eine stille Aspiration.

3.2 Pathophysiologische Grundlagen

Das Eindringen von Mageninhalt in den Tracheobronchialtrakt ist nur möglich, wenn die laryngealen Schutzreflexe aufgehoben oder wesentlich vermindert sind. Auf eine solche Situation trifft man regelmäßig im Rahmen der Allgemeinanästhesie. Sowohl prä-, intra- als auch postoperativ ist die Bewußtseinslage des Patienten erheblich eingeschränkt und die Funktion der vitalen Körperreaktionen nicht mehr gewährleistet.

Die Entleerung des Magens kann durch 2 unterschiedliche Mechanismen sowohl passiv als auch aktiv erfolgen. Diese können sowohl einzeln als auch zusammen auftreten.

Regurgitation. Als Regurgitation bezeichnet man die passive retrograde Entleerung des Magens. Dieser Vorgang kann ohne Vorzeichen zu jedem Zeitpunkt der Narkose auftreten. Hierzu muß lediglich die Schließkraft des proximalen und distalen Ösophagussphinkters überwunden werden. Der distale „Sphinkter" besteht nicht aus Ringmuskulatur, sondern aus mehreren Komponenten, die letztendlich zu einer sphinkterähnlichen Funktion führen. Der distale Ösophagussphinkter (LES) setzt sich zusammen aus vagusinnervierter glatter Muskulatur im unteren Ösophagusdrittel, dem gastroösophagealen Winkel mit klappenartiger Funktion und der ebenfalls klappenartig den Ösophagus verschließenden Mukosa. Zusätzlich bewirkt die sich im unteren Ösophagus noch befindliche Mukosa einen normalerweise wasserdichten Verschluß [86, 88]. Vagale Stimulation vermindert die Motilität und erhöht die Verschlußfähigkeit des LES [181], da der Grundtonus der Muskulatur unverändert bleibt. Intestinale Hormone wie Gastrin und Sekretin modifizieren ebenfalls den Tonus des LES [86, 177]. Der proximale Ösophagussphinkter besteht aus dem quergestreiften krikopharyngealen Muskel, der ebenfalls vagal, aber auch durch den N. accessorius innerviert wird. Der Ösophagus kann bis zu 500 ml Flüssigkeit enthalten, ohne daß es am wachen Patienten zu einem Überlaufen in den Pharynx kommt [371]. Durch Tonussenkung in der Narkoseeinleitung kann sich der Inhalt des Ösophagus innerhalb weniger Sekunden in den Pharynx entleeren [39, 371]. Der normale intragastrale Druck liegt zwischen 10 und 12 cm H_2O (980–1176 Pa), während der intrathorakale Druck bei −5 cm H_2O (−490 Pa) liegt [88, 447]. Der Klappenmechanismus sorgt für einen wasserdichten Verschluß, der nur beim Schluckakt überwunden wird.

Jede Erhöhung des intragastralen Drucks begünstigt eine Regurgitation, insbesondere bei pathologischen Veränderungen im gastroösophagealen Übergang.

Erbrechen. Erbrechen ist ein aktiver Prozeß und ist definiert als plötzliches Ausstoßen von Mageninhalt. Es erfordert direkte oder indirekte Stimulation des in der Medulla oblongata gelegenen Brechzentrums. Dies kann bei ungenügender Narkosetiefe zu jedem Zeitpunkt der Narkose auftreten, vorwiegend jedoch in der Ein- und Ausleitungsphase.

Die Erregung des Brechzentrums kann durch eine Vielzahl von Faktoren erfolgen. Bedeutsam ist die Stimulation durch Druck auf den hinteren Zungen- und Rachenanteil, Überdehnung des Magens, Obstruktion des Magen-Darm-Trakts, viszerale Reize, Schmerz, Arzneimittel und psychische Alteration wie Angst. Irritationen des Gleichgewichtsorgans führen ebenfalls zum Erbrechen [71].

Das Brechzentrum liegt in direkter Nachbarschaft zu den Vaguskernen, über die sowohl die Stimulierung erfolgt als auch durch efferente Fasern der Brechvorgang induziert wird. Dorsal des Brechzentrums befinden sich Chemorezeptoren, die sowohl − zum Beispiel durch Morphin oder Digitalisglykoside [447] − Erbrechen stimulieren als auch − zum Beispiel über

Tabelle 5. Ursachen der Aspiration von Mageninhalt

	Mechanismus	Ursache
1	Genügend Mageninhalt	Streß, nicht nüchtern, Kinder, Rauchen, Alkohol, Abflußstörung
2	Distaler Ösophagussphinktertonus ↓	Säure, Hiatushernie, Anästhetika, Magensonde, Schwangerschaft, Rauchen
3	Intragastraler Druck ↑	Schwangerschaft, Tumor, Palpation, Kristeller-Handgriff Succinylcholin Luftinsufflation (Narkosebeatmung)
4	Krikopharyngealer Reflex ↓	Narkose, Lokalanästhetika
5	Krikoösophagealer Verschluß	Anästhetika, kurzer Ösophagus (< 18 cm bezogen auf 140 cm Körpergröße)
6	Aktives Erbrechen	Vagus (Laryngoskop) Ungenügende Narkosetiefe
7	Oberkörperhochlagerung	Kurzer Ösophagus 3 6
8	Oberkörpertieflagerung ungenügend	< 40° beim Abfließen oral
9	Intraoperative Regurgitation	Ungeblockter Tubus, Unvollständiger Tracheaverschluß durch Blockermanschette, Lagerung 1 2 3

Promethazin [447] — hemmen können. Direkt stimuliertes Erbrechen kann durch Ausschalten der Chemorezeptoren nicht verhindert werden.

Die efferenten Fasern, die das Erbrechen vermitteln, verlaufen über mehrere Hirnnerven — im wesentlichen Vagus, Glossopharyngeus und Akzessorius — sowie Phrenikus und thorakale Wurzeln (Th1—Th12).

Erbrechen kündigt sich durch Übelkeit, Salivation, Pupillenerweiterung, Tachypnoe, Blutdruckabfall, Pulsarrhythmien und Schwitzen an. Der eigentliche Prozeß des Erbrechens beginnt in der Regel mit einem tiefen Atemzug und Verschluß von Glottis und Pharynx. Der proximale Ösophagussphinkter erschlafft, eine tiefe Exspiration folgt, und Kontraktionen von Zwerchfell und Bauchmuskulatur verursachen einen Anstieg des intraabdominalen Drucks. Die Erschlaffung von Magen- und Ösophagusmuskulatur führt jetzt direkt zum Ausstoß des Mageninhalts und schließt mit retrograder Peristaltik des Ösophagus. Der Brechvorgang endet mit einer tiefen Inspiration. Befindet sich zu diesem Zeitpunkt noch Mageninhalt im Pharynx, kommt es zu einer Aspiration in den Bronchialtrakt [71].

Prädisponierende Faktoren (Tabelle 5). In der Prämedikation gebräuchliche Narkotika wie Morphin und Pethidin können über Stimulation der Chemorezeptoren einen Brechreiz auslösen, wenn nicht gleichzeitig Antiemetika appliziert werden [447]. Bei bestehender Angst ist das Brechzentrum leichter erregbar. Wird in einem noch flachen Narkosestadium das Laryngoskop eingeführt, kann dies ebenfalls das Brechzentrum stimulieren.

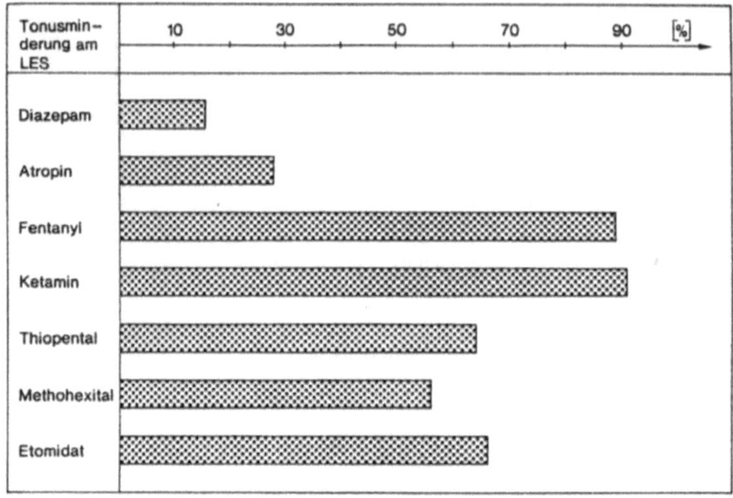

Abb. 3. Tonusminderung am distalen Ösophagussphinkter (*LES*) durch Anästhetika. (Nach [63, 94, 447])

Nicht selten kommt es bei Maskenbeatmung zu einer Luftwegobstruktion. Reflektorische Zwerchfellkontraktionen führen zu einem Anstieg des intraabdominalen Drucks, ebenso wie der erforderliche erhöhte positive Beatmungsdruck die Luftinsufflation in den Magen erleichtert und so einen intragastralen Druckanstieg bewirkt [477].

Succinylcholinbedingte muskuläre Faszikulationen können zumindest beim Erwachsenen eine Erhöhung des intragastralen Drucks bewirken [364, 430, 536], weniger über eine direkte Tonisierung der Magenwand als vielmehr über Kontraktionen der Bauchwandmuskulatur.

Eine Erhöhung des intraabdominalen Drucks findet sich bei Patienten mit Tumor, Aszites und in der Schwangerschaft. Denselben Effekt beobachtet man bei Palpation des Bauchs und beim Kristeller-Handgriff in der Austreibungsphase der Geburt. Auch verschiedene Lagerungstechniken erhöhen den intraabdominalen Druck. Hierzu zählt die Kopftieflagerung [266] und die Steinschnittlage [82, 132]. Neben einer Verlagerung des Abdominalinhalts nach kranial muß insbesondere bei allen Lagerungen mit Oberkörpertieflage beachtet werden, daß diese zu einer Ansammlung des Mageninhalts im Fundus führen. Der Mageninhalt ist vermehrt bei Schwangeren [420, 421], nicht nüchternen Patienten [443], Übergewichtigen [510], solchen mit verzögerter Magen-Darm-Passage bzw. mit Obstruktionen im Gastrointestinaltrakt, bei Rauchern [37], Alkoholgenuß, Hypersekretion und Angst [510]. Opioide [368] verzögern die Magenentleerung ebenso wie Anticholinergika [18, 351, 432].

Insbesondere bei zu schneller Narkoseeinleitung kann es zum Husten des Patienten mit Erhöhung des intragastralen Drucks kommen. Bei der Intubation wird der Kopf und damit auch der proximale Ösophagussphinkter überstreckt. Dies bewirkt eine Sphinkterinsuffizienz.

Praktisch alle in der Narkoseeinleitung gebräuchlichen Medikamente führen zu einer Senkung des Tonus am distalen Ösophagussphinkter um bis zu 90% (Abb. 3) [63, 102, 103, 199, 221, 447]. Dies gilt ebenso für Morphin [374] und Promethazin [447] sowie Inhalationsanästhetika [463]. Neuere Ergebnisse lassen den Einfluß von Atropin auf den distalen Ösophagussphinktertonus bei intramuskulärer Prämedikation als unbedeutend erscheinen [151].

Tabelle 6. Aspirationszeitpunkt bei 24 narkosebedingten Aspirationspneumonien 1967–1976. (Nach [201])

Zeitpunkt der Aspiration	[%]
Einleitung	54,2
Während Narkose	33,3
Ausleitung	4,2
Unbekannt	8,3

Auch saurer Mageninhalt reduziert den LES-Tonus [86]. Umgekehrt führt die Alkalisierung des Magensafts zu einer Tonuserhöhung [36, 86, 222].

Anatomische und mechanische Einflüsse können den Verschluß des LES negativ beeinflussen. Sowohl bei Vorliegen einer Hiatushernie als auch bei einer Überdehnung des Magens [332] wird der klappenartige Verschluß durch den gastroösophagealen Übergang aufgehoben. In klinisch experimentellen Untersuchungen konnten wir kürzlich nachweisen [499], daß eine Magensonde die Regurgitation erleichtert, wahrscheinlich v. a. durch eine Aufhebung des Mukosaverschlusses. Diese Ergebnisse bestätigten die aufgrund klinischer Beobachtungen geäußerten Vermutungen anderer Autoren [47, 79, 493, 503].

Zeitpunkt der Aspiration. Zu jedem Zeitpunkt der Narkose kann Magensaft in die Lunge eindringen [124], auch bei liegendem Trachealtubus mit geblockter Manschette [47, 72]. Die meisten Aspirationen (Tabelle 6) werden jedoch in der Einleitungsphase beobachtet [201]. Welche Bedeutung die Aspiration von kleineren Mengen Mageninhalt während der Narkose durch eine stille Regurgitation für den postoperativen Verlauf hat, kann nur vermutet werden, da hierzu bisher Untersuchungen fehlen.

Narkoseeinleitung. In dieser Phase besteht eine besondere Aspirationsgefährdung [201]. Die Einleitungsnarkotika führen sämtlich zu einer Tonussenkung am distalen Ösophagussphinkter und krikopharyngealen Sphinkter [63, 102, 103, 199, 447, 463] sowie zusätzlich zu einer Aufhebung der laryngealen Reflexe [39]. Da in dieser Phase Trachea und Lunge nicht durch einen Tubus geschützt sind, kann es durch Entleerung des Magens oder Ösophagus bei genügendem Volumen leicht zu einer Aspiration kommen. Selbst mit Hilfe einer Magensonde gelingt die Entleerung des Magens nur zu 60 bis maximal 75% [27, 212, 225, 229, 230], zusätzlich kann sich aus dem Darm innerhalb weniger Sekunden retrograd massiv Flüssigkeit in den Magen entleeren. Bei ungenügender Narkosetiefe während der Einleitung können die Manipulationen im Rachen Erbrechen auslösen [1], insbesondere bei unzureichender Barbiturateinleitung, da hierbei eine Hyperreflexie besteht.

„Silent regurgitation". Im Verlauf der Narkose droht bei allen Patienten die Regurgitation von Flüssigkeit aus dem Magen. Moderne Anästhesieverfahren haben die Häufigkeit dieses Ereignisses nicht wesentlich reduzieren können (Tabelle 7). Bei 12–26% aller Narkosen kommt es zu einer Ansammlung von Mageninhalt im Pharynx. Entscheidend gesenkt werden konnte der Anteil der Aspirationen. Während Berson u. Adrian [39], Culver et al. [109] und Weiss [524] Anfang der 50er Jahre in 50–75% der Fälle nach einer Regurgitation eine Aspiration beobachteten, verminderte der Gebrauch geblockter Trachealtuben diese Komplikation auf 7% (Tabelle 7). In derselben Untersuchung [47] war die Aspirationsinzidenz bei

Tabelle 7. Häufigkeit von Regurgitationen und Aspirationen während der Narkose

Autor	Regurgitationen [%]	Aspirationen [%]	Besonderheit
Weiss (1949) [524]	26	19	Keine Intubation
Culver (1951) [109]	26	16	Keine Intubation
Berson (1953) [39]	14	6	Kein geblockter Tubus
Blitt (1970) [47]	12	0,8	Geblockter Tubus
Turndorf (1974) [503]	15	0	Geblockter Tubus Pharynxabsaugung

Tabelle 8. Regurgitations- und Aspirationshäufigkeit während der Narkose unter Berücksichtigung verschiedener Anästhesietechniken. (Nach [47])

	n	Regurgitationen [%]	Davon Aspirationen [%]
Maskenbeatmung	283	4,2	16,7
Endotrachealer Tubus mit Cuff	472	12,3	6,9
Relaxation	540	11,3	8,2
Magensonde	40	20	
Gesamt	734	9,2	8,8

Tabelle 9. Regurgitationshäufigkeit in Relation zur Operationslokalisation und Patientenlage. (Nach [47, 493, 503])

	Regurgitationen [%]
Bauchlage	25,0–36,8
Oberbaucheingriff	17,8–29,4
Thoraxeingriff	5,6–20,0
Extremitäteneingriff	10,0–15,4
Unterbaucheingriff	7,4–19,0
Magensonde	27 –54

Maskenbeatmung mehr als doppelt so hoch (Tabelle 8). Durch eine liegende Magensonde erhöhte sich die Regurgitationshäufigkeit deutlich. Der Gebrauch geblockter statt ungeblockter Tuben verminderte den Anteil von Aspirationen bei Kindern von 77 auf 11% [72].

Die Regurgitationshäufigkeit betrug bei Oberbaucheingriffen bis zu 30% und in Bauchlage sogar fast 40% (Tabelle 9). Ebenso scheinen laparoskopische Eingriffe mit einer erhöhten Regurgitationsgefahr verbunden zu sein [82, 132]. Bei übergewichtigen Patienten waren Magensaftvolumen und Regurgitationsfrequenz erhöht [510]. Eine Häufung von Regurgitationen wurde ebenfalls bei Relaxation mit Succinylcholin beobachtet [170].

Tabelle 10. Häufigkeit postoperativer Aspirationen nach Extubation (*KM* Kontrastmittel)

Autor	n	Methode	Nach Extubation [h]	Aspirationen [%]
Burgess (1979) [73]	24		0	33
	20		4	20
	20	KM, Röntgen	8	5
Tomlin (1968)	41		2	22
Davis (1974) [115]	26		0,25	35
Siedlecki (1974) [462]			0	27

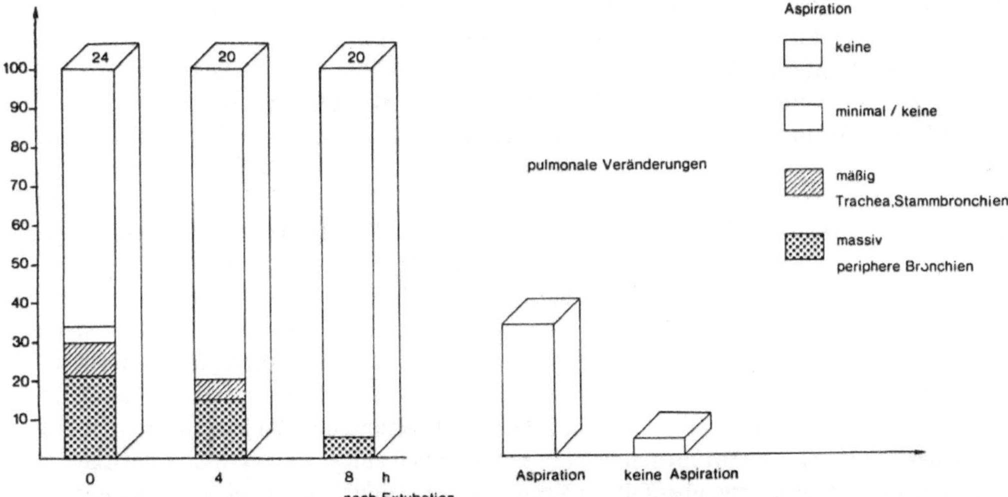

Abb. 4. Häufigkeit und Schwere röntgenologisch verifizierbarer Aspirationen nach der Extubation (Einnahme von 10 ml Kontrastmittel) sowie Häufigkeit postoperativer pulmonaler Veränderungen in Relation zum Aspirationsnachweis. (Nach [73])

Narkoseausleitung. Auch in dieser Phase [73, 462] besteht die Möglichkeit einer Aspiration (Tabelle 6). Wie während der klassischen Einleitung beim Übergang vom Güdel-Stadium II zum Stadium III Würgen und Erbrechen auftreten können, wird diese Phase, in der das Brechzentrum übererregbar ist, auch in der Ausleitung durchlaufen. Der geringe Anteil von Aspirationen an der Gesamtzahl zu diesem Zeitpunkt der Narkose läßt sich am ehesten durch die Tendenz erklären, den Patienten möglichst noch im Operationssaal aufwachen zu lassen und die Extubation erst nach Einsetzen der Reflexe durchzuführen. Dessen ungeachtet muß auch in der anschließenden Aufwachphase, bedingt durch die mögliche Wiedereintrübung bei fehlenden äußeren Reizen, mit einer Aspiration gerechnet werden. Insbesondere leichtere Aspirationen können dabei übersehen werden (Tabelle 10, Abb. 4).

Burgess et al. [73] konnten kurz nach der Extubation bei einem Drittel aller Patienten röntgenologisch eine z. T. massive Aspiration verifizieren. Selbst 4 h nach der Extubation trat noch bei 20% der Patienten eine Aspiration auf (Abb. 4). Patienten mit röntgenologisch gesicherter Aspiration wiesen signifikant häufiger postoperative pulmonale Komplikationen auf als solche ohne Aspiration (Abb. 4).

Art des Aspirats. Grundsätzlich ist sowohl die Aspiration fester Partikel und Fremdkörper als auch die von Flüssigkeiten möglich. Zu den ersteren zählen insbesondere abgebrochene Zahnfragmente und unverdaute größere Nahrungspartikel. Diese führen durch Obstruktion des Bronchialtrakts innerhalb weniger Minuten zur Anoxie, wenn es nicht gelingt, das Atemwegshindernis zu beseitigen.

Die Aspiration von Eiter wird nur noch sehr selten beobachtet [474]. Zur Blutaspiration kann es sowohl bei nasaler als auch erschwerter oraler Intubation, während operativer Eingriffe am Kopf und bei gastrointestinalen Blutungen kommen. Die Aspiration kleiner Mengen von Blut ist harmlos [474]. Eine größere Blutmenge erfordert jedoch sofortige, notfalls bronchoskopische Entfernung, um eine Anoxie durch Obstruktion zu verhindern.

Die weitaus größte Bedeutung hat das Eindringen von flüssigem Mageninhalt in die Lungen [474]. Selbst unter Einbeziehung geburtshilflicher Narkosen sind 70–90% aller Aspirationen hierdurch bedingt [188, 326, 344, 355]. Bei nüchternen Elektivpatienten, bei denen bis zu 70% aller Aspirationen auftreten [327], dürfte dieser Anteil sogar deutlich höher liegen.

Ätiologie
Bedeutung der Magensaftazidität. Bereits 1920 beschrieben Winternitz et al. [531] die pathologischen Veränderungen in Kaninchenlungen nach intratrachealer Aspiration von Salzsäure. Mendelson [344] instillierte 0,1molare HCl (pH 1,36) und sauren Magensaft in die Trachea von Kaninchen. Beides führte zu Bronchospasmus, fleckförmigen Hämorrhagien und Ödemen. Auch die histologischen Veränderungen nach beiden Arten der Instillation glichen einander. Wurde eine 0,9%ige Kochsalzlösung, destilliertes Wasser oder neutralisierter Magensaft injiziert, kam es zu einer kurzen Phase der respiratorischen Obstruktion, die sich jedoch nach kurzer Zeit wieder normalisierte. Autoptisch zeigten sich lediglich einige atelektatische Bezirke.

Bannister [21] bestätigte, ebenfalls in Versuchen an Kaninchen, die obigen Ergebnisse. Neutrale oder alkalische Lösungen, wie Natriumbikarbonat und Natriumlaktat, verursachten keine oder nur leichte Veränderungen. In einem weiteren Teil dieser Studie folgte der Instillation von 0,1molarer HCl die Applikation von sauren, neutralen und alkalischen Flüssigkeiten. In allen Fällen kam es zu schwereren pulmonalen Veränderungen als durch die Instillation der 0,1molaren HCl-Lösung allein. Bannister interpretierte diese Ergebnisse so, daß die durch die Salzsäure verursachten Läsionen innerhalb sehr kurzer Zeit entstehen und durch zusätzliche Applikation von Flüssigkeiten das saure Aspirat tiefer in die Lungen dringt.

Sowohl die Instillation von 0,1molarer HCl als auch von Wasser oder 0,9%iger NaCl-Lösung führte nach 30 min in tierexperimentellen Untersuchungen [5] zu ähnlichen makroskopischen und mikroskopischen Veränderungen. Die Zerstörung der Alveolarmembran bewirkte eine Flüssigkeitsexsudation zwischen Basalmembran und Kapillarendothel mit Behinderung des Gasaustausches. Während jedoch nach Salzsäureinstillation 80% der Tiere in der Lunge pathologische Veränderungen aufwiesen, fanden sich diese bei Wasser- oder Kochsalzapplikation nur in 30% der Fälle. Auch waren das Ausmaß der Ödembildung, Entzündungszeichen und Nekrosen nach Salzsäureinstillation erheblich größer.

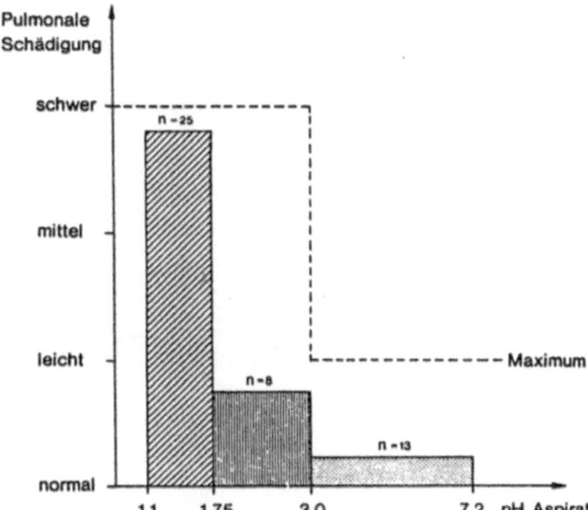

Abb. 5. Mikroskopisch sichtbare Lungen-
schädigungen nach experimenteller Aspiration in Relation zum pH des Aspirats. (Nach
[488])

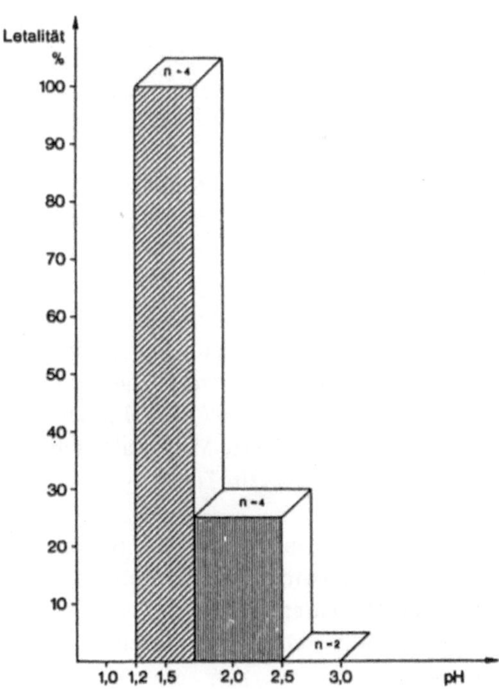

Abb. 6. Aspirationsbedingte Letalität in Relation
zum Magensaft-pH bei 10 Patienten. (Nach [301])

Teabeaut [489] wies 1952 in experimentellen Untersuchungen an Affen nach, daß oberhalb eines pH von 2,4 nur noch geringfügige Lungenveränderungen auftreten. Mit zunehmender Azidität wurde die Gewebsreaktion ausgeprägter. Bosomworth u. Hamelberg [53] und
Taylor u. Pryse-Davies [488] kamen zu ähnlichen Ergebnissen (Abb. 5). Untersuchungen
zur Bestimmung des kritischen pH-Grenzwerts beim Menschen liegen kaum vor. Die bisher
einzigen Zusammenstellungen hierüber stammen von Lewis et al. [301], die bei einem pH

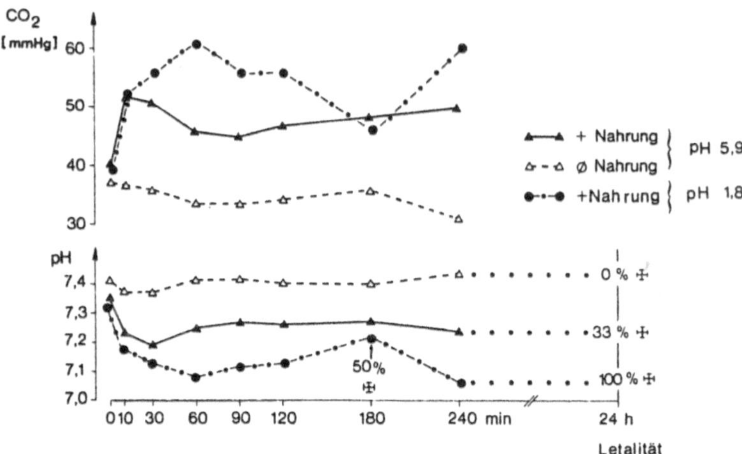

Abb. 7. Blutgasveränderungen, Veränderungen des pH des Bluts und Letalität
nach experimenteller Aspiration von 2 ml/kg KG Aspirat in Abhängigkeit vom
pH des Aspirats und der Nahrungsbeimengung. (Nach [444])

unter 1,75 eine 100%ige Letalität feststellen konnten, bei einem pH zwischen 1,75 und 2,5
noch eine solche von 25%, während oberhalb eines pH von 2,5 kein aspirationsbedingter
Todesfall auftrat (Abb. 6).

Tödliche Verläufe nach Aspiration von reinem flüssigem Mageninhalt oberhalb eines pH
von 2,5 sind bisher nicht beschrieben worden. Enthält der Magensaft noch Nahrungsreste,
kommt es auch bei pH-Werten über 2,5 zu schweren pulmonalen Schäden [444, 489].
Schwartz et al. [444] wiesen jedoch nach, daß auch bei Nahrungsaspiration die Azidität des
Magensafts die entscheidende Rolle spielt (Abb. 7). Gefilterter und auf einen pH-Wert von
5,9 gepufferter Magensaft führte zu keiner Verschlechterung klinischer Parameter. Alle Tiere
überlebten. Enthält der neutrale Magensaft Nahrungsreste, sinkt der Blut-pH, und der pCO$_2$
steigt auf ca. 50 mmHg (6,67 kPa). Ein Drittel der Tiere starb innerhalb 24 h. Wurde der
mit Nahrung kontaminierte Magensaft nicht gepuffert (pH 1,8), verschlechterten sich Blut-
pH und pCO$_2$ weiter. Kein Tier überlebte den ersten Tag.

Bedeutung des Magensaftvolumens. Neben der Azidität des Magensafts beeinflußt die Menge
des aspirierten Volumens die Schwere der pulmonalen Läsion. 6 h nach Instillation von 3 ml
0,1molarer HCl waren alle Tiere verstorben [191]. 2 ml/kg KG führten zum Tode von 60%
der Tiere innerhalb von 24 h, während bei Instillation von 1 ml/kg KG alle Tiere überlebten
(Abb. 8).

In Untersuchungen an Rhesusaffen konnten Roberts u. Shirley [420] die kritische Menge
Magensaft bestimmen, die erforderlich ist, um pulmonale Schäden hervorzurufen. Während
bei einer Aspiratmenge von 0,4 ml/kg KG bei einem pH von 1,5 noch keine schweren Lungenveränderungen beobachtet wurden, stieg mit Zunahme des Aspiratvolumens die Mortalität
steil an. Zu ähnlichen Ergebnissen kamen Schwartz et al. [444], Exharos et al. [144] und
Hamelberg u. Bosomworth [202].

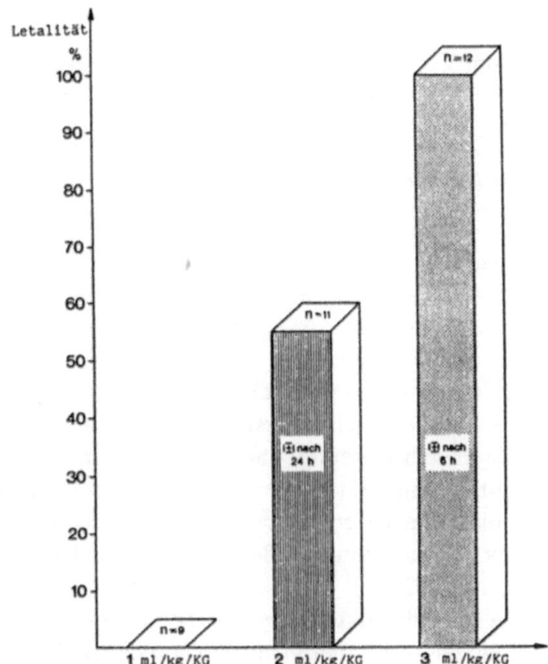

Abb. 8. Letalität nach experimenteller Aspiration von 0,1 molarer HCl (pH 1,36) in Relation zum Aspiratvolumen. (Nach [191])

Bakterielle Infektion. Bei bakterieller Kontamination des Aspirats handelt es sich meist um anaerobe Bakterien aus der oropharyngealen Region, die bei einer ansonsten klinisch blanden Aspiration in die Lunge gelangen und zur Pneumonie führen können [68, 505]. Tage oder Wochen nach der Aspiration können Lungenabszeß, Empyem oder sogar bakteriell nekrotisierende Pneumonien auftreten. Aufgrund der experimentellen Ergebnisse mißt Teabeaut [489] diesem Faktor keine wesentliche Bedeutung bei.

Häufiger ist die Situation einer sterilen Aspirationspneumonie, der nach 3–5 Tagen eine sekundäre Infektion im devitalisierten Lungengewebe folgt. In diesem Fall können häufig aerobe Bakterien nachgewiesen werden [77].

Klinisches Bild

Die Fremdkörperaspiration führt zur Verlegung des Tracheobronchialsystems. Der weitere Verlauf des Geschehens ist abhängig vom Zustand des Patienten und dem Ort der Okklusion. Der wache Patient hustet in der Regel zumindest kleinere Fremdkörper ab. Bei narkotisierten Patienten fehlt dieser Schutzreflex, und innerhalb weniger Minuten kann es bei genügender Fremdkörpergröße zu einem dramatischen Verlauf kommen. Unter einer akuten Anoxie wird der Patient grau, zyanotisch, evtl. kurzzeitig tachykard mit anschließender zunehmender Bradykardie bis zur Asystolie.

Obwohl schon wenige Minuten nach Aspiration von flüssigem Mageninhalt pathologische Gewebeveränderungen auftreten [5], können klinische Zeichen je nach Menge des Aspirats, des pH-Werts und der Widerstandsfähigkeit des Patienten bis zu mehreren Stunden verspätet auftreten [362].

Zyanose und Tachykardie sind die ersten klinischen Zeichen (Tabelle 11), beim wachen Patienten fällt zusätzlich eine Dyspnoe kombiniert mit Husten auf [77]. Auskultatorisch ver-

Tabelle 11. Häufigkeit klinischer Symptome bei Aspirationspneumonie. (Nach [77])

Symptom	Häufigkeit [%]
Hypoxie	80
Tachypnoe	78
Diffuse Rasselgeräusche	72
Zyanose	32
Apnoe	30
Hypotension	24

nimmt man fein- bis mittelblasige Rasselgeräusche, häufig schon bald expiratorisches spastisches Giemen, meist zuerst über dem rechten Lungenflügel.

Zu diesem Zeitpunkt kann die Symptomatik einem Asthmaanfall ähneln. Im weiteren Verlauf kommen ein Lungenödem und Blutdruckabfall hinzu. Massiver Abfluß von schaumigem, blutig tingiertem Sekret aus dem Tracheobronchialsystem wird beobachtet, so daß eine Aspirationspneumonie zu Beginn mit einem kardial bedingten Lungenödem verwechselt werden kann [362].

In der Folge treten Hypoxie, Hyperkapnie und metabolische Azidose auf. Häufig schon nach kurzer Zeit findet man röntgenologisch das Bild eines interstitiellen Lungenödems mit fleckförmigen Aufhellungen [77, 79]. Die folgende Widerstandserhöhung im kleinen Kreislauf verursacht einen Anstieg des Pulmonalarteriendrucks. Hypoxie, relative Hypovolämie [301] und Azidose [146] führen zu Hämokonzentration und letztendlich zum hypovolämischen Schock [191]. In der weiteren Folge werden Atelektasen beobachtet, nach wenigen Tagen kann es auch zur Ausbildung von Lungenabszessen kommen [213]. Der tödliche Ausgang einer Aspirationspneumonie ist meist Folge eines hypoxischen Herzversagens (Abb. 9).

Histologie. Unsere Kenntnisse über die histologischen Veränderungen im Tracheobronchialsystem nach Aspiration von saurem Magensaft beruhen auf tierexperimentellen Untersuchungen. Schon wenige Sekunden nach der Aspiration finden sich Reaktionen des Lungengewebes. Nach 12–18 s erreicht der saure Magensaft die Alveolen und führt innerhalb von 3 min zu kleinen atelektatischen Arealen [202, 205].

Nach 30 min werden interstitielle Ödeme zwischen Alveolen und Gefäßendothel beobachtet mit Vergrößerung der Diffusionsstrecke. Die Säure führt zur Zerstörung des Surfactantfaktors. Akute Entzündungszeichen mit Leukozytenimmigration sind schon zu diesem Zeitpunkt sichtbar, ebenso wie Nekrosen von Alveolarepithelzellen [5, 205]. In den folgenden Stunden entwickelt sich eine zunehmende Degeneration des Bronchialepithels, Ödembildung und hämorrhagische sowie fibrinhaltige Exsudation in die Alveolarräume mit einer polymorphzelligen Infiltration. Nach 24–36 h konsolidiert sich der Prozeß, und schon nach 48 h werden hyaline Membranen beobachtet [202]. Bei leichteren Verläufen tritt nach 72 h eine Regeneration der Bronchialepithelien sowie eine Fibroblastenproliferation ein. In diesen Fällen erholt sich das Lungengewebe nach 2–3 Wochen [131].

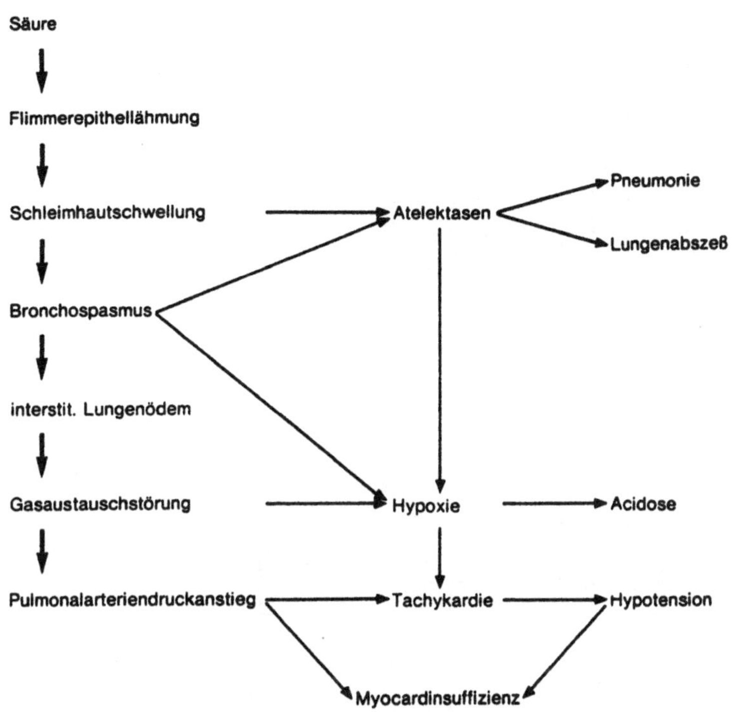

Abb. 9. Pathophysiologische Veränderungen nach Aspiration von saurem Magensaft

3.3 Risikopatienten

Für eine große Anzahl von Patientengruppen konnte bisher eine erhöhte Aspirationsgefährdung nachgewiesen werden. Weitere Faktoren führen mit großer Wahrscheinlichkeit ebenfalls zu einer Risikosteigerung (Tabelle 12 und Abb. 10).

Soweit dies in den vorangegangenen Abschnitten noch nicht geschehen ist, sollen an dieser Stelle einige Aspekte näher erläutert werden. Der hohe Anteil von Aspirationspneumonien bei Patientinnen in der Geburtshilfe hat seine Ursache im Zusammentreffen mehrerer prädisponierender Faktoren. Durch den vergrößerten Uterus steigt der intraabdominelle und damit auch intragastrale Druck an. Gleichzeitig sinkt der Verschlußdruck des distalen Ösophagussphinkters während der Schwangerschaft kontinuierlich [220, 304]. Die Kompression des Darms verzögert die gastrointestinale Passagezeit. Während der Geburtsphase ist die Magenentleerung zumindest verlangsamt, nicht selten sogar blockiert [421], so daß es zu einer Flüssigkeitsansammlung kommen kann. Die während der Geburt applizierten Analgetika verzögern die Magenentleerung zusätzlich [368], wie auch der Geburtsschmerz und der psychische Streß [443, 510]. Durch die Dehnung des Magens wird der gastroösophageale Klappenverschluß behindert und die Funktion des distalen Ösophagussphinkters weiter beeinträchtigt [332]. Die Position in Steinschnittlage auf dem Operationstisch zur Sectio, aber auch vielfach im Kreißsaal, erhöht den intraabdominellen Druck nochmals, so daß auch bei regelrechter Narkoseeinleitung die Wahrscheinlichkeit einer Regurgitation hoch erscheint.

Tabelle 12. Risikofaktoren, die die Häufigkeit einer Aspiration direkt oder mittelbar erhöhen können

Ursache:	Operation	Anästhesie	Patient	
Risikofaktor	Dringender Eingriff[a]	Maskenbeatmung[a]	Kind[a]	Nicht nüchtern[a]
	Oberbauchoperation[a]	Ungeblockter Tubus[a]	Gravidität[a] (auch Frühgravidität)	Alkohol
	Laparoskopie	Verzögerte Intubation (unerfahrener Anästhesist)	Abdominaler Tumor	Raucher
	Lange Operationszeit[a]	Ungenügende Narkosetiefe	Aszites	Verzögerte Magenentleerung (Medikamente, Angst, Schmerz, Streß)
	Bauchlage[a]	Analgetika	Gastrointestinale Obstruktion[a]	
	Steinschnittlage[a]	Magensonde[a]	Erschwerte Intubation	Nahrungskarenz > 14 h
	Kopftieflage[a]	Succinylcholin[a]	Übergewicht[a]	
	Palpation Abdomen	Luftwegobstruktion (orale Prämedikation)	Hiatushernie[a]	
			Magenerkrankungen	

[a] Erhöhte Inzidenz von Aspiration bzw. Regurgitation nachgewiesen.

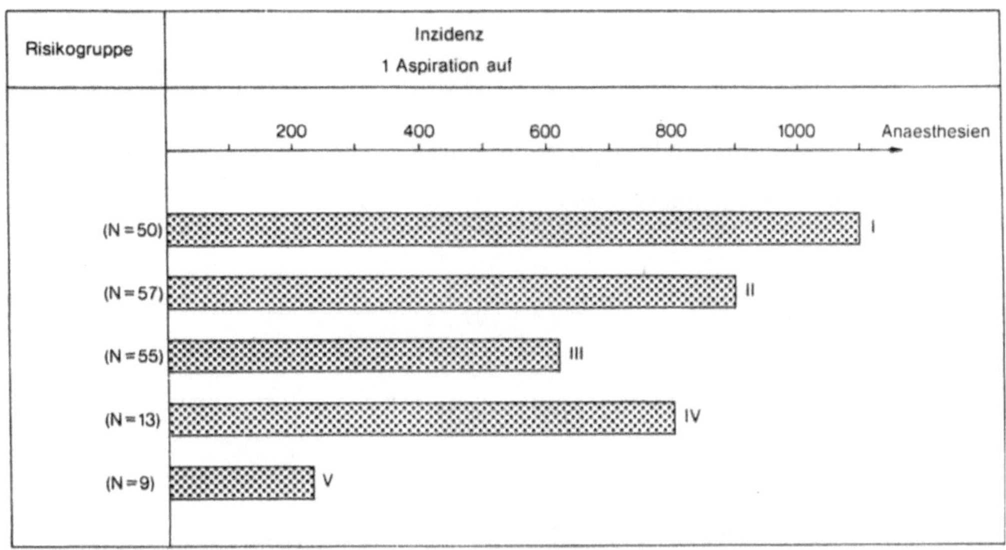

Abb. 10. Häufigkeit von Aspirationen bei 153 660 Anästhesien in Relation zur Risikogruppe der Patienten. (Nach [327])

Schon in der Frühschwangerschaft nimmt der Anteil von Risikopatientinnen zu [333], aber auch post partum werden erhöhte Magensaftvolumina beobachtet [411]. Die zu frühe Einführung des Laryngoskops bei der üblicherweise durchgeführten „Crashintubation" kann schon bei leichter Vagusstimulation Erbrechen auslösen.

Auch in der Kinderanästhesie treffen mehrere Faktoren zusammen, die die Aspirationshäufigkeit deutlich erhöhen. Bei Kindern ist das intragastrale Volumen unabhängig von der Nahrungskarenz höher als bei Erwachsenen [101, 372, 432, 498]. Die Verschlußfähigkeit des ösophagealen Sphinterapparats ist noch nicht voll ausgebildet, so daß auch ohne pathologische Veränderungen die Regurgitationshäufigkeit selbst im Wachzustand im Kindesalter erhöht ist [114, 217], eine Erscheinung, die allen Eltern wohl vertraut ist. Auch der intragastrale Druck ist im Kindesalter höher [430]. Zumindest bis zum Schulalter erfolgt die Narkoseinduktion in der Regel als Inhalationseinleitung. Nicht immer findet sich auf Anhieb ein suffizienter venöser Zugang, so daß die Zeit der Maskenbeatmung deutlich länger als beim Erwachsenen dauern kann. Bronchospasmus oder Obstruktion der Luftwege mit der Notwendigkeit erhöhter Atemdrücke führen oftmals zur Luftinsufflation in den Magen. Dies wiederum bedingt eine Überdehnung des Magens und einen erhöhten intragastralen Druck. Aufgrund des inkompletten Ösophagusverschlusses und des kurzen Ösophagus kann dieses Ereignis auch bei regelrechter Ventilation auftreten.

Bis zum Alter von 10 Jahren verbieten sich geblockte Tuben, da sich wegen der sonst unvermeidlichen Epithelschädigung ein Stridor ausbilden kann. Ungeblockte Tuben können jedoch das Eindringen von Flüssigkeit in das Tracheobronchialsystem nicht sicher verhindern und erhöhen die Gefahr der Aspiration [72, 183].

Zusätzlich wird das Risiko eines Säureaspirationssyndroms durch den bei Kindern erheblich größeren Anteil von Patienten mit einem Magensaft-pH unter 2,5 vergrößert [101, 185, 432].

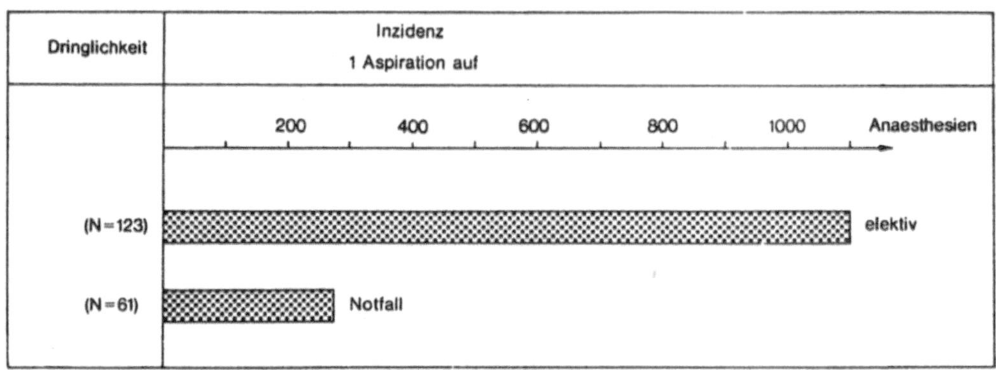

Abb. 11. Häufigkeit von Aspirationen bei 153 660 Anästhesien in Relation zur Dringlichkeit des Eingriffs. (Nach [327])

Dringliche Eingriffe gehören zu den bekannten Risikofaktoren (Abb. 11). In dieser Gruppe finden sich gehäuft nicht nüchterne und alkoholisierte Patienten. Beides erhöht das intragastrale Volumen entscheidend [443]. Streß, Angst und Schmerz sind regelmäßige Begleiterscheinungen solcher Notfallsituationen und bewirken sämtlich eine Verzögerung der Magenentleerung, wie auch die bei diesen Patienten häufig erforderlichen Analgetika [368, 443]. Die Schwere eines Traumas korreliert direkt mit der Menge des Mageninhalts [370]. Die Summe dieser Faktoren erhöht das Magensaftvolumen gegenüber nüchternen Elektivpatienten erheblich. Patienten mit Ulkusanamnese oder Gastritis weisen ebenfalls ein erhöhtes Magenvolumen auf [41, 64].

Eine Hiatushernie gehört zu den häufigen pathologischen Veränderungen in der Bevölkerung [154, 510]. Nur ein Teil der Patienten mit einer Hiatushernie klagt auch über Beschwerden. Der größere Anteil bleibt ohne klinische Symptomatik und somit in der Regel unbekannt. In der Narkose kann es dann ohne zusätzliche Risiken durch den insuffizienten Verschluß des distalen Ösophagussphinters zur Regurgitation kommen [263, 403].

Sowohl bei Übergewicht und Alkoholgenuß als auch bei Rauchern werden erhöhte Magenvolumina und ein verminderter distaler Ösophagussphintertonus beobachtet [37, 86, 510].

Nach einer Nahrungskarenz über 14 h nimmt das Magensaftvolumen wieder zu [420, 443].

Die erhöhte Regurgitationshäufigkeit bei bestimmten Lagerungen und Operationen wurde schon diskutiert, wie auch die intraabdominelle Druckerhöhung bei Patienten mit Aszites oder intraabdominellen Tumoren [154].

Einige Risikofaktoren wie Schwangerschaft, Übergewicht und Alter lassen sich ohne Schwierigkeiten präoperativ bestimmen, andere jedoch wie Hiatushernie, Operationsdauer [474], Beatmungs- und Intubationsschwierigkeiten lassen sich mit vertretbarem Aufwand präoperativ nicht abklären oder ergeben sich erst während der Narkose und erschweren somit die präoperative Selektion besonderer Risikopatienten.

3.4 Bisherige Methoden der Prophylaxe

Nahrungskarenz. Die Verdauung und Verflüssigung fester Nahrungsbestandteile beim Erwachsenen dauert ca. 4–6 h, so daß nach dieser Zeit die Gefahr einer Fremdkörperaspiration deutlich vermindert ist. 6–12 h nach der letzten Nahrungsaufnahme nimmt auch das Magensaftvolumen signifikant ab [420, 443]. Bei einer Nahrungskarenz über 14 h kommt es jedoch wieder zu einem stetigen Anstieg des Mageninhalts [420, 443]. Eine Nüchternheit von mindestens 6 h reduziert zwar statistisch das durchschnittliche Magensaftvolumen, im Einzelfall treten jedoch auch nach dieser Zeit exzessiv hohe Volumina auf [2, 443]. Bei Schwangeren zum Geburtszeitpunkt liegen besondere Verhältnisse vor, so daß bei diesen Patientinnen grundsätzlich mit erhöhten Magensaftvolumina gerechnet werden muß [488]. Peskett [384] fand bei 131 Sectiopatientinnen ein mittleres Aspiratvolumen von 115 ml mit einer Schwankungsbreite von 0 bis 1000 ml. Roberts u. Shirley [420] bestätigten diese Untersuchungen bei 146 Patientinnen. Nahrungsaufnahme nach Wehenbeginn verdoppelte das aspirierte Volumen im Vergleich zu Patientinnen mit der letzten Nahrungsaufnahme vor Wehenbeginn. Zu allen Zeitpunkten wurden bei einigen Patientinnen Volumina von mehr als 100 ml im Magen gemessen [420], im Extremfall sogar fast 3 l [2].

Da Kinder im ersten Lebenshalbjahr fast nur flüssige Nahrung zu sich nehmen, genügt in diesen Fällen eine Nahrungskarenz von 4 h. Im Vergleich zu Erwachsenen haben Salem et al. [432], Coté et al. [101] als auch Goudsouzian et al. [185] nachgewiesen, daß trotz genügender Nahrungskarenz der Mageninhalt bei Kindern deutlich vermehrt ist. Bei mehr als 66% aller elektivoperierten Kinder muß mit einem Magensaftvolumen von mehr als 0,4 ml/kg KG gerechnet werden.

Induziertes Erbrechen. Durch digitale oder instrumentelle Stimulation des hinteren Zungenanteils oder des Pharynx kann Erbrechen provoziert werden. Diese Methode ist jedoch qualvoll für den Patienten und nicht verläßlich, ebensowenig wie die von einigen Autoren empfohlene Applikation von Apomorphin [218, 229, 526]. Vor allem geschwächten Patienten kann diese Methode nicht zugemutet werden [508]. In einigen Fällen wurden schwere Kreislaufalterationen beobachtet.

Insbesondere bei Patienten mit einer Hiatushernie können größere Volumina im Magen verbleiben, so daß diese Methode auch bei Risikopatienten keine wesentliche Sicherheit bietet.

Magensonde. Das präoperative Legen einer Magensonde stellt die gebräuchlichste Methode zur Entleerung des Magens dar. Selbst bei Benutzung einer großlumigen Sonde darf jedoch keine vollständige Magenentleerung erwartet werden. Nur 60 bis maximal 75% des gesamten Mageninhaltes kann auf diese Weise entfernt werden [27, 212, 225, 230]. Die Ursache liegt in einer Kompartimentierung des Magens (Abb. 12) in einen antralen und einen Fundusanteil durch die dorsal verlaufende Wirbelsäule [230]. Auch hierbei können Patienten mit Hiatushernie besonders große Restvolumina aufweisen.

Da das Plazieren einer Magensonde für den wachen Patienten außerordentlich belastend sein kann, erscheint die routinemäßige Durchführung dieser Maßnahme bei allen Eingriffen jedoch wenig sinnvoll. Der wesentliche Effekt einer Magensonde besteht in der Verminderung des intragastralen Drucks und sollte deshalb bei Risikopatienten durchgeführt werden. Die vorherige Anästhesierung der Nasen-Rachen-Schleimhaut (zum Beispiel mit Lidocainspray) erleichtert das Einführen der Sonde.

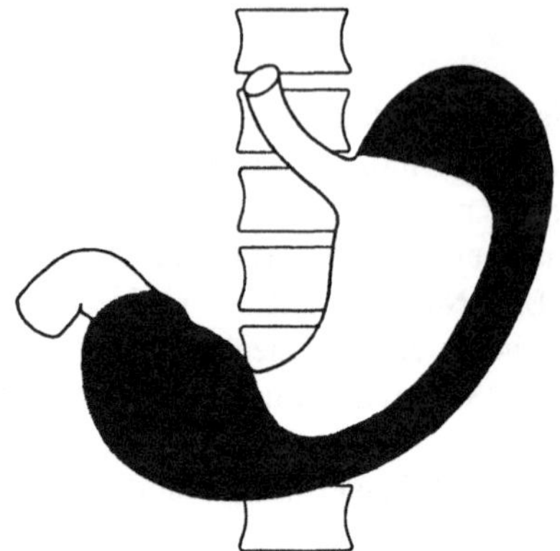

Abb. 12. Kompartimentierung des Magens in Fundus- und Antrumsack bei Schwangeren. (Nach [230])

Medikamentöse Beschleunigung der Magenentleerung. Metoclopramid und Domperidon, periphere Dopaminantagonisten, beschleunigen über eine Tonussteigerung am distalen Ösophagussphinkter und eine Erschlaffung des Pylorussphinkters die Magenentleerung (Abb. 13) [113, 368]. Bei Probanden mit vollem Magen, aber auch bei elektiven Patienten, wird innerhalb von 15 min nach intravenöser Gabe der Mageninhalt um ca. 30% vermindert [376]. Nach 90 min ließ sich röntgenologisch in 75% der Fälle kein Mageninhalt mehr feststellen [233]. 2 h nach oraler Einnahme von 10 mg Metoclopramid war das Magensaftvolumen im Vergleich zur Kontrollgruppe bei ambulanten Patienten von 84 ml durchschnittlich auf 12 ml reduziert [402]. Auch in der Frühschwangerschaft [537], in der Geburtsphase [232, 365] und bei Sectiopatientinnen [95] ließ sich mit Metoclopramid eine beschleunigte Magenentleerung nachweisen. Die zentralnervösen Nebenwirkungen von Metoclopramid wie Akinetose und Parkinsonoid verbieten die Anwendung dieser Substanz bei Kindern unter 14 Jahren [235], obwohl auch bei dringlichen Kinderanästhesien unter Metoclopramid eine beschleunigte Magenentleerung beobachtet wurde [370]. Bei erwachsenen Risikopatienten empfiehlt sich die möglichst frühzeitige parenterale Applikation von 10 mg Domperidon oder Metoclopramid [472], bei Kindern sollte lediglich Domperidon appliziert werden.

Reduktion der Magensaftsekretion. Anticholinergika bewirken eine Hemmung der Magensaftsekretion. Die bisherigen Untersuchungen haben jedoch nur eine klinisch wenig relevante Verminderung des Magensaftvolumens nachweisen können, wahrscheinlich bedingt durch die gleichzeitige Verzögerung der Magenentleerung [351, 538]. Anticholinergika reduzieren den Tonus des distalen Ösophagussphinkters und erleichtern damit eine Regurgitation [351, 447]. Glycopyrrolat, ein weiteres Anticholinergikum, das in jüngster Zeit von einigen Autoren empfohlen wird, reduziert zwar das Magensaftvolumen etwas deutlicher als Atropin [22], jedoch gelten insgesamt die gleichen Einschränkungen wie bei allen Anticholinergika. Die Kombination von H_2-Antagonisten mit Glycopyrrolat erwies sich nicht als effektiver als die alleinige Applikation von H_2-Antagonisten in der Volumenreduktion [330]. Der Muskarin-M_1-Rezeptorantagonist Pirenzepin, dessen wesentliche Wirkung in einer Magensaftsekretionsminderung besteht, scheint bei intramuskulärer oder oraler Applikation keine Änderung des distalen Ösophagussphinktertonus hervorzurufen [490]. Eine adäquate Sedierung vermindert die Säuresekretion ebenfalls, jedoch ist eine Zeitspanne von mehr als 60 min zwischen Applikation und Narkoseeinleitung erforderlich [118].

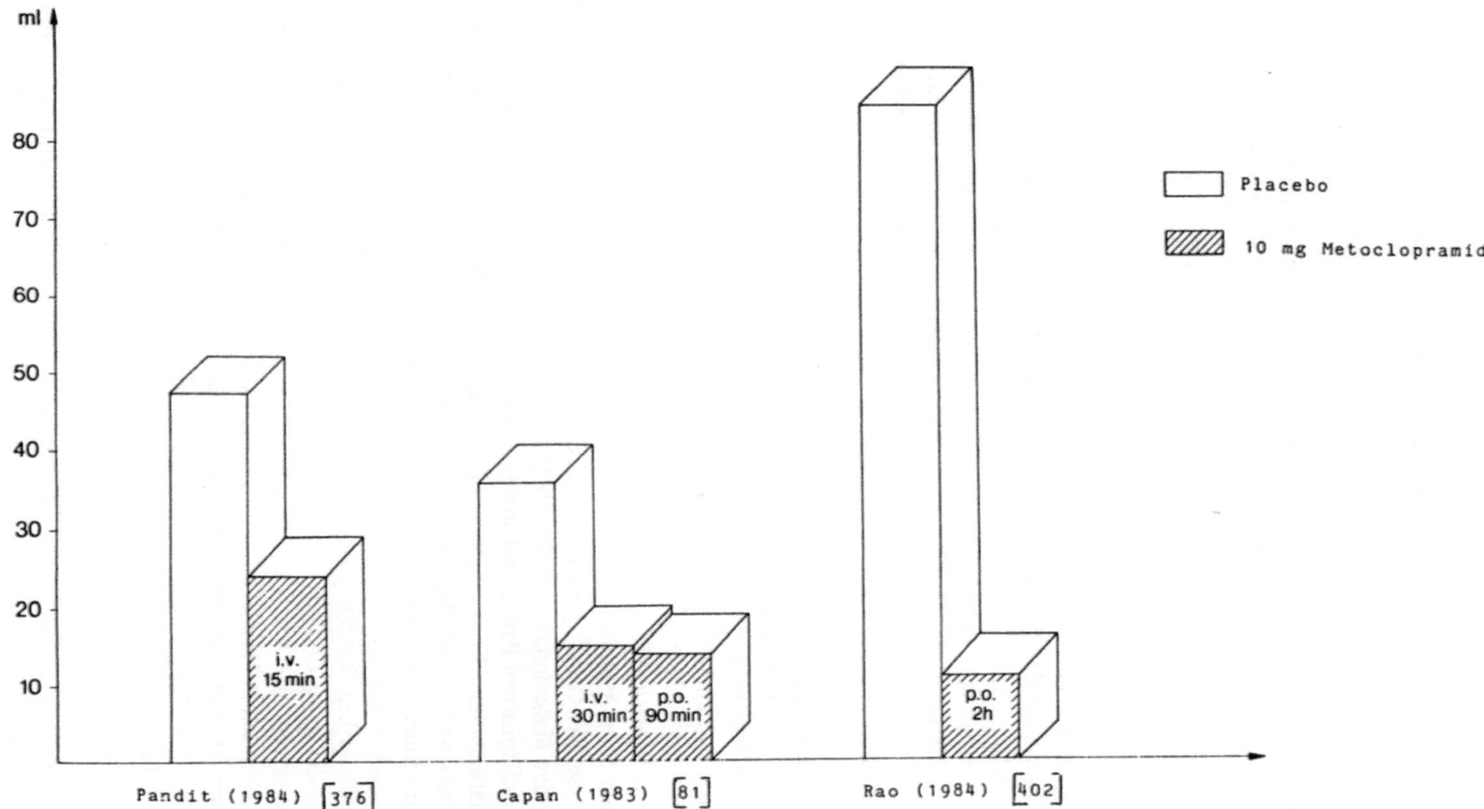

Abb. 13. Wirksamkeit einer präoperativen Applikation von Metoclopramid auf das Magensaftvolumen

Vermeidung intragastraler Drucksteigerungen. Durch Maskenbeatmung kann es zur intermittierenden Eröffnung des Hypopharynx und dadurch zur Luftinsufflation in den Magen kommen. Bedingt durch den kurzen Ösophagus bei Kindern ist diese Gefahr hier besonders hoch [431]. Zumindest bei pulmonal gesunden Patienten kann auf eine Maskenbeatmung zur Einleitung verzichtet werden, wenn eine ca. 3minütige Präoxygenierung erfolgt [168].

Nach Succinylcholingabe kommt es über kräftige Faszikulationen im Bauchwandbereich zu signifikanten intraabdominalen Druckerhöhungen bei Erwachsenen [364]. Diese Drucksteigerungen können durch Vorweggabe einer kleineren Dosis nicht depolarisierender Relaxanzien vermieden werden [275, 364]. Bei Säuglingen und Kleinkindern werden intragastrale Druckerhöhungen nach Succinylcholin nur in Einzelfällen beobachtet [430]. Da auch eine ungenügende Narkosetiefe bei der Intubation ein Erbrechen induzieren kann, ist eine entsprechend tiefe Narkoseeinleitung von Bedeutung.

Erhöhung des distalen Ösophagussphinktertonus. Metoclopramid und Domperidon erhöhen den Tonus des distalen Ösophagussphinkters und können so eine retrograde Magenentleerung erschweren [63, 65, 472]. Sie sind in der Lage, den tonusmindernden Effekt von Anticholinergika zu antagonisieren [63]. Bei Risikopatienten erscheint dieses eine sinnvolle, nebenwirkungsarme Methode, die Häufigkeit von Regurgitationen und Erbrechen zu vermindern.

Pancuronium — in etwas unsicherem Maß auch Vecuronium — erhöhen ebenfalls den Verschlußdruck am distalen Ösophagussphinkter [237].

Lagerung. Der intragastrale Druck bei nüchternen Patienten bewegt sich um ca. 10 cm H_2O (980 Pa) [424]. Ein Druck von 18 cm Wassersäule (1,76 kPa) wird selten überschritten. Auf dieser Grundlage wird die Lagerung des Patienten mit aufgerichtetem Oberkörper um 40° empfohlen, da sich hierbei die Epiglottis beim Erwachsenen mindestens 19 cm oberhalb des Mageneingangs befindet. Diese Vorsichtsmaßnahme hat jedoch nicht immer Erfolg, wie mehrfach Berichte belegen [56, 362, 476]. Falls es zum Erbrechen kommt, vergrößert sich sogar die Gefahr einer Aspiration. Bei Kindern entfällt diese Lagerung grundsätzlich aufgrund ihrer Größe. Der Ösophagus ist so kurz, daß schon geringe Druckerhöhungen im Magen ausreichen, den Mageninhalt über das Epiglottisniveau ansteigen zu lassen [431]. Insbesondere bei hypovolämischen Patienten kann eine lagerungsbedingte Hypotension auftreten. Zur Verhinderung dieser Komplikation wird deshalb die Hochlagerung der Beine empfohlen [476]. Die Oberkörpertieflage in 40°, möglichst in Linksseitenlage, bietet als einzige Lagerungsform einen sicheren Schutz vor Aspirationen [56, 266, 466]. Sie verhindert ein Aufsteigen des Aspirats in den Bronchialtrakt, da die Mundöffnung unterhalb der Glottisebene liegt. In dieser Lage kann es jedoch bei vollem Magen leichter zu Regurgitationen kommen, was dann die Intubation erschwert. Zur Umlagerung sind mehrere Helfer erforderlich. Viele Operationstische lassen sich nicht bis auf 40° neigen. Auch im Notfallraum oder im Kreißsaal bestehen selten Möglichkeiten für diese Lagerung. Bei beiden Lagerungsformen ist die Intubation erschwert und sollte deshalb nur von mit diesen Methoden erfahrenen Anästhesisten angewendet werden [1]. Der sicherste Schutz vor einer Aspiration ist eine möglichst schnelle Intubation [1], die am ehesten mit einer dem Anästhesisten vertrauten Lagerung erreicht wird.

Kardiablockade. Die ventrikuläre Kardiablockade mit einer ballonarmierten Gummisonde hat primär eine Drainagefunktion und soll nach dem Auffüllen des Ballons die Kardia gegen nachlaufende Flüssigkeit abdichten [396]. Nachteilig wirkt sich die begrenzte Drainagekapazität der Sonde aus, so daß im Falle eines Erbrechens Mageninhalt neben dem Ballon vorbeilaufen kann [477]. Der mechanische Reiz ist größer als bei einer einfachen Magensonde und belastet den Patienten mehr. Diese Methode sollte allenfalls bei hoch risikogefährdeten Patienten angewendet werden.

Ösophagustubus. Die Intubation des Ösophagus mit einem ballonarmierten Tubus [180, 541] oder auch mit einem normalen Endotrachealtubus konnte sich nicht durchsetzen. Diese Methode bietet keinen sicheren Schutz gegen Regurgitation oder Erbrechen [266], da der dehnbare Ösophagus nicht sicher verschlossen werden kann. Auch die Möglichkeit einer Ösophagusruptur wird diskutiert, sollte der Patient erbrechen. Durch den erhöhten intragastralen Druck kann der Tubus samt Mageninhalt explosionsartig herausgeschleudert werden.

Sellick-Handgriff. Durch Druck auf den Ringknorpel kann der Ösophagus zwischen Krikoid und dem 6. Halswirbel sicher komprimiert werden [449]. Gleichzeitig erleichtert dieser Handgriff die Intubation, da die Sicht auf den Larynx verbessert wird. Erforderlich ist jedoch eine erfahrene Hilfsperson, da durch versehentlichen Druck auf den Schildknorpel der Ösophagus nicht komprimiert, sondern sogar die Passage des Mageninhalts nach kranial erleichtert wird [396]. Der Druck auf das Krikoid muß mindestens 5 kp betragen, damit bei der Mehrzahl der Patienten ein suffizienter Verschluß erreicht wird [534]. Selbst bei erfahrenen Anästhesisten, die mit dieser Methode vertraut waren, wurde jedoch häufig ein unzureichender Druck festgestellt [236]. Eine Aspiration unter inadäquatem Gebrauch des Sellick-Handgriffs wurde mehrfach berichtet [355, 423, 527]. Bei aktivem Erbrechen muß der Druck auf das Krikoid sofort gelockert werden, da sonst die Gefahr einer Ösophagusruptur besteht [450].

Endotrachealtubus mit Manschette. Die Benutzung eines Endotrachealtubus mit Manschette vermindert die intraoperative Gefahr einer Aspiration erheblich [47, 72]. Es werden jedoch auch entsprechende Zwischenfälle bei liegendem ballonarmiertem Endotrachealtubus beschrieben [47, 343]. Die Gefahr einer stillen Aspiration kann durch Gebrauch sog. „large volume-low pressure cuffs" entscheidend gesenkt werden [51, 473].

Neuroleptanalgesie ohne Relaxation. Gemperle [173] empfahl die Intubation beim Ileuspatienten in Neuroleptanalgesie ohne Relaxation im Wachzustand bei erhaltener Spontanatmung. Da die Intubation erheblich erschwert sein kann und auch mit dieser Methode die Magenentleerung nicht sicher verhütet wird, hat sich dieses Verfahren nicht durchsetzen können.

Inhalationseinleitung. Die Inhalationseinleitung in Hyperventilation scheint das Risiko einer Aspiration zu vermindern. Inkster [246] konnte bei über 250000 Inhalationseinleitungen mit Äther oder Cyclopropan keine schweren Aspirationen feststellen. Die Zumischung von CO_2 (5%) verhindert das Atemanhalten, eine unbedingte Voraussetzung für aktives Erbrechen. Falls es doch zur Regurgitation oder zum Erbrechen kommt, sind die protektiven Reflexe intakt. Aufgrund der Spontanatmung kann auf eine positive Druckventilation mit Gefahr der intragastralen Druckerhöhung verzichtet werden. Die ungenügende Relaxation erschwert aber die Intubation, so daß es leicht zum Abflachen der Narkosetiefe kommt und Erbrechen durch das Laryngoskop stimuliert werden kann. Der routinemäßigen Anwendung dieser Einleitungsform stehen praktische Überlegungen entgegen.

Intubation im Wachzustand. Unter günstigen anatomischen Voraussetzungen und bei genügender Erfahrung des Anästhesisten läßt sich eine Intubation auch im Wachzustand durchführen [134]. Auf den ersten Blick scheint diese Intubationsform bei Risikopatienten ideal zu sein. Die Applikation von Lokalanästhetika in den Pharynx kann jedoch zum einen ungenügend sein, so daß beim Einführen des Laryngoskops Erbrechen induziert wird, zum anderen kommt es durch reichlichen Lokalanästhetikagebrauch zum Ausfall des krikopharyngealen und des laryngealen Schutzreflexes. Im Normalfall ist die Intubation in Lokalanästhesie für den Patienten äußerst belästigend und für den Anästhesisten durch die ungenügende Relaxation erschwert.

Eine alternative Möglichkeit bietet die blindnasale Intubation in der Hand des mit dieser Methode vertrauten Anästhesisten. Die angeführten Einschränkungen gelten jedoch auch für diese Methode.

Ein neueres Verfahren stellt die fiberoptische Intubation im Wachzustand dar. Sie ist jedoch ebenso wie die blindnasale Intubation zeitaufwendig, kann im ungünstigen Falle ebenfalls Erbrechen induzieren und ist an das Vorhandensein eines Fiberbronchoskops gebunden.

Bei Neugeborenen und Säuglingen bis 3,5 kg Körpergewicht empfehlen einige Autoren bei vollem Magen die Intubation im Wachzustand [478]. Diese Intubationsform sollte gleichfalls nur von erfahrenen Anästhesisten dann durchgeführt werden, wenn sie leicht, sanft und schnell möglich ist. Wiederholte Versuche trotz Widerstand des Patienten führen lediglich zu unangenehmem Würgen und Erbrechen.

Die Intubation im Wachzustand stellt sicherlich die Ausnahme dar und kann nicht einmal als Routinemaßnahme bei Risikopatienten ohne Einschränkungen empfohlen werden.

Suction-Booster. Der Ambu-Suction-Booster wird auf den Endotrachealtubus aufgesetzt und ermöglicht eine Absaugung durch den Tubus. Der aufgesetzte Suction-Booster erschwert die Handhabung des Tubus erheblich, weshalb sich diese Methode nicht hat durchsetzen können. Bei schwallartiger Regurgitation oder Erbrechen ist die Kapazität der Absaugung schnell überschritten.

High-frequency-jet-Ventilation. Bei narkotisierten Hunden konnte durch High-frequency-jet-Ventilation eine Aspiration verhindert werden [268]. Dies gilt jedoch nur während der Narkose und sollte lediglich als positiver Nebeneffekt dieser Beatmungsmethode angesehen werden.

Extubation im Wachzustand. Da auch zum Extubationszeitpunkt eine Aspirationsgefahr besteht, sollte erst dann extubiert werden, wenn der Patient wach ist und die Schutzreflexe vorhanden sind.

Antazida. Erstmals empfahl Mendelson [344] 1946 Antazida zur Prophylaxe des Säureaspirationssyndroms. 20 Jahre später fand diese Methode durch die Untersuchungen von Taylor u. Pryse-Davies [488] v. a. im angloamerikanischen Raum weite Verbreitung.

In der Mehrzahl der geburtshilflichen Kliniken in Großbritannien wurden Antazida routinemäßig vor Narkosen bei Schwangeren eingesetzt. Trotz des weiten Gebrauchs nahm die Anzahl der tödlichen Aspirationspneumonien bei geburtshilflichen Narkosen nicht ab. So hatten alle 13 aspirationsbedingten Todesfälle bei Schwangeren in Großbritannien in den Jahren 1973–1975 zur Prophylaxe Antazida erhalten [445]. Daß diese letalen Komplikationen nicht Folge einer unzureichenden prophylaktischen Wirkung der Antazida waren, lassen mehrere Berichte vermuten, die trotz Pufferung des Magensaft-pH-Werts über 3,5 schwere, auch tödliche Aspirationspneumonien [50, 487, 527] vermelden.

Die Applikation von Antazida vor Narkosebeginn reduziert zwar die Magensaftazidität, jedoch nur in solchen Fällen mit geringem Mageninhalt [219]. Gleichzeitig führt die Antazidagabe zu einer Volumenzunahme und damit zu einer Zunahme der Aspirationsgefahr [219, 479]. Antazida verzögern ebenfalls die Magenentleerung [239].

Die unter Antazidatherapie beobachteten Aspirationspneumonien haben mehrere Untersuchungen zur Toxizität von Antazida auf die Lunge veranlaßt.

Eyler [145] untersuchte den Einfluß von aspirierter Säure (pH 1,5), neutraler Kochsalzlösung, Alkalilösung und Antazida im Hinblick auf Lungengewicht und makroskopische sowie mikroskopische pathologische Veränderungen (Abb. 14).

Die Lungenveränderungen nach Antazidaaspiration waren signifikant schwerer im Vergleich zu den übrigen Gruppen.

Zu ähnlichen Ergebnissen kamen Gibbs et al. [175]. Sie verglichen den Einfluß von Antazida auf die Lunge mit einer Salzsäurelösung (pH 1,5), einer Kochsalzlösung (pH 5,9) und einer Alkalilösung (pH 9,3). Kochsalz- und Alkalilösung führten lediglich wenige Stunden lang zu einer geringgradigen Beeinträchtigung der Lungenfunktion. Die mit Säure und Antazida behandelten Tiere hatten schwerere und länger anhaltende Lungenveränderungen. Im Gegensatz zu den säurebehandelten Tieren kam es in der Antazidagruppe zu schweren Bronchopneumonien, die noch nach einem Monat histologisch verifiziert werden konnten. Als Ursache der Lungenschädigung wird die partikuläre Zusammensetzung der Antazida angesehen [175]. Diese Untersuchungen in Verbindung mit der unveränderten Mortalität trotz Antazidaprophylaxe [243, 355] lassen die Prämedikation mit handelsüblichen partikulären Antazida als obsolet erscheinen.

Eine Alternative könnte sich durch die Anwendung nicht partikulärer flüssiger Puffersubstanzen wie Natriumzitrat (Tabelle 13) oder Natriumbikarbonat anbieten [133, 515, 516, 535]. Diese Substanzen bewirken keine pulmonale Schädigung [276]. Bei Anwendung von Natriumbikarbonat entwickelt sich jedoch exzessiv CO_2, das den intragastralen Druck und damit die Regurgitationsgefahr erhöht [119]. Die bisherigen Ergebnisse der Applikation von Natriumzitrat zeigen Versagerquoten hinsichtlich der pH-Anhebung über 2,5 bis zu 85% [121, 219] und beweisen die Notwendigkeit, eine genügend große Zitratmenge von mindestens 20 ml zu applizieren und ein exaktes Timing einzuhalten [121]. Maximal 60 min dürfen zwischen Einnahme und Narkoseeinleitung verstreichen [122].

Wie bei allen Antazida besteht das Problem der genügenden Durchmischung mit dem Mageninhalt, weshalb Holdsworth et al. [230] eine Drehung des Patienten nach der Einnahme um 360° empfahlen. Gleichfalls bleibt das Problem der Volumenzunahme bestehen [165]. Die Kombination von Natriumzitrat mit H_2-Antagonisten führte zu einer deutlich sichereren Anhebung des Magensaft-pH [178]. Der Einsatz von Natriumzitrat als 0,3molare Lösung (20–30 ml) erscheint deshalb nur bei Risikopatienten sinnvoll, v. a. in den Fällen, in denen nicht genügend Zeit für eine medikamentöse Prophylaxe verbleibt.

3.5 Problemstellung

Die bisherigen Vorschläge zur Prophylaxe der Aspiration und Aspirationspneumonie haben den Anteil der Aspiration an schweren und letalen anästhesiologischen Komplikationen nicht wesentlich beeinflussen können [209, 210, 243, 355]. Mehrere Ursachen sind hierfür verant-

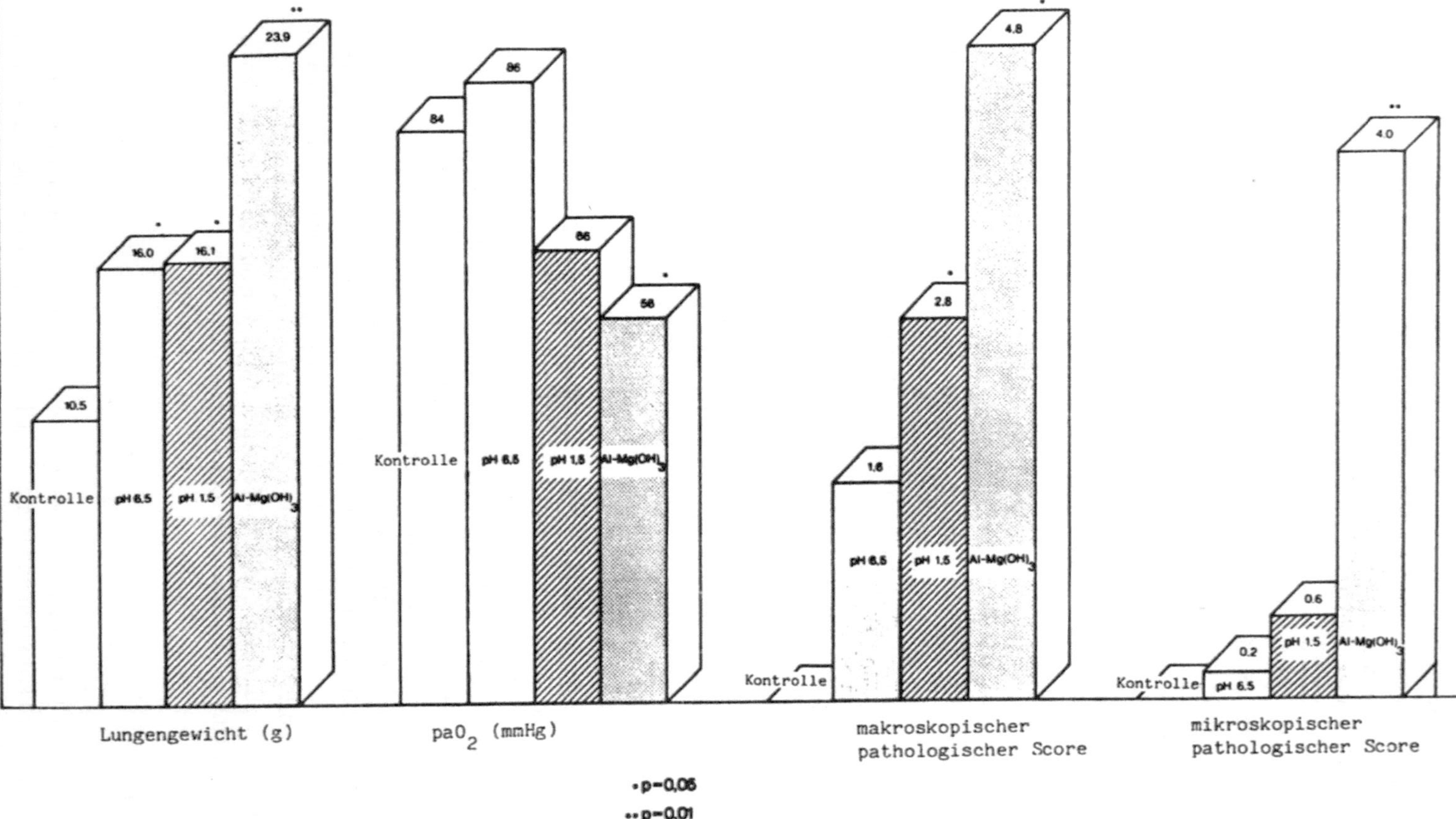

Abb. 14. Pulmonale Veränderungen 48 h nach experimenteller Aspiration neutraler 0,9%iger NaCl-Lösung, HCl-Lösung (pH 1,5) und Aluminium-Magnesium-hydroxid (Antazidum). (Nach [145])

Tabelle 13. Studien zur präoperativen Anhebung des Magensaft-pH durch Natriumzitrat bei elektiven und Notfalleingriffen in Chirurgie und Geburtshilfe

Autor	Operation	n	Dosis [ml]	Zeit [min]	pH < 2,5 [%]	
					Kontrolle	Natriumzitrat
Chen (1983) [87]	Notfallchirurgie	40/40	30 0,3molar	5–40	80	0
Dewan (1982) [121]	Elektive Sectio	13	30 0,15molar	ca. 60		84,6
Gibbs (1982) [176]	Elektive Sectio	26	30 0,3molar	10–47		0
Hester (1977) [219]	Elektivchirurgie	47/35	15 0,3molar	25–205	53	37
	Notfallchirurgie	24/25	15 0,3molar		46	48
Viegas (1981) [515]	Elektivchirurgie	15/15	15 0,3molar	15–20	86,7	0
Viegas (1982) [516]	Elektivchirurgie	10	15 0,3molar	10		0
Wrobel (1982) [535]	Elektiv- und Notfallchirurgie	61/46	15 0,3molar	10	63	8
Duffy (1982) [133]	Elektiv- und Notfallsectio	28	30 0,3molar	30		3,6
Lahiri (1973) [276]	Notfallsectio	22	15 0,3molar	ca. 15		0

wortlich. Die meisten Methoden sind nur bei hochgefährdeten Patienten indiziert, nicht immer sicher und lassen außer acht, daß mindestens die Hälfte der Aspirationen bei Elektivpatienten auftreten. Andere lassen sich aufgrund des personellen und materiellen Aufwands nur selten oder in nur wenigen Kliniken durchführen. Handelsübliche Antazida haben sich sogar als direkt toxisch auf das Lungengewebe erwiesen.

H_2-Antagonisten könnten sich demgegenüber als wesentliche Bereicherung der anästhesiologischen Möglichkeiten zur Prophylaxe des Säureaspirationssyndroms erweisen. Die Handhabung ist einfach, in allen Kliniken möglich und läßt sich grundsätzlich bei allen Patienten durchführen. Kontraindikationen, die eine kurzfristige Medikation ausschließen, sind nicht bekannt.

Es erschien deshalb notwendig, die Wirksamkeit von H_2-Rezeptorantagonisten in der Prämedikation zur Prophylaxe des Säureaspirationssyndroms zu überprüfen.

Der 1. Teil beschäftigt sich mit Untersuchungen zur Pharmakokinetik von Cimetidin bei Erwachsenen und Kindern unter besonderer Berücksichtigung anästhesiologischer Fragestellungen.

Der klinische Teil gilt der Wirksamkeitsprüfung von Cimetidin zur Anhebung des Magensaft-pH und Reduktion des Magensaftvolumens. In Einzelstudien wird die Effektivität von Cimetidin bei elektiven und dringlichen Eingriffen in der Erwachsenenchirurgie sowie bei geburtshilflichen und kinderchirurgischen Operationen untersucht. Ein weiteres Ziel der Untersuchung gilt der Häufigkeit von Nebenwirkungen unter dieser Prämedikation.

3.5.1 Experimentelle pharmakologische Studien

Intramuskuläre Applikation von Cimetidin bei Erwachsenen
In einer Pilotstudie [498] ließ sich durch abendliche orale Medikation von 400 mg Cimetidin sowie morgendliche intramuskuläre Injektion derselben Dosis 2 h vor Narkoseeinleitung bei allen Patienten der Magensaft-pH über 2,5 anheben. Der aktuelle Cimetidinspiegel im Blut zur Zeit der Narkoseeinleitung resultiert praktisch ausschließlich aus der intramuskulären Injektion, da 12 h nach oraler Einnahme von 400 mg die Plasmaspiegel an der Nachweisgrenze liegen [195]. Plasmaspiegelbestimmungen bei intramuskulärer Injektion von 400 mg Cimetidin liegen bisher nicht vor, ebensowenig Untersuchungen zur Abhängigkeit des Plasmaspiegels vom Körpergewicht.

Da das Ausmaß der Säuresuppression direkt von der Höhe des Cimetidinspiegels abhängt, sollte in dieser Studie geklärt werden, bis zu welchem Zeitpunkt nach intramuskulärer Applikation von 400 mg sicher wirksame Plasmaspiegel über 0,5 μg/ml bestehen und ob bei erhöhtem Körpergewicht eine Dosisanpassung erforderlich wird.

Orale Applikation von Cimetidin bei Erwachsenen
Die einmalige abendliche orale Prämedikation von H_2-Rezeptorantagonisten wäre eine Erleichterung sowohl für das Pflegepersonal als auch für die Patienten. Da eine Dosis von 400 mg Cimetidin am anderen Morgen nur noch einen geringen Effekt auf den pH des Magensafts hat [112, 436], kann eine verbesserte Wirkung nur durch eine deutliche Dosiserhöhung erzielt werden.

Pharmakokinetische Untersuchung über höhere Dosen als 400 mg liegen bisher jedoch nur aus 2 Untersuchungen [49, 192] vor. Diese Daten enthalten keine Aussage über die Höhe des Plasmaspiegels nach 10 oder 12 h. Es war deshalb notwendig, die Zeitdauer wirksamer Plasmaspiegel bei höherer Cimetidinmedikation zu bestimmen.

Orale Applikation von Cimetidin bei Kindern

Goudsouzian et al. [185] haben die Wirksamkeit einer oralen Prämedikation mit Cimetidin (10 mg/kg KG) zur Anhebung des Magensaft-pH bei Kindern gezeigt. Pharmakokinetische Untersuchungen zur Resorption und Halbwertszeit von Cimetidin bei Kindern fehlen bisher völlig. Diese Daten sind jedoch erforderlich, um eine Pharmakotherapie auch bei Kindern gefahrlos durchführen zu können. In dieser Studie soll deshalb untersucht werden, welche Plasmaspiegel nach oraler Einnahme von 10 mg/kg KG Cimetidin auftreten, ob sich die Halbwertszeit von der bei Erwachsenen unterscheidet und über welchen Zeitraum wirksame Plasmaspiegel bestehen.

Rektale Applikation von Cimetidin bei Kindern

Bei Kindern unter 2 Jahren ist die orale Einnahme von Medikamenten mit größerer Unsicherheit verbunden. Zum einen kann die applizierte Menge so gering sein, daß nicht alles in den Magen gelangt, zum anderen speien Kinder die Medikamente wieder aus, weil sie sie nicht mögen [390]. Insbesondere bei Säuglingen ist mit dieser Problematik zu rechnen. Im Kindesalter steht die rektale Applikation von Medikamenten deshalb an bevorzugter Stelle.

Bisher wurde lediglich in Tierversuchen [264] nachgewiesen, daß Cimetidin grundsätzlich auch rektal resorbiert wird. Vor Einsatz der rektalen Cimetidinapplikation in der Prämedikation mußten deshalb die Resorptionsgeschwindigkeit, die Höhe der erreichbaren Plasmaspiegel und die Zeit bis zum Auftreten wirksamer Plasmaspiegel bestimmt werden.

Mütterliche und fetale Cimetidinplasmaspiegel bei intravenöser Applikation

Wie bei allen parenteral applizierten Substanzen muß auch bei Cimetidin damit gerechnet werden, daß es die Plazentaschranke überschreitet und somit wirksame Cimetidinspiegel im Blut des Neugeborenen erreicht werden. Es war deshalb Ziel dieser Studie, das Ausmaß des plazentaren Übertritts von Cimetidin in Abhängigkeit vom Zeitintervall zwischen mütterlicher Injektion und Geburt zu bestimmen.

3.5.2 Klinische Studien

Magensaft-pH und -volumen bei elektiv-chirurgischen Patienten ohne Prämedikation mit H_2-Rezeptorantagonisten

Volumen und pH des Magensafts von Patienten vor der Narkose werden durch verschiedene Faktoren beeinflußt. Es bestehen länderspezifische Unterschiede. In Skandinavien scheint die Magensaftazidität im Durchschnitt geringer zu sein als in südlichen Ländern. Dies drückt sich auch in deutlich höheren Heilungsraten bei Patienten mit Ulcera duodeni aus [197]. Anticholinergika reduzieren zwar nicht den pH, wohl aber das Volumen des Magensafts [22, 261]. Um einen Überblick über den an diesem Krankenhaus spezifischen Anteil von Risikopatienten zu erhalten, war es deshalb erforderlich, bei einem größeren Kollektiv die Verteilung von Magensaft-pH und -volumen zu untersuchen.

Intramuskuläre Cimetidinprämedikation in der Elektivchirurgie bei Erwachsenen
Sowohl Weber u. Hirshman [521] als auch eine eigene Pilotstudie [498] haben die Überlegenheit der intramuskulären gegenüber der oralen Cimetidinprämedikation zur Anhebung des Magensaft-pH bei einer Einzeldosis von maximal 400 mg gezeigt. In weiteren Untersuchungen bei elektiv-chirurgischen Patienten und solchen mit elektiver Sectio wurde die Wirksamkeit dieser Applikationsform bestätigt [165, 208, 227, 389, 399, 415].

Der methodische Aufbau der angeführten Studien begrenzte jedoch zum einen die Anzahl der Patienten auf maximal 45, zum anderen zwang er zur Einhaltung eines vorher festgelegten — zwischen 60 und 180 min differierenden — Zeitintervalls zwischen Cimetidinapplikation und Narkoseeinleitung. Auch die Prämedikationsdosis war uneinheitlich. Dies und die im vorigen Abschnitt angeführten Gründe erlauben es nicht, die Studien miteinander zu vergleichen.

Es fehlen demnach Untersuchungen über das optimale Zeitintervall zwischen Prämedikation und Narkoseeinleitung sowie Aussagen über den Zeitraum, der eine effektive pH-Anhebung garantiert. Aufgrund der methodischen Fehlerbreite der Volumenbestimmung des Mageninhalts mittels einer Sonde sind die Kollektive der bisherigen Studien zu klein, um definitive Aussagen über den Einfluß der Cimetidinmedikation auf das Magensaftvolumen zu ermöglichen. Gleichfalls erlauben diese Studien keine Rückschlüsse auf die effektive Versagerquote sowie die Praktikabilität im klinischen Routinebetrieb und auf die Häufigkeit von Nebenwirkungen.

Um alle diese offenen Fragen beantworten zu können, erschien eine offene, prospektiv kontrollierte, sich über 1 Jahr erstreckende Studie zur intramuskulären Cimetidinprämedikation notwendig. Die Untersuchung sollte gleichzeitig Aussagen über das optimale Applikationsintervall und die Dauer der Wirksamkeit ermöglichen. Es wurde deshalb ein einheitlicher Applikationszeitpunkt für alle Patienten, die während des Tages operiert werden sollten, festgelegt.

Abendliche orale Cimetidinprämedikation in der Elektivchirurgie bei Erwachsenen
Da eine einmalige orale Prämedikation am Vorabend der Operation die Handhabung erleichtern würde, soll diese Studie überprüfen, mit welcher abendlichen Cimetidindosis am anderen Morgen noch eine sichere Anhebung des Magensaft-pH über 2,5 zu erzielen ist und bis zu welchem Zeitpunkt mit einer Wirksamkeit gerechnet werden kann.

Abendliche und morgendliche Cimetidinprämedikation in der Elektivchirurgie bei Erwachsenen
Die alleinige vorabendliche hochdosierte orale Cimetidinmedikation hat einen zeitlich begrenzten Effekt am anderen Morgen. Die morgendliche intramuskuläre Applikation von 400 mg erhöht den pH bei Operationsbeginn bis 12 h sicher über 2,5. Als Nachteil muß jedoch die Belästigung des Patienten durch die Injektion angeführt werden. Da trotz morgendlicher oraler Einnahme von 400 mg Cimetidin Versagerquoten bis zu 31% beobachtet wurden [26], erschien eine höhere Dosis erforderlich. In dieser Studie sollte deshalb überprüft werden, ob durch vorabendliche und frühmorgendliche orale Applikation von jeweils 800 mg Cimetidin eine sichere pH-Anhebung über 2,5 erzielt werden kann.

Cimetidinprämedikation bei dringlichen chirurgischen Eingriffen
Die Inzidenz von Aspirationen bei dringlichen Eingriffen beträgt ein mehrfaches derjenigen bei Elektivoperationen (Abb. 11). Es erscheint deshalb von besonderem Interesse, ob auch

unter einer solchen Indikation die Prämedikation mit H_2-Rezeptorantagonisten eine wirksame und genügend sichere pH-Anhebung bewirkt.

Abgesehen von wenigen Ausnahmefällen (im wesentlichen Polytrauma, massive Blutung, Aneurysma, gastrointestinale Perforation) verbleibt genügend Zeit zwischen Indikationsstellung zur Operation und Narkosebeginn, um eine Wirksamkeit der Prämedikation mit H_2-Rezeptorantagonisten erwarten zu können. Die Wirksamkeit der intravenösen Applikation wurde mittlerweile in 4 Studien belegt [66, 99, 126, 482].

Eine zeitliche Verzögerung der Injektion beeinträchtigt jedoch den Erfolg der Prämedikation [126]. Nicht zu allen Zeitpunkten steht ein Arzt für die Injektion bereit. Die intramuskuläre Injektion kann demgegenüber durch Pflegekräfte erfolgen. Da auch bei dieser Applikationsform innerhalb weniger Minuten wirksame Plasmaspiegel erreicht werden, soll deshalb die Effektivität der intramuskulären Cimetidinprämedikation bei dringlichen Eingriffen überprüft und mit der intravenösen Injektion verglichen werden.

Cimetidinprämedikation bei Sectio caesarea

Bei Sectiopatientinnen ist in ähnlicher Größenordnung wie bei dringlichen Eingriffen mit einer Aspiration zu rechnen [107]. In mehreren, auch eigenen, prospektiv randomisierten Studien [23, 227, 500] wurde die Wirksamkeit der Prämedikation mit Cimetidin bei elektiver Sectio belegt. Die vorliegende Studie an Patientinnen mit elektiver Sectio soll deshalb v. a. die Basis für den Einsatz von H_2-Rezeptorantagonisten verbreitern.

Da die Effektivität der Cimetidinprämedikation bei dringlichen geburtshilflichen Eingriffen bisher nur an wenigen Patientinnen untersucht wurde [165, 227], erschien es notwendig, den Einsatz von H_2-Rezeptorantagonisten auch bei dringlicher Sectio caesarea zu überprüfen und das erforderliche Zeitintervall bis zur ausreichenden Wirkung zu verifizieren.

Einmalige morgendliche orale Cimetidinprämedikation bei elektiven kinderchirurgischen Eingriffen

Die Aspiration erwies sich als die häufigste letale Narkosekomplikation im Rahmen der Kinderanästhesie [188]. Wie bei Erwachsenen stand hierbei die Aspiration von saurem Magensaft weit im Vordergrund. Die Häufigkeit von Aspirationen in der Kinderanästhesie liegt auch heute noch deutlich höher als bei Erwachsenen [201, 305] Goudsouzian et al. [185] bestimmten die zur pH-Anhebung über 2,5 notwendige orale Cimetidindosis bei Kindern mit 10 mg/kg KG. Die geringe Anzahl von Kindern in den einzelnen Gruppen dieser Untersuchung erlaubte jedoch keine definitive Aussage über den optimalen Zeitpunkt der Cimetidinprämedikation. Ziel der vorliegenden Untersuchung war es deshalb, in einem größeren Kollektiv die Wirksamkeit der oralen Cimetidinapplikation sowie das optimale Zeitintervall in der Kinderanästhesie zu bestimmen. Gleichzeitig sollte der Anteil an Risikopatienten festgestellt werden, der bei elektiven chirurgischen Eingriffen gefährdet erscheint, im Falle einer Regurgitation oder eines Erbrechens schwere pulmonale Schäden zu erleiden.

Orale Prämedikation bei elektiven kinderchirurgischen Eingriffen mit Cimetidin als Adjuvans

Viele Kinderanästhesisten geben der oralen Prämedikation zur Sedierung den Vorzug [59, 390, 485], da einerseits Kinder vor dem Trauma einer Injektion bewahrt werden sollten, andererseits die rektale Prämedikation keine sichere Sedierung garantiert. Die rektale Applikation hochdosierter Barbiturate stellt keine Prämedikation dar, sondern ist eine spezielle Form der Narkoseeinleitung. Bei der oralen Prämedikation wird jedoch die geforderte Nüchterngrenze von mindestens 4 h bei Kindern durchbrochen. Während dies bei Einnahme von Tabletten mit einem Schluck Wasser bei Erwachsenen keine wesentliche Erhöhung des Magensaftvolumens bedingt [419], erhalten Kinder in der Regel die Prämedikation als Saft (z. B. Truxalsaft, Valiumsaft), der zur Geschmacksverbesserung gesüßt wird. Kohlenhydrate stimulieren jedoch die Magensaftproduktion [357], so daß die Gefahr einer Volumenzunahme und damit Aspiration erhöht erscheint.

Da Untersuchungen über das Ausmaß der Volumenzunahme nach oraler Prämedikation in der Kinderanästhesie fehlen, mußte diese Frage in der vorliegenden Studie geklärt werden. Gerade bei dieser Prämedikationsform könnte der Zusatz von Cimetidin von besonderer Bedeutung sein. In einem weiteren Teil dieser Studie wurde deshalb untersucht, ob die adjuvante orale Cimetidinmedikation auch bei diesen Patienten das Magensaftvolumen senken und den pH genügend sicher anheben kann.

Rektale Cimetidinprämedikation bei elektiven kinderchirurgischen Eingriffen

Die orale Einnahme von Medikamenten im Säuglings- und Kleinkindalter ist nicht immer gewährleistet. Nachdem die ausreichende Resorption von Cimetidin bei rektaler Instillation gesichert wurde, war es Ziel der vorliegenden Studie, auch die klinische Wirksamkeit dieser Applikationsform im Vergleich zur oralen Prämedikation zu bestimmen. Erst hierdurch läßt sich die klinische Relevanz der rektalen Applikation einschätzen.

Cimetidinprämedikation bei Kindern mit Pylorusstenose

Säuglinge mit Pylorusstenose sind einem besonders hohen Aspirationsrisiko ausgesetzt. Aufgrund der Magenentleerungsstörung findet man trotz Magensonde wesentlich höhere intragastrale Volumina. Ein weiteres Risiko stellt die besonders hohe Regurgitationsneigung in diesem Alter dar. Es erschien deshalb von besonderem Interesse, ob auch bei diesem hoch gefährdeten Klientel das Risiko einer Säureaspiration durch Prämedikation mit Cimetidin reduziert werden kann.

Nebenwirkungen unter Cimetidinprämedikation

Jede Medikamentenzufuhr ist mit dem Risiko von Nebenwirkungen verbunden. Die Indikation zum Einsatz eines Arzneimittels bemißt sich aus einer Abwägung zwischen der Effektivität, eine gewünschte Wirkung zu erzielen, und den auftretenden unerwünschten Begleiterscheinungen. Da die generelle Prämedikation mit Cimetidin zur Prophylaxe des Säureaspirationssyndroms nur dann gerechtfertigt sein kann, wenn neben einer sicheren pH-Anhebung des Magensafts keine relevanten lokalen und systemischen Nebenwirkungen zu erwarten sind, war es deshalb begleitende Aufgabe aller Studien, auf Nebenwirkungen im Zusammenhang mit der Cimetidinmedikation zu achten. Besondere Aufmerksamkeit galt möglichen lokalen Reaktionen nach intramuskulärer und rektaler Zufuhr, da beide Applikationsformen in der Bundesrepublik Deutschland noch nicht zugelassen waren.

3.6 Methodik

3.6.1 Experimentelle pharmakologische Studien

Intramuskuläre Applikation von Cimetidin bei Erwachsenen
Zehn gesunde junge freiwillige Probanden (Alter 20–28 Jahre, 5 männlich, 5 weiblich) mit
einem Körpergewicht entweder zwischen 55 und 60 kg oder 80 und 85 kg erhielten nach
entsprechender Aufklärung und Einwilligung morgens nüchtern 400 mg Cimetidin intraglu-
täal verabreicht. Nach jeweils 10, 20, 30, 60, 90, 120 und 240 min wurden 5 ml Blut aus
einer Kubitalvene entnommen und weiterverarbeitet (s. S. 46).

Orale Applikation von Cimetidin bei Erwachsenen
Sechs gesunde junge freiwillige Probanden (Alter 20–32 Jahre, 4 weiblich, 2 männlich) mit
einem Körpergewicht zwischen 55 und 62 kg nahmen nach entsprechender Aufklärung und
Einwilligung morgens nüchtern 800 mg Cimetidin oral ein. Die Entnahme von jeweils 5 ml
Blut aus einer Kubitalvene erfolgte nach 15, 30, 60, 90, 120, 240 und 720 min.

Orale Applikation von Cimetidin bei Kindern
Die folgende Untersuchung bei Kindern wurde nur bei solchen Patienten durchgeführt, die
präoperativ zur Anhebung des Magensaft-pH Cimetidin in einer Dosierung von 10 mg/kg KG
in flüssiger Form erhielten und postoperativ aus medizinischen Gründen eines venösen Zu-
gangs bedurften. Die Eltern wurden am Tage vor der geplanten Operation intensiv über den
Zweck der Untersuchung aufgeklärt und gaben ihre schriftliche Einwilligung. Um Verfäl-
schungen durch Flüssigkeitsverlust bzw. -substitution möglichst klein zu halten, wurden solche Kinder ausgewählt, bei denen nur eine kurze Operationszeit und kein nennenswerter
Blutverlust zu erwarten waren. Das Körpergewicht der Patienten schwankte zwischen 15 und
22 kg (Alter 3–5$^{1}/_{2}$ Jahre). Blutentnahmen wurden nach 60, 90, 120, 180, 300, 420 und
600 min durchgeführt. Von den 6 untersuchten Patienten konnten nur 4 ausgewertet werden,
da im Verlauf der Probenaufbereitung das Plasma von 2 Patienten verloren ging. Halbwerts-
zeiten wurden anhand der Steigung im abfallenden Teil der Kurve bestimmt.
    Bei weiteren 18 Kindern im Alter zwischen 16 Monaten und 5 Jahren (11–24 kg) wur-
den 60, 90 und 120 min nach Einnahme von 10 mg/kg KG Cimetidin in flüssiger Form die
Plasmaspiegel bestimmt. Diese Untersuchungen dienten dazu, die Sicherheit der oralen Einnahme und Resorption zu überprüfen.

Rektale Applikation von Cimetidin bei Kindern
Für die Untersuchungen wurden 6 Kinder mit einem Körpergewicht von 10–15 kg in einem
Alter zwischen 12 und 23 Monaten ausgewählt. Kriterien der Selektion und Aufklärung der
Eltern entsprachen der im vorhergehenden Abschnitt ausführlich erläuterten Methodik. Mittels einer 5-ml-Spritze mit aufgesetztem Konus erhielten die Kinder 40 mg/kg KG Cimetidin
aus handelsüblichen Ampullen rektal instilliert. Wegen des geringen Körpergewichts wurden
nur jeweils 3 ml Blut nach 60, 90 und 120 min entnommen. Während der Aufbereitung mußten die Proben eines Kindes verworfen werden, da die gewonnenen Plasmamengen unter
1,5 ml lagen.

Mütterliche und fetale Cimetidinplasmaspiegel bei intravenöser Applikation
Bei 7 Schwangeren, die wegen möglicher Komplikationen im Geburtsverlauf 200 mg Cimetidin i.v. erhielten, wurde in Abständen von 30–60 min bis zur Geburt jeweils 5 ml Blut entnommen. Direkt nach Abnabelung der Neugeborenen erfolgte die Kanülierung der Nabel-
schnurvene sowie die Abnahme von wiederum 5 ml Blut. Neben der Bestimmung der Cimetidinspiegel wurde für jedes Zeitintervall (Injektion — Geburt) der fetomaternale Quotient er-
rechnet.

Allgemeine Maßnahmen zur Probenaufbereitung und Bestimmung von Cimetidin im Plasma
Die Probenaufbereitung und Bestimmung von Cimetidin erfolgte in allen dargestellten Studien nach derselben Methodik. Das entnommene Blut wurde zentrifugiert, und das gewon-
nene Plasma innerhalb von 30 min bei einer Temperatur von $-30\,^{\circ}C$ eingefroren. Die Bestimmung von Cimetidin erfolgte im Zentrum für Pharmakologie und Toxikologie der Medizinischen Hochschule Hannover und in der Forschungsabteilung der Firma Smith Kline
Dauelsberg in Göttingen mit Hilfe der Hochdruckflüssigkeitschromatographie (HPLC) in
Analogie zu der Untersuchung von Randolph et al. [401]. Dazu wurde hier einer Menge von
1,5 ml Plasma 1 μg Ranitidin als interner Standard un 1 ml Na_2HPO_4 (0,1 mol/l) hinzuge-
geben und dieses mit 5 ml 1-Oktanol 15 min lang extrahiert. Die Phasen wurden durch Zen-
trifugation vollständig getrennt und Cimetidin und Raniditin aus der Oktanolphase mit
500 μl 0,1molarer HCl rückextrahiert. Nach dem Alkalisieren wurde ein Aliquot von 100 ml
auf einer Säule (4 · 250 mm) mit einem Shandon-ODS-Hypersil(5 mm)-Material getrennt.
Als Elutionsmittel diente 30%iges Acetonitril in 0,1molarer Na_2HPO_4-Lösung mit einem
Fluß von 1 ml/min. Die Detektion erfolgte bei 228 nm.

3.6.2 Klinische Studien

Im Rahmen des Prämedikationsgesprächs wurden alle Patienten bzw. die Eltern über den
Sinn und Zweck der Cimetidinmedikation aufgeklärt und die Einwilligung schriftlich auf dem
Narkoseeinwilligungsprotokoll dokumentiert. Hierzu wurde ein spezielles Formular entwor-
fen und auf allen Stationen verteilt. Die Zustimmung der Patienten war insbesondere deshalb
erforderlich, da sowohl die intramuskuläre als auch die rektale Applikation in der Bundesrepublik Deutschland noch nicht zugelassen sind. Mögliche Schäden durch die Cimetidinapplikation waren über eine zu diesem Zweck abgeschlossene Versicherung gedeckt. Die intramuskuläre Injektion wurde nur bei Patienten mit einem Alter von mindestens 18 Jahren durchgeführt.

 Zur Bestimmung von Magensaft-pH und -volumen erhielten die Patienten im Anschluß
an die Narkoseeinleitung eine dicklumige Magensonde. Die Lage der Sonde wurde durch
Luftinstillation auskultatorisch überprüft und mit einer großlumigen Spritze soviel Magensaft
wie möglich aspiriert.

 Nach Messung des aspirierten Volumens wurde der pH mit einem Vierfelderindikator-
stäbchen der Firma Merck bestimmt, nachdem in Voruntersuchungen durch gleichzeitige
Messungen mit Indikatorpapier und pH-Elektrode (Knick-pH-Meter) eine maximale Abweichung von 0,5 gefunden wurde. Die Genauigkeit dieser Methode und die Überlegenheit des
Merck-Indikatorstäbchens haben mittlerweile andere Autoren bestätigt [359]. Als Grenzwert
für eine erfolgreiche Prophylaxe wurde ein pH von 2,5 festgelegt, da nur bei niedrigerem pH
schwere pulmonale Schäden durch Säureaspiration beobachtet wurden.

Pulmonale Schäden treten bei einem aspirierten Volumen von mehr als 0,4 ml/kg KG auf [420]. In der Kinderanästhesie wurde deshalb das Magensaftvolumen auf das Körpergewicht umgerechnet. Bei Erwachsenen erscheint ein Grenzwert von 20 ml sinnvoll, oberhalb dessen mit schwereren Folgen einer Säureaspiration gerechnet werden muß. Die Entleerung des Magens über eine Sonde gelingt nur zu 60 bis maximal 75% [27, 212, 225, 230], so daß das reale Saftvolumen über den gemessenen Werten liegt und auch der Anteil der Risikopatienten in Wirklichkeit noch höher sein wird. Die nicht vollständige Magenentleerung durch die Sonde ist jedoch als methodischer Fehler anzusehen. Aufgrund der großen Patientenzahlen in den einzelnen Studien erscheint es deshalb gerechtfertigt, auch diesen Parameter in die Untersuchungen mit einzubeziehen und eine statistische Auswertung durchzuführen. Als Risikopatienten wurden solche mit einem pH unter 2,5 und einem aspirierten Volumen von mehr als 20 ml bzw. mehr als 0,4 ml/kg KG bezeichnet.

Alle Untersuchungen wurden als prospektiv kontrollierte Studien angelegt.

Magensaft-pH und -volumen bei elektiv-chirurgischen Patienten ohne Prämedikation mit H_2-Rezeptorantagonisten

100 chirurgische und gynäkologische Patienten (31 männlich, 69 weiblich) mit Elektiveingriffen wurden untersucht. Das Körpergewicht betrug im Mittel 55,7 ± 9,2 kg (42–116 kg) und das Alter 50,5 ± 6,4 Jahre (18–83 Jahre).

Zur Prämedikation erhielten die Patienten am Vorabend 1 Tbl. Phenobarbital oder 1 Tbl. Nitrazepam und 30–60 min vor Narkosebeginn je nach Körpergewicht 25–50 mg Promethazin, 0,5 mg Atropin sowie 50–100 mg Pethidin i.m.

Die Daten dieses Kollektivs dienten hinsichtlich der Verteilung von Magensaft-pH und -volumen als Vergleich zu den mit Cimetidin prämedizierten Patienten.

Intramuskuläre Cimetidinprämedikation in der Elektivchirurgie bei Erwachsenen

Die Studie erstreckte sich über den Zeitraum vom 1. 7. 1982 bis 30. 6. 1983. 2744 Patienten mit Allgemeinanästhesie erhielten im Rahmen der Prämedikation neben den oben erwähnten Medikamenten abends um 21 Uhr 400 mg Cimetidin peroral sowie morgens 400 mg i.m. durch das Pflegepersonal der Station appliziert. Die an erster Stelle auf dem Operationsprogramm aufgeführten Patienten bekamen die intramuskuläre Dosis um 6 Uhr, alle anderen um 8 Uhr injiziert.

Bei 1198 Patienten wurden pH und Volumen des Magensafts bestimmt. Die Indikation zum Legen einer Magensonde ergab sich aus der Operation, der postoperativen Notwendigkeit bzw. der Narkoselänge (Tabelle 14), so daß abdominelle Eingriffe überwogen. Das Kollektiv setzte sich aus 851 weiblichen und 347 männlichen Patienten zusammen mit einem mittleren Alter von 47,2 ± 4,3 Jahre (18–94 Jahre) und einem durchschnittlichen Körpergewicht von 61,5 ± 7,2 kg (41–121 kg). Folgende Parameter wurden daraufhin überprüft, ob sie die Anhebung des Magensaft-pH und das -volumen beeinflussen: Geschlecht, Alter, Gewicht, Operationsgebiet und Zeitintervall zwischen intramuskulärer Applikation und Narkoseeinleitung.

Abendliche orale Cimetidinprämedikation in der Elektivchirurgie bei Erwachsenen

Jeweils 40 gynäkologische Elektivpatientinnen erhielten neben der üblichen Prämedikation (s. o.) entweder kein Cimetidin oder 400, 800 oder 1200 mg oral am Vorabend der Operation. Der Narkosebeginn lag zwischen 7.30 und 14 Uhr. Das mittlere Alter betrug 42,4 ± 13,9 Jahre (18–82 Jahre) bei einem durchschnittlichen Körpergewicht von 63,8 ± 8,7 kg (44–87 kg). Wesentliche Unterschiede zwischen den Kollektiven bestanden nicht.

Tabelle 14. Art und Häufigkeit der Eingriffe bei 1198 Elektivpatienten mit intramuskulärer Cimetidinprämedikation und Magensaftbestimmung

Operation	n	[%]
Cholezystektomie	204	17,0
Oberbaucheingriff	119	9,9
Dickdarmeingriff	181	15,1
Sonstiger großer Abdominaleingriff	48	4,0
Kleine Abdominaloperation	21	1,8
Gynäkologische Laparotomie	399	33,3
Vaginaler Eingriff	69	5,8
Extremitätenoperation	28	2,3
Plastisch-chirurgische Operation	80	6,7
Sonstiges	49	4,1

Abendliche und morgendliche Cimetidinprämedikation in der Elektivchirurgie bei Erwachsenen

40 gynäkologische Elektivpatientinnen mit einem mittleren Alter von 43,7 ± 12,2 Jahren (18–77 Jahre) und einem durchschnittlichen Körpergewicht von 62,1 ± 7,9 kg (48–103 kg) wurden mit einer vorabendlichen Dosis von 800 mg Cimetidin sowie derselben Dosis um 6 Uhr morgens peroral prämediziert. Die morgendliche Flüssigkeitsmenge wurde auf maximal 30 ml Wasser beschränkt. Zur Sedierung erhielten die Patientinnen am Abend 1 Tbl. Phenobarbital und 30–60 min präoperativ je nach Körpergewicht 0,5 mg Atropin, 25–50 mg Promethazin sowie 50–100 mg Pethidin i.m. Der Narkosebeginn lag zwischen 7.30 und 14.30 Uhr.

Cimetidinprämedikation bei dringlichen chirurgischen Eingriffen

39 Patienten (15 männlich, 24 weiblich) mit dringlichen Eingriffen erhielten sofort nach Indikationsstellung zur Operation möglichst noch in der Ambulanz entweder 200 mg Cimetidin i.v. (n = 20) oder 400 mg i.m. (n = 19). Die Operationen setzten sich zusammen aus Appendektomien, Laparotomien wegen akuten Abdomens, Notfalllaparoskopien, Notfallabrasionen, Osteosynthesen und plastisch-chirurgisch zu versorgenden Weichteilverletzungen des Kopfes. Das Alter der Patienten betrug im Mittel 38,7 ± 16,1 Jahre (19–83 Jahre), das Körpergewicht durchschnittlich 55,3 ± 8,6 kg.

Cimetidinprämedikation bei Sectio caesarea

Dieser Teil der Studie setzt sich aus 2 Untersuchungen zusammen. 36 Patientinnen mit elektiver Sectio caesarea und Operationsbeginn morgens um 8 Uhr erhielten am Vorabend um 21 Uhr 400 mg Cimetidin peroral und am Operationstag um 6 Uhr 400 mg i.m. appliziert. Die Patientinnen waren im Mittel 29,7 ± 5,4 Jahre alt (21–39 Jahre), das mittlere Körpergewicht betrug 72,0 ± 8,3 kg (59–112 kg).

Im 2. Teil der Studie erhielten 93 Schwangere im Kreißsaal, sobald sich die Möglichkeit einer notfallmäßigen Sectio abzeichnete, 200 mg Cimetidin i.v. Falls erforderlich, wurde diese Dosis nach spätestens 4 h wiederholt. Um keine zeitliche Verzögerung entstehen zu lassen, war mit der geburtshilflichen Abteilung vereinbart, daß sowohl die Indikationsstellung zur Cimetidinmedikation als auch die Injektion durch den diensthabenden Gynäkologen erfolgte. Bei 30 Schwangeren mit Cimetidinprämedikation wurde dann tatsächlich eine operative Entbindung erforderlich. Das Alter der Patientinnen in dieser Studie betrug im Mittel 31,6 ± 5,9 Jahre und das durchschnittliche Körpergewicht 75,1 ± 7,3 kg.

Einmalige morgendliche orale Cimetidinprämedikation bei elektiven kinderchirurgischen Eingriffen

Aufnahme in die Studie fanden 250 Kinder der ASA-Gruppen I und II mit einem Alter zwischen 6 Monaten und 14 Jahren. Vor Aufnahme in die Studie wurde eine Magenerkrankung anamnestisch ausgeschlossen.

150 Kinder dienten als Kontrollgruppe. Bei ihnen erfolgte die Bestimmung des Magensaftvolumens und des pH ohne spezifische prophylaktische Medikation. Weitere 100 Kinder erhielten jeweils 10 mg/kg KG Cimetidin peroral als Sirup zu unterschiedlichen Zeitpunkten vor Narkosebeginn.

Die Eltern aller Kinder gaben nach entsprechender Aufklärung am Tage vor der Operation ihr Einverständnis für die jeweiligen Untersuchungen. Bei allen Kindern wurde direkt im Anschluß an die Narkoseeinleitung eine dicklumige Magensonde gelegt. Ein über die Art der Prämedikation nicht informierter Mitarbeiter aspirierte mit einer großlumigen Spritze so viel Magensaft wie möglich. Nach Messung des aspirierten Volumens wurde der pH mit einem Indikatorpapier bestimmt. Lediglich bei Indikator-pH-Werten von 3 und weniger erfolgte eine nochmalige Bestimmung des Magensaft-pH mit dem Knick-pH-Meter, da in Voruntersuchungen durch gleichzeitige Messungen eine maximale Abweichung von 0,5 gefunden wurde.

Das aspirierte Magensaftvolumen wurde in ml/kg KG umgerechnet. Patienten mit einem Aspirat von mehr als 0,4 ml/kg KG und einem pH unter 2,5 wurden als potentielle Risikopatienten für eine Aspirationspneumonie betrachtet.

Orale Prämedikation bei elektiven kinderchirurgischen Eingriffen mit Cimetidin als Adjuvans

In diese Studie wurden 120 Kinder der ASA-Gruppen I und II aufgenommen. Das Alter der Kinder lag zwischen 9 Monaten und 12 Jahren mit einem Mittel bei 5,1 ± 2,4 Jahren. Das Körpergewicht schwankte zwischen 9,3 und 41 kg und betrug durchschnittlich 24,6 ± 10,3 kg. Die 120 Patienten wurden in 3 Gruppen unterteilt. 40 Kinder dienten als Kontrollkollektiv und erhielten keine Prämedikation. Weitere 40 Kinder bekamen 90 min vor Narkoseeinleitung 1 mg/kg KG Chlorprothixen (Truxalsaft) (n = 20) oder 2 mg/kg KG Promethazin plus 2 mg/kg KG Pethidin (n = 20) peroral appliziert. In der letzten Gruppe wurde die orale Prämedikation mit Promethazin plus Pethidin in der angeführten Dosierung 90 min vor Narkosebeginn um die zusätzliche Medikation von 10 mg/kg KG Cimetidin ergänzt. Bis zum Alter von 9 Jahren erfolgte die Narkoseeinleitung über Maskeninhalation mit Enfluran in schnell ansteigender Konzentration. Bei älteren Kindern wurde die Narkose intravenös mit 1 mg Alcuronium, 2 mg/kg KG Methohexital sowie 1,5 mg/kg KG Succinylcholin eingeleitet.

Rektale Cimetidinprämedikation bei elektiven kinderchirurgischen Eingriffen

60 nüchterne Kinder der ASA-Gruppen I und II in einem Alter zwischen 12 Monaten und 8 Jahren (3,7 ± 2,1 Jahre) und mit einem mittleren Körpergewicht von 16,5 ± 3,4 kg fanden Aufnahme in die Studie. Die 20 Kinder jeder Gruppe erhielten entweder 10 mg/kg KG Cimetidin peroral als Saft, 40 mg/kg KG rektal 120–180 min vor Narkoseeinleitung oder dienten als Kontrolle. Weitere Medikamente zur Prämedikation wurden nicht verabreicht. Die Narkoseeinleitung erfolgte mit Enfluran als Inhalation. Zur Intubation wurden 1,5 mg/kg KG Succinylcholin injiziert.

Cimetidinprämedikation bei Kindern mit Pylorusstenose
Jeweils 10 Säuglinge und Kleinkinder in einem Alter zwischen 6 Wochen und 13 Monaten
mit einem Körpergewicht von im Mittel 7,8 ± 1,8 kg, die wegen einer Pylorusstenose zur
Operation anstanden, erhielten entweder keine spezifische Medikation oder 3 mg/kg KG
Cimetidin i.v. 90–120 min vor Narkosebeginn. Die Narkoseeinleitung erfolgte intravenös
mit 2 mg/kg KG Methohexital und 2 mg/kg KG Succinylcholin als „Ileuseinleitung".

Nebenwirkungen unter Cimetidinprämedikation
2744 Patienten mit intramuskulärer Cimetidinapplikation wurden hinsichtlich lokaler oder
systemischer Nebenwirkungen überwacht. Die lokale Reaktion wurde im Vergleich mit den
Prämedikationsinjektionen mit Atropin, Pethidin und Promethazin beurteilt. Klagen der
Patienten über präoperative Beschwerden wurden festgehalten und intraoperative Besonder-
heiten wie ungewöhnliche Bradykardien, Blutdruckabfälle oder verlängerte Aufwachzeiten
dokumentiert. Zum Abschluß der Studie wurden die Narkoseprotokolle und Krankenakten
der auffälligen Patienten hinsichtlich eines Zusammenhangs mit der Cimetidinmedikation
analysiert.

Im Verlauf der Einjahresstudie traten nach einigen Monaten Klagen des Pflegepersonals
über vermehrtes postoperatives Erbrechen auf. Ein möglicher Zusammenhang mit der Cimetidinprämedikation konnte nicht von vornherein ausgeschlossen werden und war Anlaß, in
einem Zeitraum von 6 Wochen alle Patienten hinsichtlich operativen Erbrechens zu untersuchen und nach Aufschlüsselung der Allgemeinanästhesie in Inhalations- und Neuroleptnar-
kosen zu analysieren.

Im Rahmen der Untersuchung zur rektalen Applikation von Cimetidin wurde bei den
ersten 10 Kindern am Ende der Operation eine Rektoskopie durchgeführt, um mögliche
lokale Reizungen ausschließen zu können. Auch zu diesen Untersuchungen gaben die Eltern präoperativ ihre schriftliche Einwilligung.

Bei je 20 erwachsenen Patienten ohne spezifische Medikation oder mit abendlicher oraler
und morgendlicher intramuskulärer Applikation von 400 mg Cimetidin wurde die bakterielle
Besiedlung des Magensafts durch das Institut für Mikrobiologie der Medizinischen Hochschule Hannover bestimmt. Eine gleichartige Untersuchung erfolgte bei je 14 Kindern, wobei die
Cimetidingruppe 10 mg/kg KG peroral 3–4 h vor Narkosebeginn erhielt. Die diagnostizier-
ten Keime wurden in solche der normalen Rachenflora und fakultativ pathogene Keime unterteilt.

3.6.3 Statistik

Soweit keine Einzeldaten aufgeführt, werden die pharmakokinetischen Daten durch die An-
gabe des Mittelwerts ($\bar{x}$) und der Standardabweichung (S_x) charakterisiert.

Zur Analyse der Ergebnisse nach intramuskulärer und intravenöser Cimetidinprämedikation bei Erwachsenen und zur Analyse der Ergebnisse nach oraler Prämedikation in der Kinderanästhesie diente der χ^2-Test.

Die statistische Auswertung der Daten bei rektaler und intravenöser Cimetidinapplikation
bei Kindern wurde anhand des Wilcoxon-Tests für unverbundene Stichproben durchgeführt.

Die Datenaufbereitung erfolgte am Rechenzentrum der Tierärztlichen Hochschule Hannover auf der Großrechenanlage ATM Classic 7870. Die Rechnungen wurden mit einem in-
stitutseigenen Programm durchgeführt.

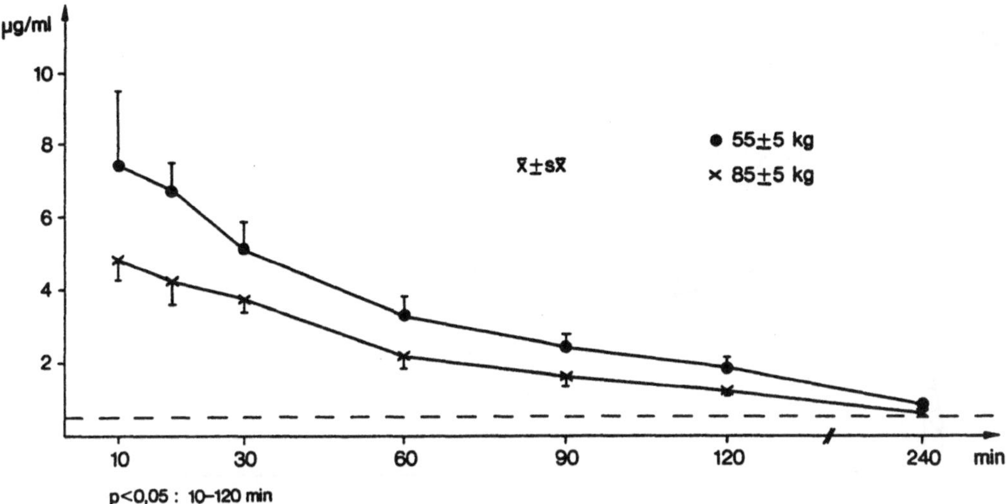

Abb. 15. Plasmaspiegel nach 400 mg Cimetidin i.m. in Relation zum Körpergewicht (je n = 5)

Für alle Untersuchungen wurde Signifikanz bei einer Irrtumswahrscheinlichkeit von p < 0,05 angenommen.

3.7 Ergebnisse

3.7.1 Experimentelle pharmakologische Studien

Intramuskuläre Applikation von Cimetidin bei Erwachsenen
Nach intraglutäaler Injektion von 400 mg Cimetidin (Abb. 15) kam es bei 7 der 10 Probanden innerhalb von 10 min zu maximalen Plasmaspiegeln (4,31–10,89 μg/ml). Die restlichen 3 Probanden erreichten Maximalwerte nach 20 min (4,53–7,36 μg/ml), jedoch waren hierbei die Zehnminutenwerte nur unwesentlich niedriger. Diese Ergebnisse beweisen die schnelle Resorption bei dieser Applikationsroute. Im Anschluß an den Maximalwert fallen die Plasmaspiegel bei allen Probanden stetig ab. Nach 4 h bewegten sich die Werte zwischen 0,52 und 1,10 μg/ml und lagen damit bei allen Versuchspersonen noch über dem Grenzwert von 0,5 μg/ml, der noch eine effektive Säurehemmung von 50% bewirkt.

Das höhere Körpergewicht von 80–85 kg führte bis auf den 4-h-Wert zu signifikant niedrigeren Plasmaspiegeln als in der Gruppe mit einem Körpergewicht von 55–60 kg.

Orale Applikation von Cimetidin bei Erwachsenen
Die Resorption nach oraler Einnahme von 800 mg Cimetidin ist gegenüber der intramuskulären Applikation deutlich verzögert (Abb. 16). Nach 15 min fanden sich nur bei 4 der 6 Probanden meßbare Plasmaspiegel (0–1,11 μg/ml). Der 30-min-Wert schwankte zwischen 0,33 und 6,27 μg/ml. 1 h nach oraler Einnahme wurde bei allen Probanden ein wirksamer Plasmaspiegel erreicht (2,51–7,08 μg/ml). Der 4-h-Wert bewegte sich zwischen 1,46 und 4,37 μg/ml.

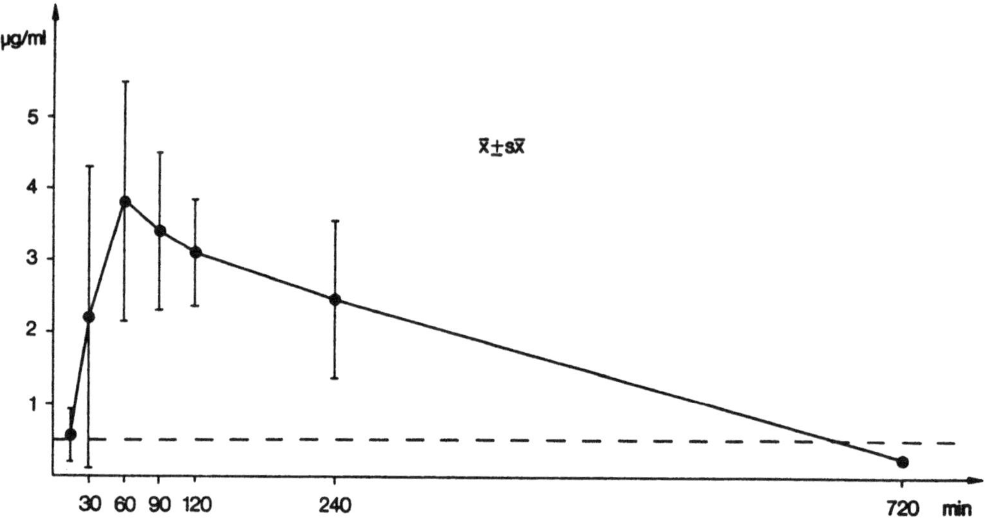

Abb. 16. Plasmaspiegel nach 800 mg Cimetidin oral (n = 6)

Nach 12 h ließen sich noch bei allen Personen meßbare Cimetidinspiegel nachweisen
(0,15–0,29 µg/ml), jedoch ist bei diesen Werten eine wirksame Säurehemmung nicht mehr
zu erwarten.

Maximale Plasmaspiegel ($\bar{x}$: 4,28 ± 1,85 µg/ml) traten zwischen der 60. (n = 3) und 240.
(n = 2) Minute auf und beweisen damit die große interindividuelle Schwankungsbreite der
enteralen Resorption.

Die Halbwertszeit betrug im Mittel 144 min.

Orale Applikation von Cimetidin bei Kindern

Bei oraler Applikation von 10 mg/kg KG Cimetidin wurden maximale Plasmaspiegel nach 60
($\bar{x}$: 1,92 ± 0,89 µg/ml) bis 120 min ($\bar{x}$: 2,11 ± 0,93 µg/ml) erreicht, um danach monoton ab-
zufallen (Abb. 17). Die durchschnittliche Halbwertszeit betrug 2,17 h (1,7–2,6 h).

Daß die orale Einnahme im Kindesalter mit einem Unsicherheitsfaktor belastet ist, be-
wies die Auswertung der Plasmaproben der weiteren 18 Kinder. Der höchste Plasmaspiegel
wurde mit 4,92 µg/ml gemessen. In einem Fall ließ sich kein Cimetidin im Plasma nachweisen, ein anderes Kind erreichte einen maximalen Wert von nur 0,38 µg/ml.

Rektale Applikation von Cimetidin bei Kindern

Die rektale Instillation von 40 mg/kg KG Cimetidin führte zu einem schnellen Anstieg der
Plasmaspiegel (Abb. 18). Maximalwerte wurden zwischen der 30. (n = 1) und 60. (n = 4)
Minute erreicht, lagen jedoch niedriger als bei oraler Einnahme von 10 mg/kg KG. Die Ex-
tremwerte bewegten sich zwischen 2,39 und 0,93 µg/ml. Nach 120 min wiesen noch alle
Kinder einen Plasmaspiegel deutlich über 0,5 µg/ml auf ($\bar{x}$: 0,89 ± 0,13 µg/ml).

Mütterliche und fetale Cimetidinplasmaspiegel bei intravenöser Applikation

Die mütterlichen Cimetidinspiegel lagen mit 0,29–13,86 µg/ml in einem weiten Bereich

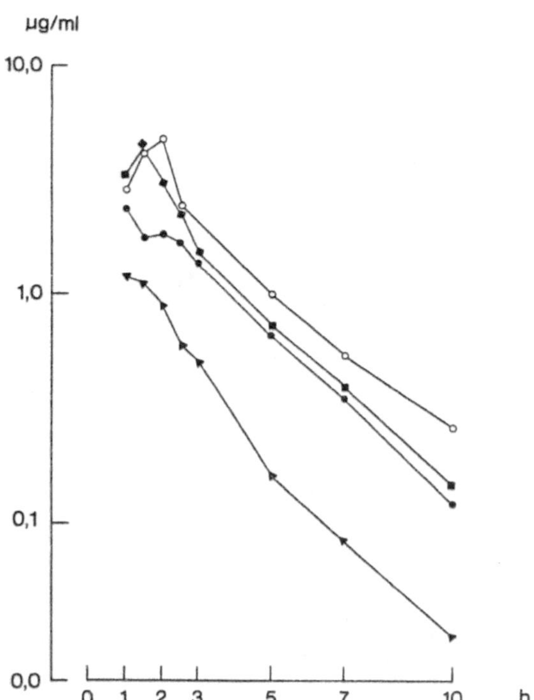

Abb. 17. Plasmaspiegel nach 10 mg/kg KG Cime
Cimetidin oral bei 4 Kindern

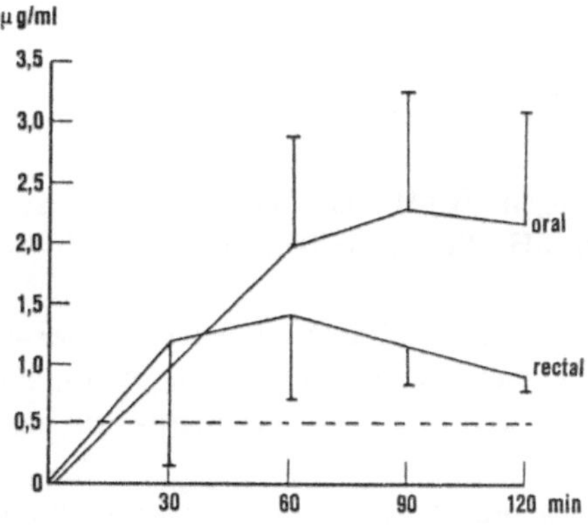

Abb. 18. Plasmaspiegel nach 40 mg/kg KG Cimetidin rektal sowie 10 mg/kg KG oral bei jeweils 5 Kindern

(Abb. 19). Diese große Streuung erklärt sich durch die verschiedenen Zeitintervalle zwischen
Injektion und Entnahmezeitpunkt.

Die kindlichen Cimetidinspiegel lagen deutlich enger zusammen (Abb. 19). Sie betrugen
minimal 0,29 µg/ml und maximal 0,71 µg/ml 60 min nach Injektion. Der fetomaternale
Quotient schwankte zwischen 0,04 (30 min) und 1,41 (2 Injektionen, 350 min). Wurde nur
eine Cimetidindosis appliziert, erreichte der Quotient maximal 0,97 (Abb. 19).

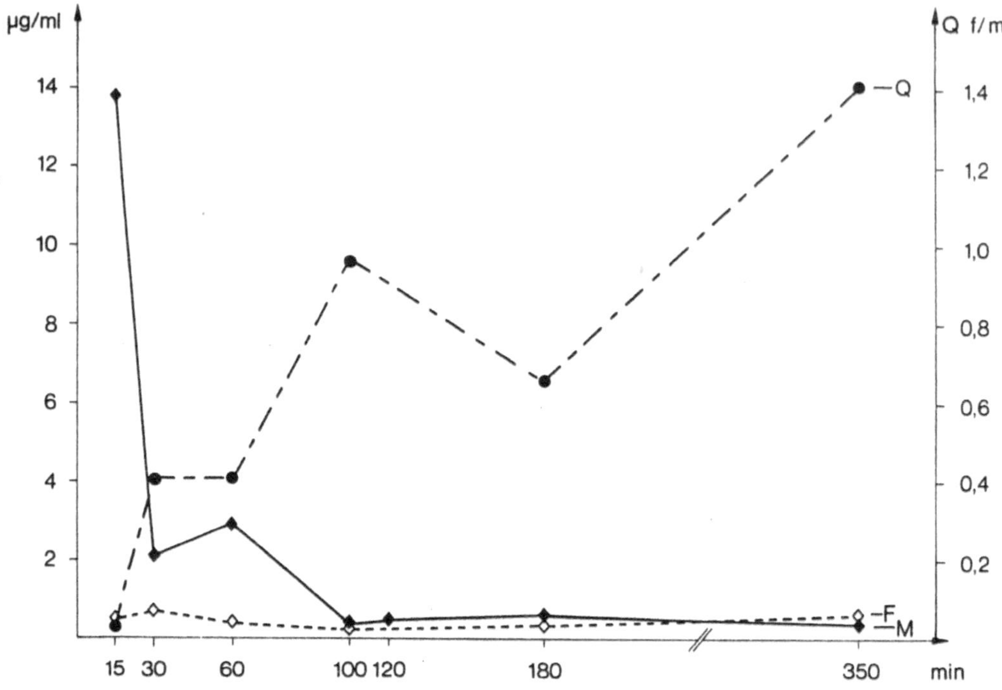

Abb. 19. Cimetidinplasmaspiegel bei der Mutter (*M*) und dem Neugeborenen (*F*) sowie fetomaternaler Quotient (*Q*) (n = 7)

3.7.2 Klinische Studien

Magensaft-pH und -volumen bei elektiv-chirurgischen Patienten ohne Prämedikation mit H_2-Rezeptorenantagonisten

Magensaftazidität. Von den 100 untersuchten Patienten wiesen 68 einen pH unter 2,5 auf, 19 einen pH zwischen 2,5 und 4, und nur bei 5 Patienten lag der Magensaft-pH oberhalb von 4 (Abb. 20). Ein geschlechtsspezifischer Unterschied ließ sich nicht verifizieren.

Magensaftvolumen. Bei 8 Patienten konnte zum Zeitpunkt der Narkoseeinleitung kein Magensaft aspiriert werden (Abb. 20).

41 Patienten hatten ein aspiriertes Volumen von maximal 20 ml, und bei 51 Patienten ließen sich mehr als 20 ml durch die Magensonde absaugen mit einem Extremwert von 160 ml. Im Mittel betrug das aspirierte Volumen 31,2 ml (Abb. 21). Auch dieser Parameter wurde weder durch das Geschlecht noch durch das Körpergewicht beeinflußt.

Risikogruppe. Unter den 68 Patienten mit einem Magensaft-pH unter 2,5 befanden sich 41 mit einem gleichzeitigen Volumen von mehr als 20 ml (Abb. 22).

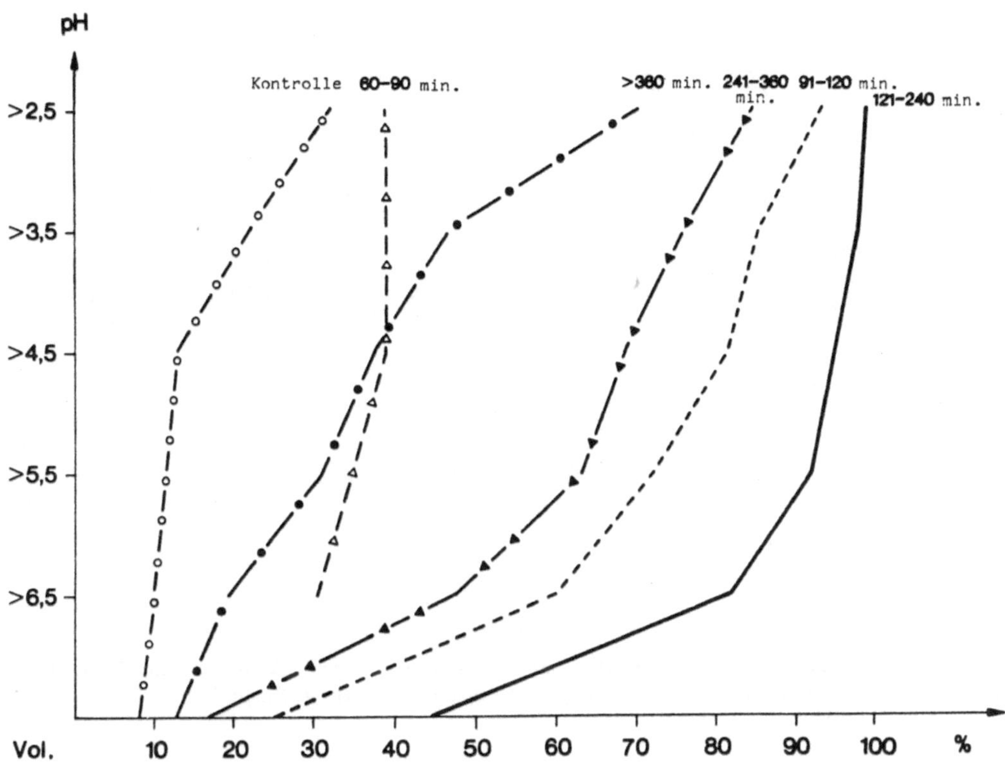

Abb. 20. Kumulative Darstellung der Magensaftazidität (n = 1198) unter Berücksichtigung der Zeit zwischen Narkoseeinleitung und i.m.-Injektion von 400 mg Cimetidin sowie bei 100 Patienten ohne Cimetidinprämedikation (elektive Eingriffe)

Intramuskuläre Cimetidinprämedikation in der Elektivchirurgie bei Erwachsenen

Das Zeitintervall zwischen Cimetidininjektion und Narkoseeinleitung betrug bei 725 (60,5%) der 1198 Patienten 121–240 min (Gruppe III), bei 188 Patienten (15,7%) 91–120 min (Gruppe II). Ein Zeitintervall von 4–6 h (IV) wiesen 169 Patienten (14,1%) auf, und 93 (7,8%) hatten die Cimetidinprämedikation länger als 6 h vor Narkosebeginn erhalten (Gruppe V). Eine Zeitspanne von nur 60–90 min bestand bei 23 Patienten (1,9%). Darunter waren Patienten, die die Prämedikation nicht zeitgerecht erhalten hatten, und solche, die an 2. Stelle auf dem Operationsplan standen. Das deutliche Überwiegen der Gruppe III erklärt sich durch den methodischen Aufbau. Hierdurch befanden sich fast alle Patienten mit Narkosebeginn bis 12 Uhr in diesem Zeitintervall.

Magensaftazidität. Nur 39% der Patienten (n = 9) in Gruppe I wiesen einen pH von mindestens 2,5 auf (Abb. 20). Gegenüber der Kontrollgruppe besteht damit kein signifikanter Unterschied. Nach 91–120 min hatte die Wirkung der Prämedikation bei den meisten Patienten eingesetzt. Nur noch bei 6,4% der Patienten (n = 12) bestand ein pH unter 2,5. Anhand der kumulativen Darstellung wird durch die Rechtsverschiebung der Kurve deutlich, daß auch die Magensaftazidität signifikant abnimmt. Lediglich 39,4% der Patienten (n = 74) haben noch einen pH unter 6,5.

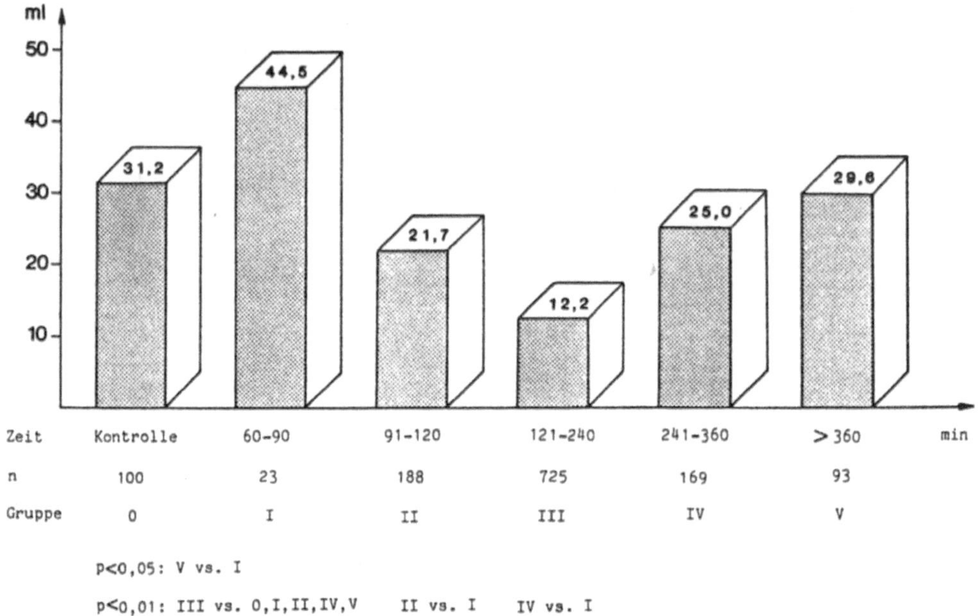

Abb. 21. Mittleres Magensaftaspirat in Relation zur Zeit zwischen Narkoseeinleitung und i.m.-Injektion von 400 mg Cimetidin (n = 1198) sowie bei 100 Kontrollpatienten (elektive Eingriffe)

Der deutlichste Effekt auf die Säuresekretion findet sich in einem Zeitintervall von 121–240 min zwischen Cimetidinprämedikation und Narkoseeinleitung. Von 725 Patienten wiesen nur noch 5 (0,7%) einen pH unter 2,5 und 132 (18,2%) einen solchen unter 6,5 auf.

Wird die Zeitspanne von 4 h (Gruppe IV) überschritten, nimmt die Wirkung der H_2-Rezeptorblockade wieder ab, und immerhin bei 15,5% der Patienten (n = 26) fällt der pH wieder unter 2,5. Der verminderte säuresupprimierende Effekt nach dieser Zeit drückt sich in einer deutlichen Linksverschiebung der kumulativen pH-Kurve aus. Nach mehr als 6 h (Gruppe V) verstärkt sich dieser Effekt noch. Die Kurve reicht nahe an diejenige der Kontrollgruppe heran. 30,1% der Patienten (n = 28) wiesen einen pH unter 2,5 auf, was die unzureichende Säuresuppression dokumentiert (Abb. 20).

Eine mögliche Korrelation zwischen Magensaftazidität und Alter, Gewicht, Operationsgebiet sowie Geschlecht wurde anhand der kumulativen pH-Kurven überprüft. In keinem Fall konnte eine Abhängigkeit gesichert werden.

Magensaftvolumen. Das Magensaftvolumen wurde wesentlich durch das Zeitintervall zwischen Cimetidinapplikation und Narkoseeinleitung beeinflußt. 121–240 min nach der Injektion betrug das mittlere Volumen nur 12,2 ml, während in Gruppe I ein Volumen von durchschnittlich 44,5 ml aspiriert werden konnte (Abb. 21). Die Volumenreduktion auf 21,7 ml im Mittel nach 91–120 min kennzeichnet die einsetzende Cimetidinwirkung. In Gruppe IV stieg das Magensaftaspirat wieder deutlich auf 25,0 ml an, noch mehr nach einem Zeitintervall über 6 h (29,6 ml).

Parallel mit dem mittleren Volumen verlief der Anteil der Patienten, bei denen zur Narkoseeinleitung kein Aspirat gewonnen werden konnte. Während in Gruppe III bei 45% der

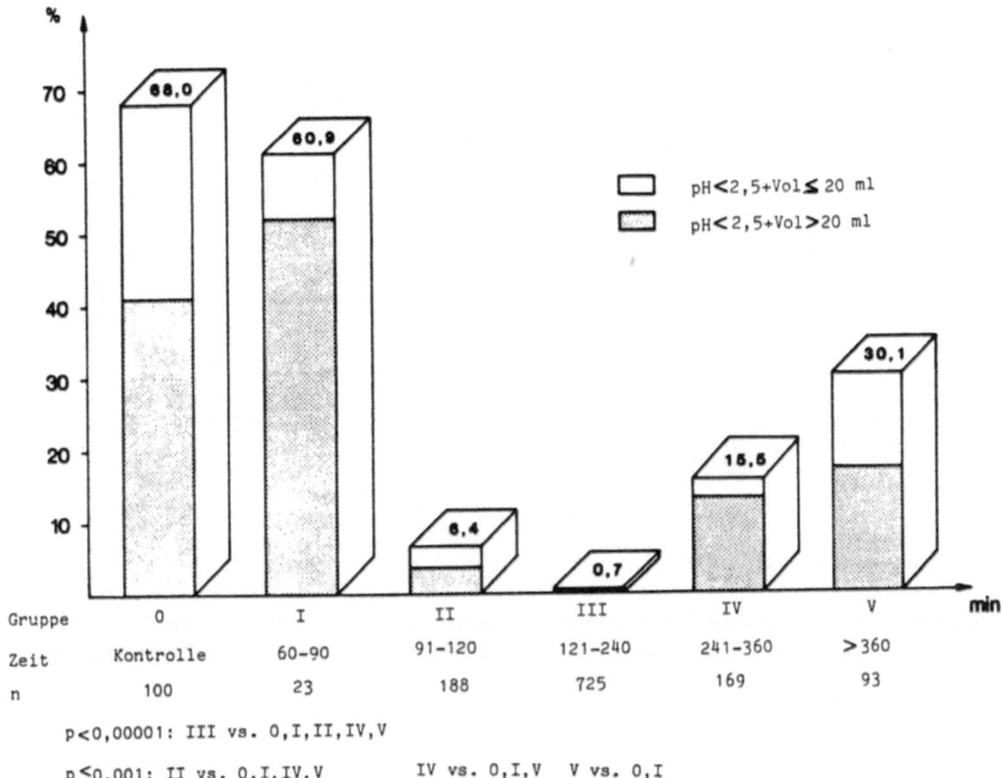

Abb. 22. Prozentualer Anteil von Patienten mit Magensaft-pH < 2,5 in Relation zur Zeit zwischen Narkoseeinleitung und i.m.-Injektion von 400 mg Cimetidin (n = 1198) sowie bei 100 Kontrollpatienten unter Berücksichtigung des Magensaftvolumens (elektive Eingriffe)

Patienten (n = 326) der Magen trocken blieb, waren es nach 91–120 min nur 25% (n = 47) und in Gruppe IV 17,8% der Patienten (n = 30) (Abb. 20). Mit lediglich 12,9% (n = 12) negativen Aspirationsversuchen nach mehr als 6 h wurden fast wieder die Werte der Kontrollgruppe (8%) erreicht.

Der Grenzwert von 20 ml Magensaftaspirat wurde in Gruppe III in nur 17,6% der Patienten (n = 128) überschritten (Abb. 23), nach 91–120 min in 32,5% (n = 61). Mit 46,1–48,3% der Patienten unterschieden sich die übrigen Gruppen nicht vom Kontrollkollektiv (51%).

In Gruppe III wiesen Patienten mit abdominellen Eingriffen mit 13,7 bzw. 14,1 ml durchschnittlich (Tabelle 15) ein signifikant höheres Magensaftvolumen auf als Patienten mit vaginalen (10,5 ml) und insbesondere mit Extremitäteneingriffen (4,4 ml). Auch der Anteil von Volumina über 20 ml war in den letzten beiden Gruppen signifikant geringer. Obwohl kein signifikanter Unterschied gesichert werden konnte, läßt sich ein Trend zur Zunahme des Magensaftvolumens mit ansteigendem Gewicht erkennen. Bei einem Körpergewicht unter 60 kg betrug das mittlere Volumen 11,3 ml, bei 61–80 kg 12,5 ml und bei einem Gewicht über 80 kg 14,2 ml.

Alter und Geschlecht beeinflußten auch diesen Parameter nicht.

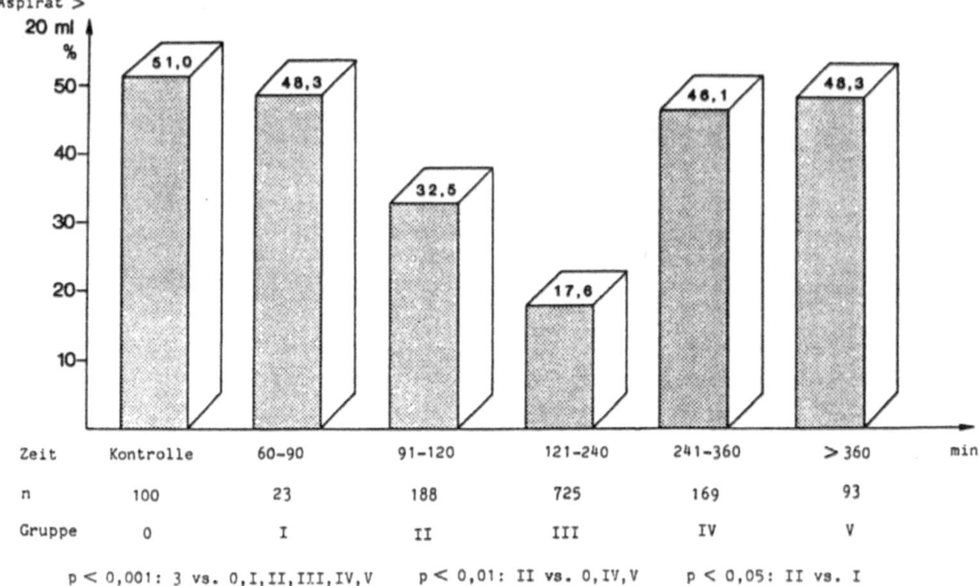

Abb. 23. Prozentualer Anteil von Patienten mit Magensaftaspirat > 20 ml in Relation zur Zeit zwischen Narkoseeinleitung und i.m.-Injektion von 400 mg Cimetidin (n = 1198) sowie bei 100 Kontrollpatienten (elektive Eingriffe)

Tabelle 15. Magensaftvolumen bei 722 Patienten mit intramuskulärer Prämedikation von 400 mg Cimetidin 120–240 min vor Narkoseeinleitung in Relation zum Operationsgebiet

Volumen	Operationslokalisation			
	Oberbauch (n = 270) 1	Unterbauch (n = 309) 2	Vaginal (n = 34) 3	Peripher (n = 109) 4
Mittel [ml]	14,1 ± 18,8	13,7 ± 18,0	10,5 ± 16,5	4,4 ± 10,5[a]
≤ 20 ml [%]	75,7	65,9	81,2[a]	93,3[a]
> 20 ml [%]	24,3	34,1	18,8	6,7

[a] p < 0,01: 4 vs. 1, 2; 3 vs. 2.

Risikopatienten. Nur 2 der 725 Patienten in Gruppe III müssen noch als Risikopatienten betrachtet werden (Abb. 22). In Gruppe II sind es 3,7% der Patienten (n = 7). Bei einem Anteil von 13% Risikopatienten (n = 22) wird die Wirksamkeit der Cimetidinprämedikation nach einem Intervall von über 4 h unsicher und erscheint nach mehr als 6 h völlig unzureichend (17,2%). Bei einem Intervall unter 90 min sank der Anteil der Risikopatienten gegenüber der Kontrollgruppe nicht, er betrug 52,2% (n = 12).

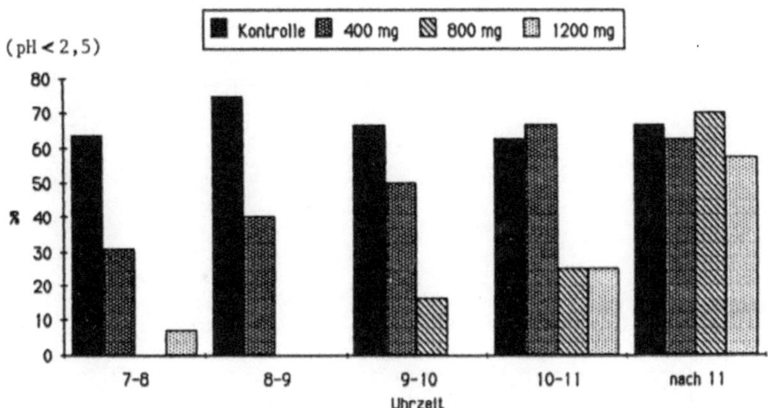

Abb. 24. Prozentualer Anteil von Patienten mit Magensaft-pH < 2,5 in Relation zur Zeit zwischen Einnahme der vorabendlichen Cimetidinprämedikation bei je 40 Elektivpatienten pro Gruppe

Abendliche orale Cimetidinprämedikation in der Elektivchirurgie bei Erwachsenen

In der Kontrollgruppe fand sich zu allen Zeitpunkten bei mehr als 50% der Patienten ein pH-Wert unter 2,5 (Abb. 24). Eine abendliche Dosis von 400 mg Cimetidin führte lediglich bis 9.00 Uhr morgens zu einer geringen, nicht signifikanten Reduktion der Inzidenz von pH-Werten unter 2,5.

Ein signifikanter Unterschied zwischen der vorabendlichen Einnahme von 800 oder 1200 mg Cimetidin auf den Magensaft-pH zur Narkoseeinleitung bestand nicht (Abb. 25). Mit einer Ausnahme im 1200-mg-Kollektiv wird der pH bei Narkosebeginn bis 9.30 Uhr über 2,5 angehoben, wobei eine Tendenz zu höheren pH-Werten der 1200-mg-Gruppe bis 9 Uhr zu erkennen ist. Zwischen 10 und 11 Uhr besteht nur noch bei einem Teil der Patienten eine wirksame Säuresuppression, und nach 11 Uhr läßt sich ein Effekt der abendlichen Cimetidinmedikation nicht mehr nachweisen.

Die volumenreduzierende Wirkung der H_2-Rezeptorblockade wird lediglich bei Narkoseeinleitung bis 8 Uhr deutlich. Bei 35,7% (1200 mg) bzw. 50% der Patienten (800 mg) ließ sich zu diesem Zeitpunkt kein Magensaft aspirieren.

Abendliche und morgendliche orale Cimetidinprämedikation in der Elektivchirurgie bei Erwachsenen

Die abendliche und morgendliche orale Medikation von jeweils 800 mg Cimetidin hob den Magensaft-pH bei 37 von 40 Patienten (92,5%) auf mindestens 2,5. Alle 20 Patienten mit Narkoseeinleitung vor 11 Uhr wiesen einen pH von mindestens 4 auf. Nach diesem Zeitpunkt muß in zunehmendem Maß mit einem kritischen pH gerechnet werden (Abb. 26).

Die Volumenreduktion durch die H_2-Rezeptorblockade, gemessen an der Zahl der Patienten mit negativem Aspirationsversuch, wird ab 10 Uhr wieder geringer. Die orale Applikation von 20–30 ml Wasser um 6 Uhr morgens hatte keine Auswirkung auf das Magensaftvolumen.

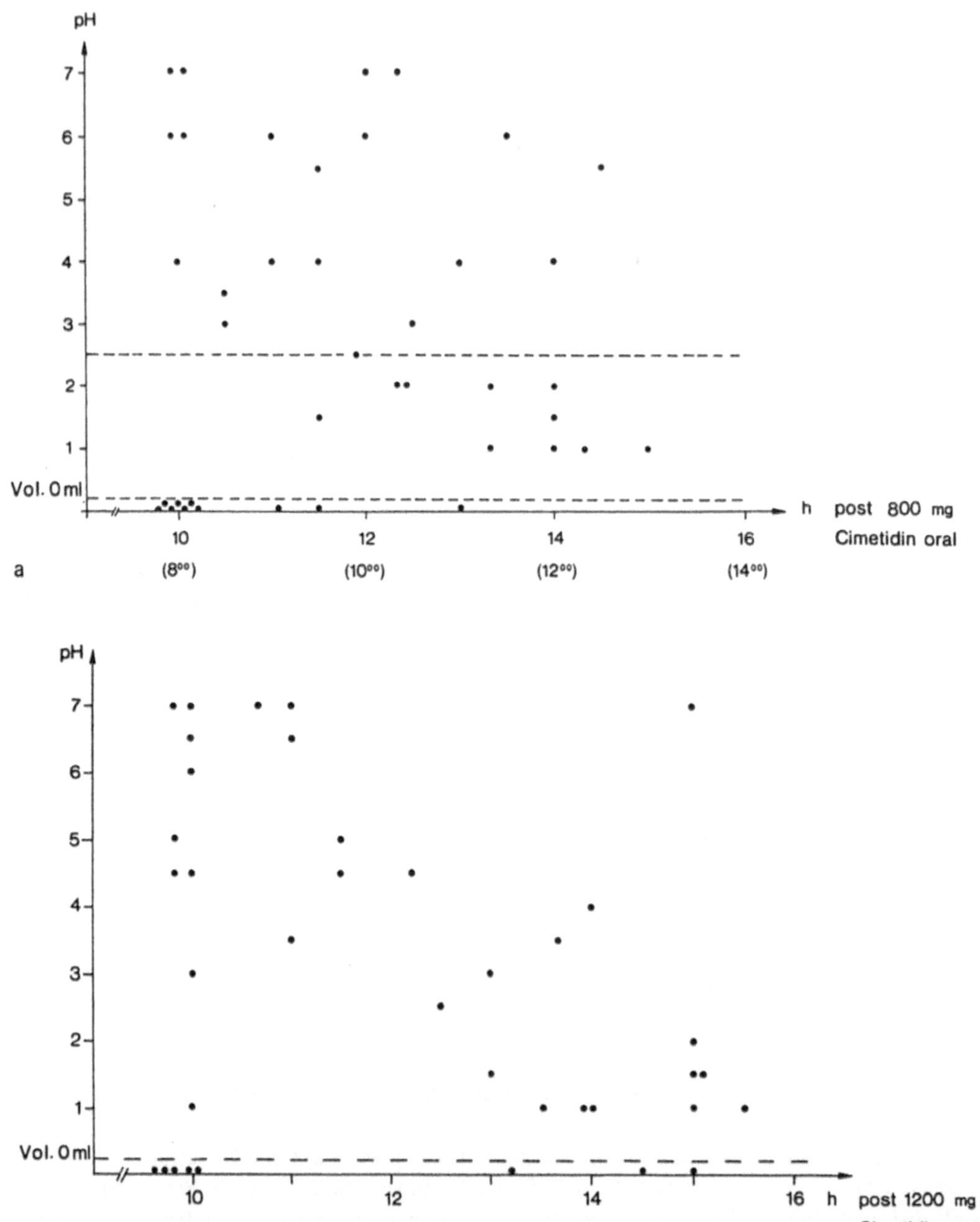

Abb. 25a, b. Magensaft-pH in Relation zur Zeit zwischen Einnahme von 800 mg (a) und 1200 mg (b) Cimetidin oral am Vorabend und Narkoseeinleitung bei je 40 Elektivpatienten

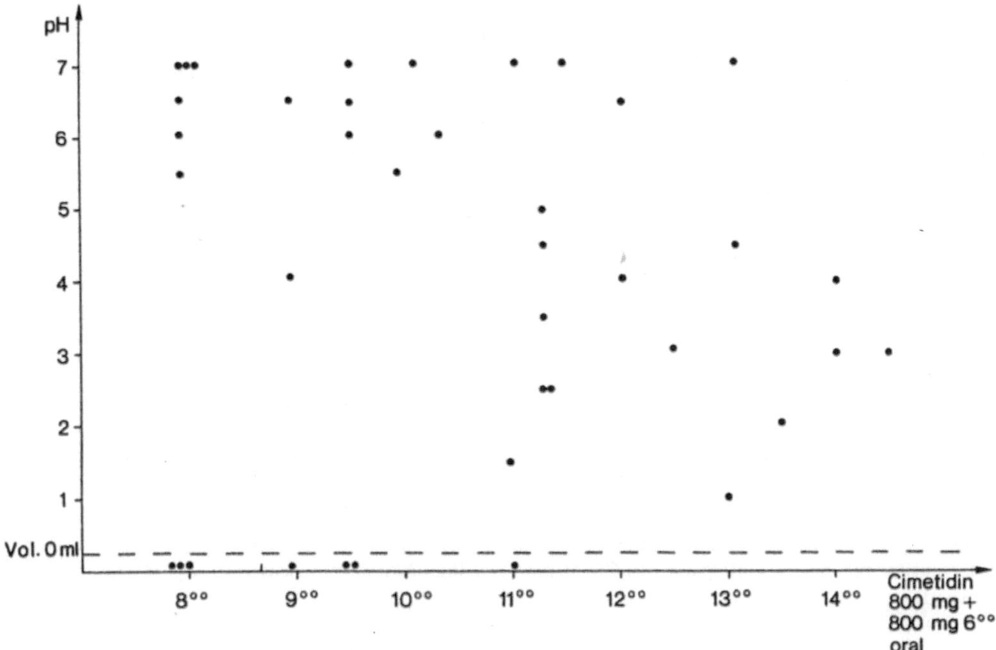

Abb. 26. Magensaft-pH in Relation zur Zeit zwischen Einnahme von jeweils 800 mg Cimetidin oral am Vorabend und 6 Uhr morgens und Narkoseeinleitung bei 40 Elektivpatienten

Cimetidinprämedikation bei dringlichen chirurgischen Eingriffen

Bei einem Zeitintervall unter 60 min zwischen intravenöser Cimetidinmedikation von 200 mg und Narkoseeinleitung wiesen 3 von 6 Patienten (50%) einen pH unter 2,5 auf, was die unzureichende Wirkung verdeutlichte (Abb. 27). Nach 60–90 min sinkt der Anteil der Patienten mit einem pH unter 2,5 auf 2 von 8 Patienten. Bei einem Zeitraum über 90 min wies noch einer von 6 Patienten einen pH unter 2,5 auf.

Patienten mit 400 mg Cimetidin i.m. wurden frühestens nach 60 min anästhesiert. Bis zur 90. Minute fand sich noch bei 2 von 7 Patienten ein pH unter 2,5. Nach der 90. Minute blieb lediglich einer von 12 (8,3%) unter dem kritischen pH von 2,5.

Cimetidinprämedikation bei Sectio caesarea

Elektive Sectio. Nur bei 2 der 36 Patientinnen (5,6%) bestand zum Narkosezeitpunkt noch ein pH unter 2,5 (Abb. 28). 55,6% der Patientinnen (n = 20) wiesen einen fast neutralen Magensaft auf. Auch das Magensaftvolumen der meisten Schwangeren lag unterhalb des kritischen Werts von 25 ml (Abb. 29). Bei 6 Patientinnen (16,7%) ließ sich kein Magensaft aspirieren, und bei weiteren 18 (50%) fanden sich maximal 20 ml. Nur eine Schwangere (2,8%) muß noch als Risikopatientin betrachtet werden.

Dringliche Sectio. Die Bedeutung eines ausreichenden Zeitintervalls zwischen Applikation und Narkoseeinleitung zeigt der Einsatz von Cimetidin bei dringlicher Sectio caesarea. Nur 2 von 7 Patientinnen (28,6%) wiesen bei einer Zeitspanne unter 30 min einen pH über 2,5

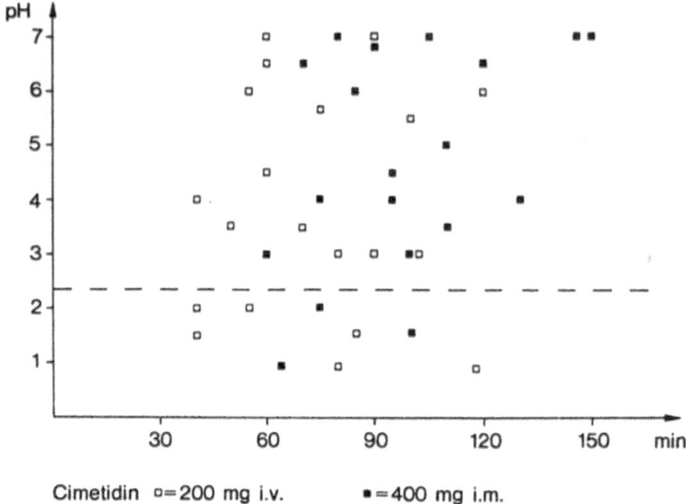

Abb. 27. Magensaft-pH in Relation zur Zeit zwischen intravenöser (n = 20) und intramuskulärer (n = 19) Injektion von Cimetidin bei dringlichen chirurgischen Eingriffen

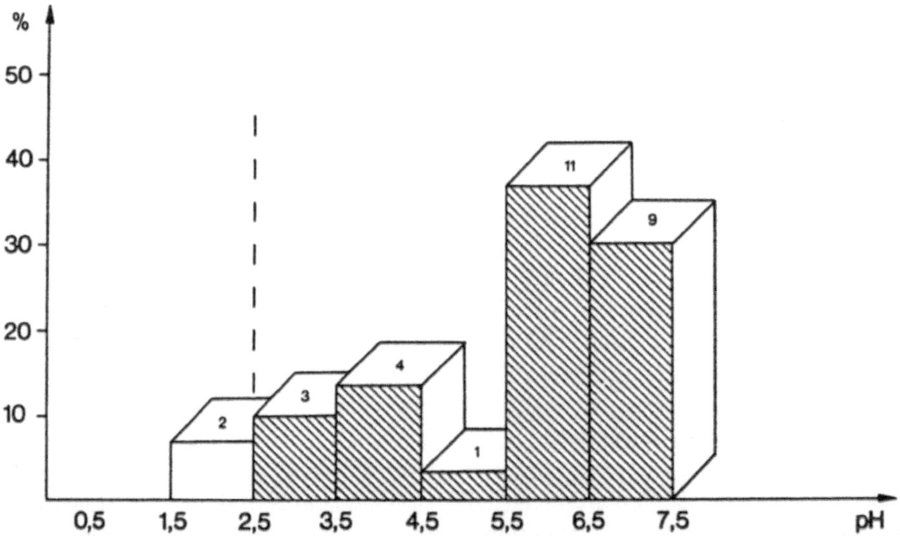

Abb. 28. Magensaft-pH bei 30 Patientinnen mit elektiver Sectio caesarea und Cimetidinprämedikation 400 mg oral am Vorabend sowie 400 mg i.m. 2 h präoperativ (plus 6 Patientinnen mit 0 ml Magensaft)

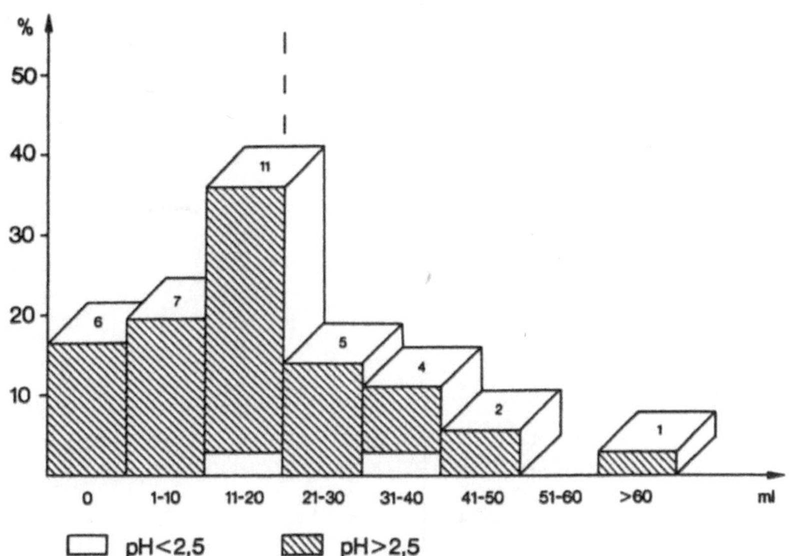

Abb. 29. Magensaftvolumen bei 36 Patientinnen mit elektiver Sectio caesarea und Cimetidinprämedikation 400 mg oral vorabens sowie 400 mg i.m. 2 h präoperativ

auf (Abb. 30). Auch bis zur 60. Minute nach intravenöser Cimetidinapplikation war die Wirkung auf den pH nicht nachweisbar. 6 der 11 Patientinnen blieben mit dem pH unter 2,5.

Wurde die Indikation zur Sectio so frühzeitig gestellt, daß mehr als 1 h zwischen Prämedikation und Narkoseeinleitung verblieb, konnte mit einer ausreichenden Säuresuppression gerechnet werden. Nur noch eine (8,3%) von 12 Schwangeren hatte einen Magensaft-pH unter 2,5. Um dieses Ergebnis vollständig interpretieren zu können, muß jedoch angeführt werden, daß 7 der 12 Patientinnen mehr als eine Cimetidininjektion erhalten hatten, meist aufgrund einer sich früh abzeichnenden prolongierten Geburt oder eines bekannten Mißverhältnisses.

Einmalige morgendliche orale Cimetidinprämedikation bei elektiven kinderchirurgischen Eingriffen

Weit über 80% der Operationen verteilten sich auf kleinere chirurgische Eingriffe wie bei Leistenhernien, Hydrozelen, Hodenverlagerungen oder Zirkumzisionen. Die restlichen Operationen umfaßten Zystoskopien und mittlere abdominalchirurgische Eingriffe. Alters- oder geschlechtsspezifische Unterschiede ließen sich nicht verifizieren.

Bei allen 150 Kindern ohne prophylaktische Medikation wurde genügend Magensaft für eine Untersuchung gewonnen. Bei 134 Patienten lag der pH unter 2,5. Immerhin noch 69% der Kinder (n = 104) wiesen ein Volumen von mehr als 0,4 ml/kg KG auf. Bei 63% der Kinder (n = 95) fand sich sowohl ein pH unter 2,5 als auch ein aspiriertes Volumen von mehr als 0,4 ml/kg KG (Tabelle 16 und Abb. 31). Da die Entleerung des Magens über eine Magensonde nur bei 60 bis maximal 75% der Fälle gelingt, wird dieser Prozentsatz von Risikopatienten in Wirklichkeit noch höher sein.

Die Cimetidinmedikation blieb bis zu 90 min nach Einnahme unzureichend, da 50% der Kinder einen pH unter 2,5 aufwiesen (Abb. 32). 90—120 min nach Cimetidingabe fand sich

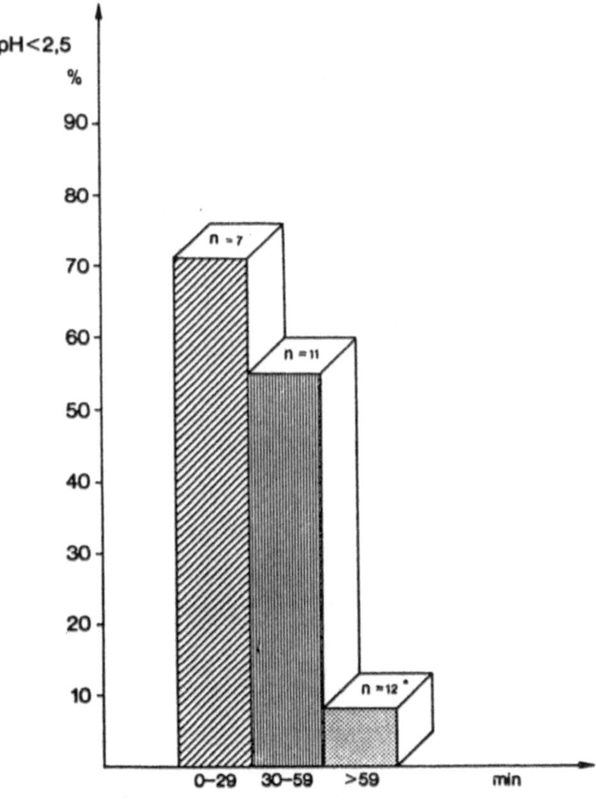

Abb. 30. Prozentualer Anteil von Patientinnen mit Magensaft-pH < 2,5 bei dringender Sectio caesarea in Relation zur Zeit zwischen Injektion von 200 mg Cimetidin i.v. und Narkoseeinleitung (n = 30)

Tabelle 16. Magensaft-pH und -volumen bei 150 Kindern ohne Cimetidinprophylaxe (Kontrollgruppe)

	n	[%]
pH < 2,5	134	90
Volumen > 0,4 ml/kg KG	104	69
pH < 2,5 plus Volumen > 0,4 ml/kg KG	95	63[a]

[a] Risikopatienten

noch bei 11% der Kinder ein pH unter 2,5. Bei Einnahme 120–180 min vor Einleitungsbeginn hatten alle Kinder einen pH über 2,5.

Nach einem Zeitraum von mehr als 180 min zwischen Cimetidingabe und Narkoseeinleitung fanden sich wieder über 20% der Kinder mit einem pH unter 2,5.

Auch hinsichtlich der Volumenreduktion erwies sich der Zeitpunkt 120–180 min vor Narkosebeginn als überlegen. Während bis zu 120 min bei allen Kindern Magensaft gewon-

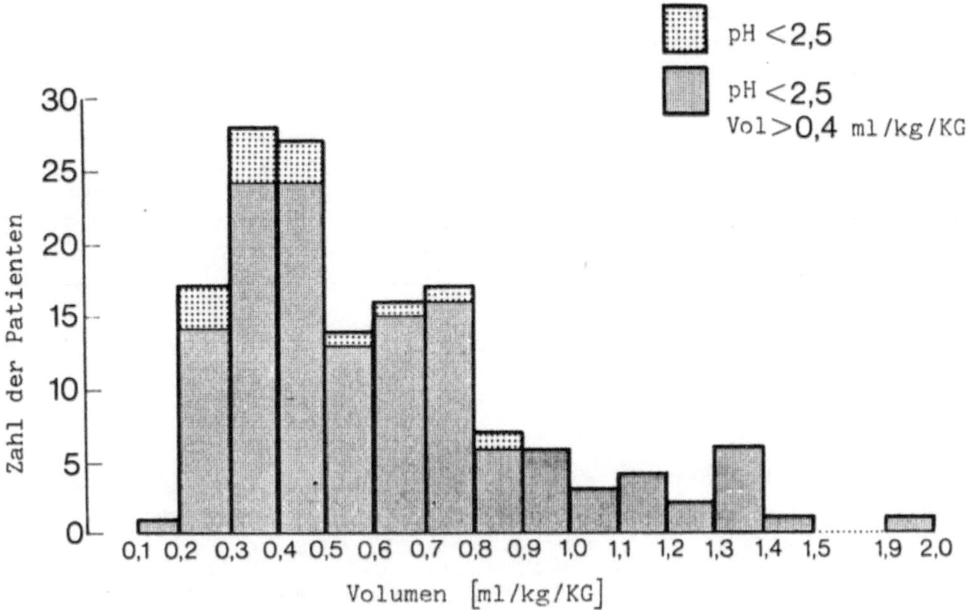

Abb. 31. Magensaftaspirat bei 150 Kindern ohne Cimetidinprämedikation zur Narkoseeinleitung unter Berücksichtigung des Magensaft-pH

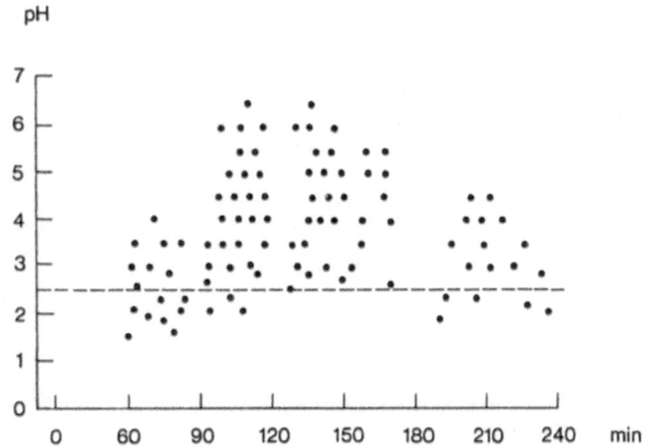

Abb. 32. Magensaft-pH bei 100 Kindern in Abhängigkeit von der Zeit zwischen Applikation von 10 mg/kg KG Cimetidin oral und Narkoseeinleitung (9 Patienten mit 0 ml Aspirat)

nen werden konnte, ließ sich bei 17% der Kinder zwischen 120 und 180 min kein Magensaft mehr aspirieren (Tabelle 17). Die signifikante Überlegenheit ($p < 0,05$) dieser Gruppe gegenüber anderen Applikationszeiträumen zeigte sich nicht nur hinsichtlich des pH, sondern auch im Hinblick auf das Magensaftvolumen.

Tabelle 17. Magensaft-pH und -volumen nach einmaliger Cimetidinapplikation (10 mg/kg KG oral) bei 100 Kindern in Relation zum Applikationszeitpunkt

Präoperativ	60–90 min	90–120 min	120–180 min	> 180 min
n	16	27	39	18
pH < 2,5	50%	11%	0%	28%
Volumen > 0,4 ml	69%	37%	0%	22%
Kein Magensaft	0%	0%	17%	11%

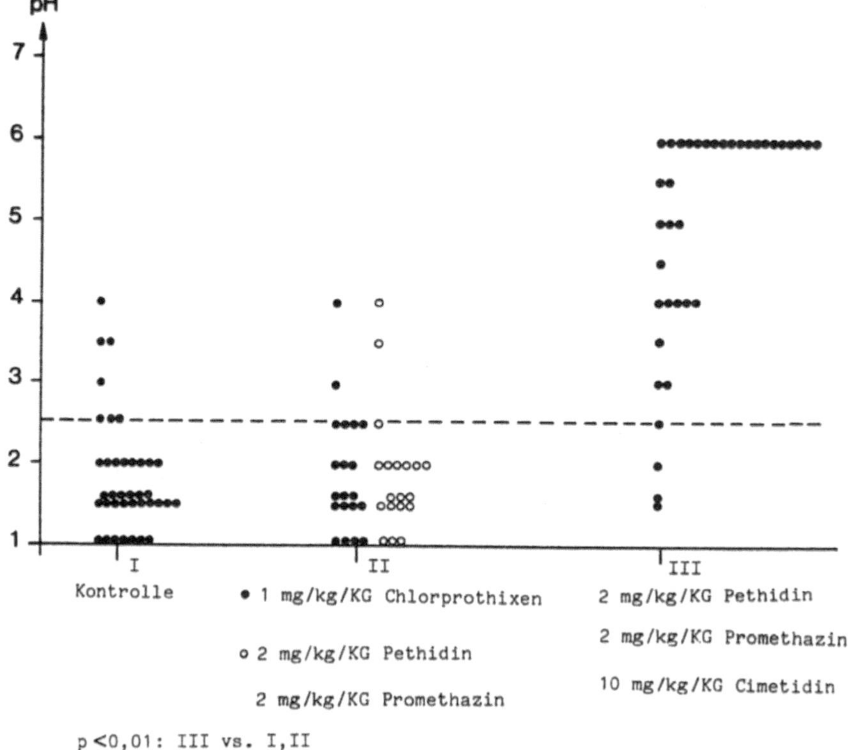

Abb. 33. Magensaft-pH bei je 40 Kindern in Abhängigkeit von der oralen Prämedikation 90 min vor Narkoseeinleitung

Orale Prämedikation bei elektiven kinderchirurgischen Eingriffen mit Cimetidin als Adjuvans

Magensaftazidität. Der Anteil der Kinder mit einem pH von mindestens 2,5 betrug im Kontrollkollektiv 17,5% (n = 7) und in der ohne Cimetidin oral prämedizierten Gruppe 22,5% (n = 9) und unterschied sich damit nicht signifikant (Abb. 33). Zwischen der Chlorprothixen- und der Petidin-Promethazin-Gruppe bestand ebenfalls kein Unterschied hinsichtlich der Magensaftazidität. Der Zusatz von 10 mg/kg KG Cimetidin zur oralen Prämedikation reduzierte die Zahl der Kinder mit einem pH unter 2,5 hochsignifikant auf 7,5% (n = 3). 21 Kin-

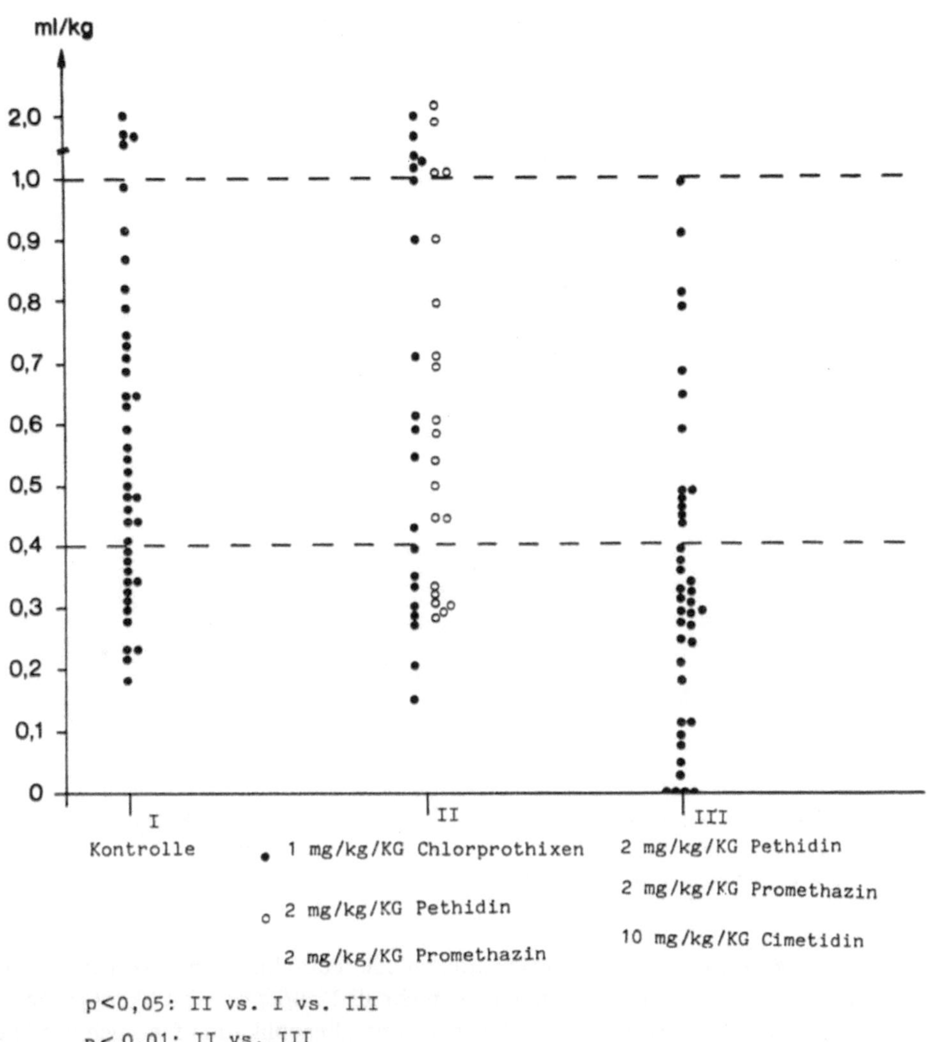

Abb. 34. Magensaftvolumen bei je 40 Kindern in Abhängigkeit von der oralen Prämedikation 90 min vor Narkoseeinleitung

der (52,5%) wiesen einen fast neutralen Magensaft auf, während bei keinem Kind ohne Cimetidin ein pH über 4 gemessen wurde.

Magensaftvolumen. In beiden Kollektiven ohne Cimetidin wurde bei allen Kindern Magensaft aspiriert, während in 10% der Cimetidingruppe (n = 4) kein Aspirat gewonnen werden konnte. Der Effekt der H_2-Rezeptorblockade auf das Magensaftvolumen spiegelt sich in einer hochsignifikanten Verminderung der Patienten mit einem Volumen von mehr als 0,4 ml/kg KG wider. Nur noch 13 Kinder (32,5%) mit Cimetidinmedikation wiesen ein solch hohes Volumen auf, während in den Vergleichskollektiven bei 27 Patienten (67,5%) bzw. 26 Patienten (65%) Volumina über diesem kritischen Wert gemessen wurden (Abb. 34).

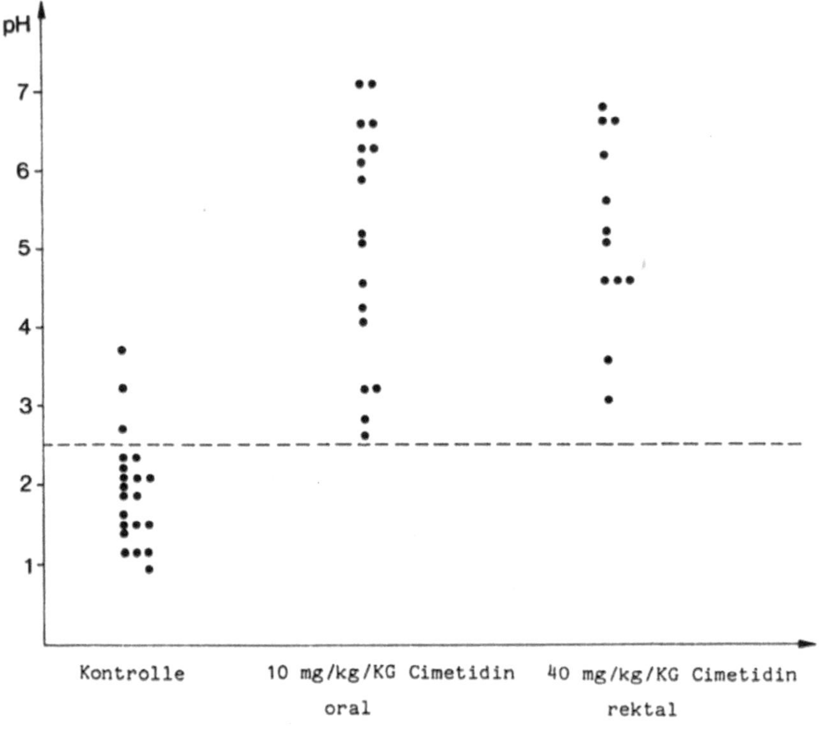

Abb. 35. Magensaft-pH bei je 20 Kindern in Abhängigkeit von der rektalen (8 Patienten mit 0 ml Magensaftvolumen) und oralen (3 Patienten mit 0 ml Magensaftvolumen) Cimetidinprämedikation 2 h vor Narkoseeinleitung

Die orale Prämedikation mit Chlorprothixen oder Pethidin-Promethazin erhöhte den Anteil der Patienten mit einem Volumen von mehr als 1 ml/kg KG signifikant gegenüber dem Kontrollkollektiv (10:4). Bei zusätzlicher Cimetidinapplikation fand sich nur in einem Fall ein Aspirat wenig über 1 ml/kg KG.

Rektale Cimetidinprämedikation bei elektiven kinderchirurgischen Eingriffen

Magensaftazidität. Sowohl durch rektale (40 mg/kg KG) als auch orale (10 mg/kg KG) Cimetidinmedikation 120–180 min vor Narkosebeginn wurde der pH bei allen Kindern über 2,5 angehoben, während 85% der Kinder (n = 17) in der Kontrollgruppe einen pH unter diesem Wert aufwiesen. Unterschiede zwischen beiden Applikationsrouten bestanden nicht (Abb. 35).

Magensaftvolumen. Bei allen Kindern der Kontrollgruppe konnte Magensaft aspiriert werden, bei 75% (n = 15) ein Volumen von mehr als 0,4 ml/kg KG (Tabelle 18). Nach oraler Cimetidinprämedikation blieb der Magen bei 15% der Kinder (n = 8) trocken. Die rektale Applikation führte sogar bei 40% der Kinder (n = 8) zu einer erfolglosen Aspiration. Nur noch 2 (10%) der Kinder in dieser Gruppe wiesen ein Volumen von mehr als 0,4 ml/kg KG auf gegenüber 5 (25%) bei oraler Cimetidinprämedikation.

Tabelle 18. Magensaftvolumen in Abhängigkeit von der Art der Cimetidinprämedikation bei je 20 Kindern

	I Kontrolle (n = 20)	II Cimetidin oral (10 mg/kg KG) (n = 20)	III Cimetidin rektal (40 mg/kg KG) (n = 20)
Magensaftaspirat (ml)	12,34 ± 8,41	7,87 ± 5,72	2,26 ± 3,2[b]
	n [%]	n [%]	n [%]
Kein Aspirat	0	3 (15)	8 (40)[c]
Magensaftaspirat > 0,4 ml/kg KG	15 (75)	5 (25)[a]	2 (10)[b]

[a] $p < 0,01$ vs, I
[b] $p < 0,01$ vs. I und II (Cimetidin oral)
[c] $p < 0,05$ vs. I und II (x^2)

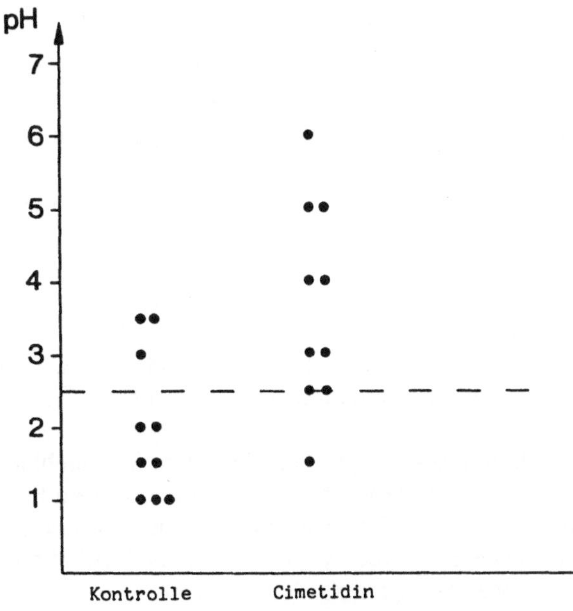

Abb. 36. Magensaft-pH bei je 10 Kindern mit Pylorusstenose in Abhängigkeit von der Prämedikation

Cimetidinprämedikation bei Kindern mit Pylorusstenose

Magensaftazidität. Im Kontrollkollektiv wiesen 7 der 10 Kinder einen pH unter 2,5 auf (Abb. 36). Nach intravenöser Prämedikation von 3 mg/kg KG Cimetidin wurde der pH bei 9 von 10 Kindern auf mindestens 2,5 angehoben. Einschränkend soll jedoch darauf hingewiesen werden, daß bei jeweils 2 Patienten in der Cimetidingruppe ein pH von nur 2,5 bzw. 3,0 gemessen wurde.

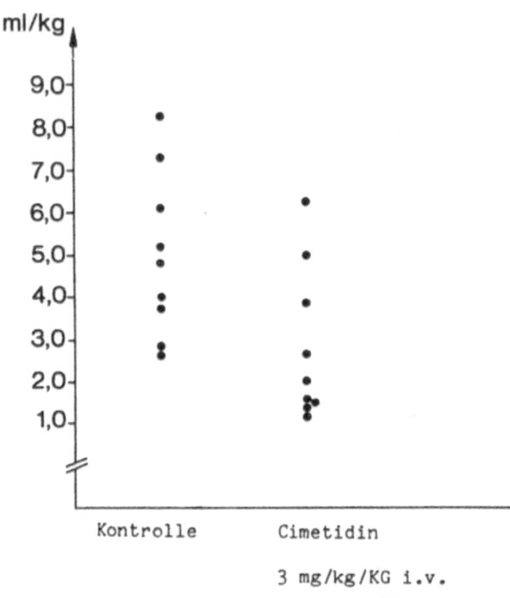

Abb. 37. Magensaftvolumen bei je 10 Kindern mit Pylorusstenose in Abhängigkeit von der Prämedikation

Magensaftvolumen. In der Kontrollgruppe fanden sich extrem hohe Magensaftvolumina ($\bar{x}$: 4,9 ± 1,9 ml/kg KG). Durch Cimetidinmedikation konnte das mittlere Volumen zwar signifikant auf 2,7 ± 1,8 ml/kg KG gesenkt werden, jedoch lagen auch hierbei alle Werte weit über der kritischen Grenze von 0,4 ml/kg KG (Abb. 37).

Nebenwirkungen unter Cimetidinprämedikation

Intravenöse Injektion. In keinem Fall traten lokale oder systemische Reaktionen aufgrund der intravenösen Cimetidinapplikation auf.

Rektale Applikation. Die bei 10 Kindern im Anschluß an die rektale Instillation von Cimetidin durchgeführte Rektoskopie zeigte in keinem Fall eine lokale Reaktion, so daß auf eine Fortsetzung dieser Untersuchung verzichtet wurde. Soweit die Kinder in der Lage waren sich zu äußern, wurden sie befragt, ob die Instillation Schmerzen verursacht habe. Dies wurde von allen befragten Kindern verneint.

Orale Einnahme. Zwei der 80 Patienten mit Prämedikation von 800 bzw. 1200 mg Cimetidin am Vorabend berichteten über Kopfschmerzen in der Nacht. Beide gaben jedoch an, häufiger unter solchen Beschwerden zu leiden und leicht erregbar zu sein. Einer dieser Patienten mußte sich wenige Tage später erneut einer Operation unterziehen und erklärte sich nach Aufklärung wiederum zu einer Einnahme bereit. Hiernach traten keine Beschwerden auf.

Die Patienten mit 2maliger oraler Einnahme von 800 mg Cimetidin am Abend und am Morgen berichteten über keine subjektiven Beschwerden.

Intramuskuläre Injektion. Von der weit überwiegenden Zahl der 2744 Patienten wurde die intraglutäale Injektion von Cimetidin genauso schmerzhaft empfunden wie die Promethazin-

Tabelle 19. Schmerzhaftigkeit der intramuskulären Cimetidinapplikation im Vergleich zur Promethazin-Pethidin-Applikation

Injektionsschmerz	n
> Prämedikation	203
Wie Prämedikation	2435
< Prämedikation	106

Tabelle 20. Intraoperative Komplikationen bei 2744 Patienten mit Cimetidinprämedikation in Relation zum Alter (keine Erklärung durch den Narkoseverlauf, Zusammenhang mit Prämedikation möglich)

Alter	Unerklärliche Bradykardie		Unerklärliche Hypotension		Verlängerte Aufwachzeit	
	Puls 50/min <	< 50/min	RR_S 80 bis 100 mmHg	< 80 mmHg	Sicher	Fraglich
18–45	–	–	1	–	–	–
46–65	1	–	–	–	–	1
> 65	2	–	4	–	2	3

Pethidin-Atropin-Applikation. Hinweise auf eine über das gewöhnliche Maß hinausgehende Schmerzhaftigkeit ergaben sich nicht (Tabelle 19). Lokale Reizerscheinungen in Form einer leichten Rötung wurde bei 5 Patienten bekannt.

Präoperative Beschwerden bei parenteraler Cimetidinprämedikation. Die Ergebnisse beruhen fast ausschließlich auf spontanen Äußerungen der Patienten. 33 Patienten berichteten über Übelkeit am Morgen vor der Operation, 4 klagten über Erbrechen und 11 weitere über Kopfschmerzen.

Intraoperative Komplikationen. Im Rahmen der Kinderanästhesie stellten sich keine Nebenwirkungen heraus, die mit der Cimetidinprämedikation in Zusammenhang gebracht werden können.

In der Erwachsenenanästhesie wurde über 3 unerklärliche Bradykardien mit Frequenzabfall bis auf 50/min bei ansonsten herzgesunden Patienten berichtet sowie über 5 Hypotensionen mit Blutdruckabfall bis auf 80 mmHg (10,6 kPa) systolisch (Tabelle 20). Da für die Ursache dieser Komplikationen keine andere Erklärung gefunden wurde, muß die Möglichkeit, daß die H_2-Rezeptorblockade hierfür verantwortlich war, zumindest offen bleiben. Dies gilt ebenso für die 2mal sicher und 4mal fraglich verlängerte Aufwachzeit bei fast ausschließlich älteren Patienten über 65 Jahren.

Postoperative Beschwerden. Unter den 351 postoperativ auf den Stationen verfolgten Allgemeinanästhesien fanden sich 13 Patienten mit Erbrechen und 35 mit Übelkeit. Die Aufschlüsselung nach Art der Narkose zeigte ein signifikantes Überwiegen der Komplikationen im Zusammenhang mit einer Neuroleptanästhesie (Tabelle 21). Obwohl 79,5% (n = 279) der

Tabelle 21. Postoperative Komplikationen bei 351 Patienten mit Cimetidinprämedikation in Relation zur Anästhesieart

Komplikation	Anästhesieart	
	Fentanyl (n = 72) [%]	Halothan/Enfluran (n = 279) [%]
Übelkeit	12 (16,7)	23 (8,2)
Erbrechen	10 (13,9)	3 (1,1)

Tabelle 22. Keime im Magensaft bei Erwachsenen und Kindern ohne und mit Cimetidinprämedikation

Bakterielle Besiedlung	Erwachsene		Kinder	
	Kontrolle (n = 20)	Cimetidin- prämedikation i.m. (n = 20)	Kontrolle (n = 14)	Cimetidin- prämedikation oral (n = 14)
Steril	4	1	9	4[a]
Pilze	7	10	2	3
Normale Rachenflora	12	17	0	11[a]
Fakultativ pathogene Keime	4	3	4	4

[a] $p < 0,05$.

untersuchten Narkosen Inhalationsanästhesien waren, fanden sich nur 23,1% der Patienten (n = 3) mit Erbrechen in dieser Gruppe.

Als der das postoperative Erbrechen begünstigende Faktor erwies sich die Neuroleptanästhesie. Als Ursache muß die fehlende antiemetische Medikation angeschuldigt werden. Alle Patienten mit Erbrechen hatten lediglich zur Analgesie Fentanyl und zur Sedierung Diazepam erhalten.

Bakterielle Besiedlung des Magensafts. Sowohl bei Erwachsenen als auch bei Kindern lag der Anteil steriler Magensaftkulturen ohne Cimetidinmedikation höher (Tabelle 22). Während dieser Unterschied im Erwachsenenkollektiv keine Signifikanz erreichte, ließ er sich bei den Kindern statistisch absichern. Neun von 14 Kulturen (64,3%) ohne Cimetidinmedikation waren hierbei steril, nur 4 (28,6%) in der Cimetidingruppe. Der höhere Anteil von positiven Kulturen unter der H_2-Rezeptorblockade wird jedoch ausschließlich durch ein vermehrtes Auftreten von Keimen der normalen Rachenflora verursacht. Fakultativ pathogene Keime ließen sich sowohl ohne als auch mit Cimetidinmedikation in gleicher Häufigkeit nachweisen.

3.8 Diskussion

3.8.1 Pharmakokinetische Untersuchungen zur intramuskulären, rektalen und oralen Cimetidinapplikation

Intramuskuläre Applikation. Die vorliegende Untersuchung bestätigt die schnelle Resorption von Cimetidin nach intramuskulärer Applikation mit maximalen Spiegeln nach 10–20 min. 15 min nach intravenöser oder intramuskulärer Applikation von 200 mg liegen die Blutspiegel mit 3,3 ± 1,8 μg/ml (i.m.) bzw. 3,7 ± 0,91 μg/ml (i.v.) in der gleichen Größenordnung [465], zu späteren Zeitpunkten bewegen sich die intramuskulären Werte auf einem leicht höheren Niveau als die intravenösen. Bei Applikation von 200 mg i.m. wird der Grenzwert von 0,5 μg/ml nach ca. 120 min erreicht und in einigen Fällen schon unterschritten [465]. Bei 300 mg i.m. weisen einige Probanden nach 240 min Werte unterhalb von 0,5 μg/ml auf [518]. In der vorliegenden Studie mit 400 mg bestand bei allen 10 Versuchspersonen nach 4 h ein Plasmaspiegel in der Regel deutlich oberhalb dieses Grenzwerts. Angaben zum Körpergewicht der Probanden lassen sich den bisherigen Arbeiten nicht entnehmen. Griffiths et al. [192] schließen aus dem Verhalten der Cimetidinblutspiegel nach oraler und intravenöser Applikation auf ein großes Verteilungsvolumen von im Mittel 52,3 ± 10,1 l.

Der Vergleich der Plasmaspiegel bei Probanden mit einem Körpergewicht von 55–60 kg mit denen mit einem Körpergewicht von 80–85 kg bestätigt diese Folgerung. Um auch bei Personen über 90 kg einen Plasmaspiegel sicher über 0,5 μg/ml bis zu 4 h zu erzielen, sollte deshalb die Dosis auf 600 mg erhöht werden.

Orale Applikation bei Erwachsenen. Im Vergleich zur Einnahme von 400 mg ($\bar{x}$: 2,7 ± 0,6 μg/ml) Cimetidin [195] liegt der mittlere Spitzenwert nach 800 mg mit 4,28 ± 1,58 μg/ml relativ betrachtet eher niedriger. Die von Griffiths et al. [192] beobachteten Befunde mit maximalen Spiegeln von durchschnittlich 7,2 μg/ml nach oraler Einnahme von 800 mg können damit nicht bestätigt werden. Nur bei einem Probanden fand sich mit 7,09 μg/ml eine Spitzenkonzentration in gleicher Größenordnung. Die vorliegende Studie stützt damit Untersuchungen von Bodemar et al. [49], die ebenfalls nach Einnahme von 800 mg Spitzenwerte im Plasma von durchschnittlich 4,1 μg/ml fanden. Mit einer mittleren Halbwertszeit von 144 min werden die Ergebnisse anderer Autoren bestätigt [192, 195, 518], die über Schwankungsbreiten zwischen 75 und 150 min berichten.

Auch von klinischem Interesse scheint die große Variabilität in der Zeitspanne bis zum Auftreten maximaler Plasmaspiegel. Die hier beobachteten Unterschiede mit Spitzen zwischen der 60. und 240. Minute finden sich gleichfalls in anderen Untersuchungen [48, 195], die sogar Maxima zwischen der 45. und 240. Minute sahen.

Wirksame Plasmaspiegel von mehr als 0,5 μg/ml lassen sich aufgrund der vorliegenden Ergebnisse für einen Zeitraum bis zu 10 h nach Einnahme von 800 mg kalkulieren. Unter Voraussetzung einer gleichen Resorptionsquote wird durch eine Dosisverdopplung auf 1600 mg die wirksame Zeitspanne lediglich um ca. 120 min auf 12 h erhöht.

Bodemar et al. [48] und Rowley-Jones et al. [428] stellten gelegentlich nach oraler Gabe einen 2. Gipfel im Verlauf der Cimetidinblutspiegel fest. Auch bei 2 Probanden in dieser Studie wurde dieses Phänomen beobachtet. Hieraus läßt sich vermuten, daß es nicht nur einen Resorptionsort für Cimetidin gibt. Neben dem Duodenum scheint die 2. Region im Ileum zu liegen [428].

Orale Applikation bei Kindern. Pharmakokinetische Untersuchungen zur Cimetidinmedikation bei Kindern existieren nicht. Als Vergleich erscheint am ehesten die in dieser Arbeit vorgestellte Studie an Erwachsenen geeignet (s. S. 51), in der auf das Körpergewicht bezogen zwischen 12,9 und 14,5 mg/kg appliziert wurde. Berücksichtigt man die etwas niedriger Dosierung, werden bei Kindern vergleichbar hohe Plasmaspiegel erreicht wie bei Erwachsenen. Maximale Spiegel traten zwischen der 60. und 120. Minute auf, sie weisen damit auf die auch bei Kindern möglichen Unterschiede der Resorptionsgeschwindigkeit hin.

Die mittlere Halbwertszeit von 2,17 h entspricht derjenigen bei Erwachsenen [192, 518] und beweist, daß die Eliminationsrate sich bei Kindern nicht davon unterscheidet.

Plasmaspiegel über 0,5 μg/ml bestanden bei 3 Kindern bis zur 7. Stunde, bei einem Kind nur bis wenig mehr als 3 h. Inwieweit in diesem Fall eine unvollständige orale Aufnahme vorliegt, muß offenbleiben, erscheint jedoch unter Berücksichtigung der Daten bei den weiter untersuchten 18 Kindern wahrscheinlich. Diese Ergebnisse unterstützen die Vermutung, daß die orale Applikation von Medikamenten im Kindesalter mit einem Unsicherheitsfaktor verbunden ist. Eine Dosis- bzw. Volumenerhöhung kann diesen Faktor nur verkleinern, nicht jedoch eliminieren.

Rektale Applikation. Die rektale Instillation sowohl von 200 als auch 400 mg Cimetidin führte am Kaninchen zu einer vollständigen und anhaltenden Säuresuppression [264]. Dieses deutet auf hohe Plasmaspiegel bei der gewählten Dosis hin. Die Applikation von 40 mg/kg KG Cimetidin bewirkte in der vorliegenden Studie einen schnellen Anstieg der Plasmaspiegel. Nach 30 min fand sich bei allen Kindern ein Wert über 0,5 μg/ml. Damit scheint die Resorption bei rektaler Applikation schneller und sicherer zu sein als nach oraler Einnahme. Sollen durch rektale Zufuhr ähnlich hohe Plasmaspiegel wie bei oraler Einnahme von 10 mg/kg KG erreicht werden, muß eine Dosiserhöhung auf ca. 60–80 mg/kg KG kalkuliert werden. Notwendig scheint eine solche Dosiserhöhung nicht, da die klinischen Ergebnisse eine sichere Anhebung des Magensaft-pH unter einer Dosis von 40 mg/kg KG beweisen.

3.8.2 Prophylaxe des Säureaspirationssyndroms mit Histamin-H_2-Rezeptorantagonisten

Als erster schlug Bestermann [42] 1978 vor, statt Antazida Cimetidin zur Prophylaxe des Säureaspirationssyndroms einzusetzen. Schon wenige Monate später berichteten Dobb [125], Stoelting [480] und Keating et al. [261] über die ersten Untersuchungen zur Anhebung des Magensaft-pH mit Cimetidin zur Prämedikation. Sowohl Cimetidin als auch Ranitidin haben sich mittlerweile in unterschiedlicher Dosierung und Applikationsform sowie mit wechselndem Zeitintervall als effektiv in der präoperativen Säurereduktion erwiesen.

Bei fast allen Untersuchungen lagen die pH-Werte der Kontrollgruppen in 60–100% der Fälle unter 2,5.

H_2-Antagonisten in der Elektivchirurgie bei Erwachsenen

Die meisten Studien haben den Einsatz von H_2-Rezeptorantagonisten bei elektiv-chirurgischen Patienten untersucht (Tabellen 23–26). Die morgendliche Applikation erfolgte sowohl intravenös, oral als auch intramuskulär. In einigen Untersuchungen erhielten die Patienten auch am Vorabend zur Prämedikation H_2-Rezeptorantagonisten.

Tabelle 23. Prospektive Studien zur Wirksamkeit der Prämedikation mit Cimetidin auf die Magensaftazidität bei Elektivpatienten

Autor	n	Vorabend	Dosis [mg]	Applikation	Präoperativ [h]	Kontrolle pH < 2,5 [%]	pH < 2,5 [%]	Signifikanz
Husemeyer (1978) [241]	46		400	p.o.	2,5−9	23,1	70	*
Stoelting (1978) [480]	50		300	p.o.	1−1,5	16	60	*
Coombs (1979) [97]	24		300	p.o.	1−1,5	25	75	*
Detmer (1979) [120]	12		300	p.o.	2,0	0	70	*
Weber (1979) [521]	10	300	300	p.o.	1,5	30		
	10	300	300	p.o.	1,5	10	70	*
	6	300	300	i.m.	1,5	0		*
Toung (1980) [495]	28	2 x 300	300	i.v.	1,0−1,5	7	71	*
Keating (1978) [261]	31	300	300	p.o.	2,0−4,0	23	60	*
Coombs (1981) [98]	16		300	i.v.	0,25	31,25 Extubation		*
	20		300	i.v.	0,5	5 Extubation	80,8	*
	14		300	i.v.	0,75	0 Extubation		*
Seraj (1980) [451]	50		400	p.o.	2,0−4,0	0	68,7	*
Salmenpera (1980) [433]	13		300	p.o.	1,5−2,0	7,7	67	*
	14		600	p.o.	1,5−2,0	0		*
Kirkegaard (1980) [267]	20	400	200	p.o.	2,0−?	45	75	*
	20	400	400	p.o.	2,0−?	25		*
Barnes (1980) [26]	20	400	400	p.o.	1,0	31	87	*
Coombs (1979) [97]	14		300	i.v.	0,25	57,1		
	26		300	i.v.	0,5	50	82	
	16		300	i.v.	0,75−1,0	6,3		*
Maliniak (1979) [329]	11		300	i.v.	2,0	0	100	*
Foulkes (1981) [163]	15		300	p.o.	2,0	0	80	*
Durrant (1982) [138]	24		300	p.o.	1,5−5,0	25	79	*
	24		300	i.v.	0,75−3,0	8,3	75	*
Wilson (1981) [530]	13	300	300	p.o.	1,0−1,5	33		
Schaer (1983) [436]	15	400			10	20	52,9	*
Morrison (1982) [360]	25		300	i.v.	1,0	28	80	*
	16		300	p.o.	2,0	26	82,25	*
	14		300	p.o.	2,0	28,8	100	*

Tabelle 24. Prospektive Studien zur Wirksamkeit der Prämedikation mit Cimetidin auf das Magensaftvolumen. *EC* Elektiv chirurgisch, *ES* elektive Sectio, *DS* dringende Sectio

Autor	Op.	n	Vor-abend p.o. [mg]	Dosis [mg]	Applika-tion	Präoperativ [h]	Kontrolle				Signi-fikanz
							Volumen		Volumen		
							[ml]	> 25 ml [%]	[ml]	> 25 ml [%]	
Detmer (1979) [120]	EC	12		300	p.o.	2,0	28,3		28,2		
Toung (1980) [495]	EC	28	2 x 300	300	i.v.	1,0–1,5		11		57	*
Qvist (1980) [399]	EC	19		400	i.m.	2,0	5	0	17,5	30	*
Salmenpera (1980) [433]	EC	13		300	p.o.	1,5–2,0	7,8	0	24,3	69,2	*
		14		600	p.o.	1,5–2,0	6,5	0			*
Kirkegaard (1980) [267]	EC	20	400	200	p.o.	2,0–?	11,5	30	31	65	*
		20	400	400	p.o.	2,0–?	12,0	25			*
Foulkes (1981) [163]	EC	15		300	p.o.	2,0	17,0	20	18,3	34	
									40,8	87	*
									(Natriumzitrat)		
Stoelting (1978) [479]	EC	50		300	p.o.	1,0–1,5	18		15		
Johnston (1982) [255]	ES	44		400	p.o.	2,0	10,5		42,3 (Antazida)		*
McCaughey (1981) [340]	ES	36		200	i.v.	0,5–2,0	11		24,6		?
Husemeyer (1980) [240]	ES	31		400	p.o.	2,0–6,0	7,6		18,4		*

Pickering (1980) [389]	ES	9		300	i.m.	1,0	72		104	
Keating (1978) [261]	EC	31	300	300	p.o.	2,0−4,0	20		23	
Coombs (1979) [97]	EC	14		300	i.v.	0,25	22,9			
	EC	26		300	i.v.	0,5	21,4		29,3	
	EC	16		300	i.v.	0,75−1,0	15,1			*
Frank (1984) [165]	ES	14	400	200	i.m.	1,5−2,0	12	7,1	62 78,6 (Natriumzitrat)	*
Frank (1983) [165]	DS	9		400 + 200/2 h	p.o.	0,5−	26	11,1	85 80 (Natriumzitrat)	*
Morrison (1982) [360]	EC	25		300	i.v.	1,0	12,1		19,5	
	EC	16		300	p.o.	2,0	15,9		20,0	
	EC	14		300	p.o.	4,0	11,8		15,9	
Hodgkinson (1983) [227]	ES	45	300	300	i.m.	1,0−3,0	11		33,4 (Antazida 30 ml)	?
Ostheimer (1982) [373]	ES	13	300	300	i.m.	1,0	8,6		21,6 (Antazida 30 ml)	?
Seraj (1980) [451]	ES	50		400	p.o.	2,0−4,0	7,3		13,0	?

Tabelle 25. Prospektive Studien zur Wirksamkeit der Prämedikation mit Ranitidin auf Magensaftazidität und -volumen. *EC* Elektiv chirurgisch, *ES* elektive Sectio

Autor	n	Op	Vor-abend p.o. [mg]	Dosis [mg]	Applika-tion	Präoperativ [h]	Volumen [ml]	pH<2,5 [%]	Kontrolle		Signi-fikanz
									Volumen [ml]	pH<2,5 [%]	
Francis (1982) [164]	18	EC	150	150	p.o.	2,0–8,0	6,7	5,6	15,9	61,1	*
Andrews (1982) [10]	29	EC		150	p.o.	1,0–2,0	13,3	17,8	>23,1	32,1	*
	30	EC	150	150	p.o.	1,0–2,0	15,6	0			
Durrant (1982) [138]	24	EC		50	i.v.	0,75–3,0		4,2	>75	>75	*
	24	EC		100	i.v.	0,75–3,0		4,2			*
	24	EC		150	p.o.	1,5 –5,0		8,3		79	*
Morrison (1982) [360]	16	EC		150	p.o.	2,0	6,8	12,5	20,0	82,25	*
	14	EC		150	p.o.	4,0	9,8	7,1	15,2	100	*
	25	EC		40	i.v.	1,0	15,1	16	>19,5	80	*
	25	EC		80	i.v.	1,0	15,6	4			*
Schaer (1983) [436]	15	EC	300			10		0		52,9	*
Harris (1983) [208]	37	EC		50	i.m.	1,25	7,4	5,4	> 8,6	10,8	*
	37	EC		100	i.m.	1,25	8,9				*
Williams (1983) [529]	40	EC		50	i.m.	1,0		7,5*	>75		*
	40	EC		100	i.m.	1,0		2,5*			*
McAughley (1983) [338]	80	ES		150	p.o.	1,0–8,0	8	3,75	30	5 (Antazidum 30 ml, n = 20)	
Mercadante (1983) [345]	15	ES		100	i.v.	0,5		6,7		80	*
Maile (1983) [328]	31	ES		50	i.v.	1,0–2,0		7	>39		*
	31	ES		100	i.v.	1,0–2,0		12			

Tabelle 26. Prospektive Studien zur Wirksamkeit einer intramuskulären Cimetidinprämedikation auf die Magensaftazidität bei Elektivpatienten. *EC* Elektiv chirurgisch, *ES* elektive Sectio

Autor	Op.	n	Vorabend p.o. [mg]	Dosis [mg]	Präoperativ [h]	pH < 2,5 [%]	Kontrolle pH < 2,5 [%]	Signi- fikanz
Weber (1979) [521]	EC	6	300	300	1,5	0	70	*
Qvist (1980) [399]	EC	19		400	2,0	5,3	85	*
Riché (1981) [415]	EC	42		400	1,0	14,6	33	*
Williams (1983) [529]	EC	40		300	1,0	12,5	77	*
							7,5 (50 mg Ranitidin)	∅
							2,5 (100 mg Ranitidin)	∅
Harris (1983) [208]	EC	38		300	1,25	10,5	5,4 (50 mg Ranitidin)	∅
							2,7 (100 mg Ranitidin)	∅
Pickering (1980) [389]	ES	9		300	1,0	22,2	25 (Antazidum)	∅
Frank (1983) [165]	ES	14	400	200	1,5−2,0	0	0 (Natriumzitrat)	∅
Hodgkinson (1983) [227]	ES	45	300	300	1,0−3,0	0	10,3 (Antazidum)	∅

Ein- oder mehrfache Dosis. Die vorabendliche und morgendliche Prämedikation mit H_2-Rezeptorantagonisten bei Erwachsenen wurde in je einer Studie mit Cimetidin [521] und Ranitidin [10] untersucht (Tabellen 23 und 25). In beiden war die 2malige Applikation der einmaligen morgendlichen Gabe überlegen. Nach Einnahme von 300 mg Cimetidin 90 min vor Narkoseeinleitung wiesen noch 3 von 10 Patienten einen pH unter 2,5 auf [521], während nur noch bei einem von 10 Patienten, die zusätzlich am Vorabend 300 mg bekamen, der pH unter 2,5 lag. Die abendliche und morgendliche orale Einnahme von jeweils 150 mg Ranitidin hob den pH bei allen 30 Patienten über 2,5 [10]. Bei einmaliger morgendlicher Gabe wiesen noch 5 von 29 Patienten einen pH unter 2,5 auf (Tabelle 25).

Zusammenfassend lassen diese Studien einen positiven Effekt der zusätzlichen vorabendlichen Medikation erkennen.

Einmalige vorabendliche Applikation. Die abendliche Einnahme von 400 mg Cimetidin um 22 Uhr reduzierte den Anteil von Patienten mit einem pH unter 2,5 nach 10 h signifikant von 52,9 auf 20% [436].

Bei einer auf molarer Basis mindestens 3fach höheren Ranitidindosis von 300 mg wiesen alle 15 Patienten nach 10 h einen pH über 2,5 auf [436]. Vergleichbar sind die Ergebnisse der vorliegenden Untersuchung (s. S. 59) mit 800 oder 1200 mg Cimetidin. Nur bei einem von 28 Patienten (3,6%) fand sich nach 10 h ein pH unter 2,5.

Sowohl Schaer [436] als auch die eigenen Ergebnisse zeigen den unzureichenden Effekt dieser Prämedikationsform bei Operationsbeginn nach 9 Uhr sowohl für Cimetidin als auch für Ranitidin. Für dieses Versagen finden sich 2 Ursachen.

Anhand des Plasmaspiegelverlaufs (s. S. 51) läßt sich nachweisen, daß bei Einnahme von 800 mg Cimetidin nach 10 h der Spiegel unter den wirksamen Grenzwert von 0,5 $\mu g/ml$ absinkt und selbst eine Dosisverdopplung nur zu einer Verlängerung von maximal 2 h führt. Da die Ranitidinhalbwertszeit derjenigen von Cimetidin entspricht [518, 533], gilt für Ranitidin entsprechendes. Gleichzeitig steigt die Basalsekretion zwischen 8 und 12 Uhr morgens von unter 5 mmol/l H^+ bis auf 45 mmol/l H^+ an [112]. Um eine wirksame Hemmung dieser Säuresekretion zu erzielen, sind hohe Wirkungsspiegel der H_2-Rezeptorantagonisten erforderlich. Mit den bisher zur Verfügung stehenden H_2-Antagonisten lassen sich nach mehr als 10 h solche Plasmaspiegel nicht mehr erzielen. Es sind jedoch Substanzen mit einer wesentlichen längeren Halbwertszeit in der Entwicklung [414], so daß in einigen Jahren die einmalige abendliche orale Applikation für alle Elektivpatienten möglich erscheint.

Orale morgendliche Applikation. Bei morgendlicher oraler Einnahme von H_2-Antagonisten (Tabellen 23–25) schwankt der Anteil der Patienten mit einem pH unter 2,5 je nach Höhe der Dosis und des Zeitintervalls bis zur Narkoseeinleitung zwischen 0 und 45% [26, 97, 120, 138, 163, 241, 267, 360, 433, 451, 480, 521, 530].

Die geringsten Erfolge mit 55% wurden bei Applikation von 200 mg Cimetidin gesehen [267]. Die Gabe von 300 mg führte nach 1,5–4 h bei 70–100% der Patienten zu einer pH-Anhebung über 2,5 [97, 138, 261, 360, 376, 433, 480, 521, 530], in 2 Studien mit nur 12 bzw. 15 Patienten [120, 163] ließ sich kein pH unter 2,5 nachweisen. Geringfügig bessere Ergebnisse (0–25%) wurden mit 400 mg Cimetidin erzielt [241, 267, 451]. 90–120 min nach Einnahme von 600 mg hatten alle Patienten einen pH über 2,5 [267].

Die Kombination von 300 mg Cimetidin und 10 mg Metoclopramid 2 h vor Narkoseeinleitung reduzierte die Häufigkeit von pH-Werten unter 2,5 von 33% auf 0% bei ambulanten Patienten [402].

Eine morgendliche Dosis von 150 mg Ranitidin erhöhte den Magensaft-pH bei 82,5−100% der Patienten über 3,5 [10, 138, 164, 360].

In 2 Studien wird die Bedeutung eines ausreichenden Zeitintervalls deutlich. Erst nach 4 h bestand bei allen Patienten mit einer Dosis von 400 mg Cimetidin ein pH über 2,5 [241]. 2 h nach Einnahme von Ranitidin hatten noch 12,5% der Patienten eine unzureichende Säuresuppression, während es nach 4 h nur noch 7,1% waren [360].

Nach abendlicher und morgendlicher Einnahme von jeweils 300 oder 400 mg Cimetidin wiesen noch 10−33% der Patienten einen pH unter 2,5 auf [26, 261, 267, 498, 518, 530]. Die höchsten Versagerquoten finden sich in den Studien mit einem Zeitintervall unter 90 min zwischen morgendlicher Einnahme und Narkosebeginn [26, 530].

Das in der vorliegenden Untersuchung erstmals angewendete Dosierungsschema mit abendlicher und frühmorgendlicher Einnahme von jeweils 800 mg für alle Patienten unabhängig vom Operationsbeginn führte zu einer bemerkenswerten Verbesserung der Ergebnisse. Kein Patient mit Narkosebeginn vor 11.30 Uhr wies einen pH unter 2,5 auf. Auch nach dieser Zeit bestand noch bei einem großen Teil der Patienten eine wirksame Säuresuppression.

Obwohl natürlich noch eine Bestätigung dieser Erfolgsquote an einem größeren Patientenkollektiv fehlt, scheint dieses Applikationsschema am ehesten den mit der intramuskulären Injektion erzielten Ergebnissen nahezukommen und könnte eine sinnvolle Alternative bieten, da den Patienten die doch manchmal lästige Injektion erspart bleibt. Die anfänglichen Bedenken gegen die Durchbrechung des Nüchterngebots am Operationstag haben sich in der routinemäßigen Anwendung nicht bestätigt. Vermehrte Magensaftvolumina wurden bisher nicht gefunden.

Morgendliche intravenöse Applikation. Die intravenöse Cimetidinprämedikation scheint eine etwas höhere Erfolgsquote zu garantieren als die orale Einnahme (Tabellen 23 und 24). Mit einer Ausnahme [360] konnte der pH in 91,7−100% der Fälle über 2,5 angehoben werden [96, 138, 329, 408, 495]. Voraussetzung für diesen Erfolg ist die Einhaltung eines Zeitintervalls zwischen 60 und 120 min vor Narkosebeginn. Wird die Dosis von 200 auf 300 mg erhöht, kann mit einer Wirkungsverlängerung bis auf 3 h gerechnet werden [138]. Eine Zeitspanne unter 45 min bewirkte keine ausreichende pH-Anhebung [96]. Auch zum Extubationszeitpunkt besteht bei adäquater Prämedikation in 95−100% der Fälle ein pH über 2,5 [98]. Bei Patienten mit massivem Übergewicht [279] reduzierte sich der Anteil gefährdeter Personen durch einmalige morgendliche Applikation von 300 bzw. 600 mg Cimetidin 90 min vor Narkosebeginn von 77 auf 10%.

Vergleichbare Ergebnisse lassen sich mit der Applikation von 40−100 mg Ranitidin erzielen [138, 360]. Auch hierbei lag der Anteil der Patienten mit einem pH über 2,5 bei 84−95,8%. 100 mg Ranitidin waren bis zu 3 h wirksam [138].

Eine routinemäßige intravenöse Prämedikation erscheint jedoch im klinischen Alltag nicht praktikabel. Auf chirurgischen Stationen findet sich nur selten morgens ein Arzt. Eine versehentliche Bolusinjektion kann insbesondere bei höherer Dosierung (400 mg Cimetidin, 100 mg Ranitidin) und kardial vorgeschädigten Patienten in Einzelfällen zu ernsthaften Komplikationen (Bradykardie, Asystolie) führen. Das für die intravenöse Applikation erforderliche exakte Timing läßt sich bei der Unwägsamkeit operativer Eingriffe nicht durchführen. Zudem bestehen ernsthafte Zweifel, ob der Anästhesist regelmäßig zum erforderlichen Zeitpunkt an die Verordnung denken würde.

Morgendliche intramuskuläre Applikation. Als effektivste Applikationsroute in den bisherigen Untersuchungen erwies sich die intramuskuläre Injektion (Tabelle 26). Bei keinem Patienten, der neben der abendlichen Cimetidindosis 90–120 min vor Narkoseeinleitung 200–400 mg i.m. erhalten hatte, wurde ein pH unter 2,5 gefunden [165, 227, 498, 518]. Die alleinige Gabe von 300 oder 400 mg 60–75 min vor Einleitungsbeginn führte zu einer Versagerquote von 10,5–14,6% [208, 415, 529]. Zwei h nach einmaliger Injektion von 400 mg fand sich nur einer von 19 Patienten mit einem pH unter 2,5 [399].

50 mg Ranitidin 60–75 min vor Narkoseeinleitung hoben den pH bei 92,5% [529] bzw. 94,6% [208] der Patienten über 2,5. Die Dosiserhöhung auf 100 mg verbesserte die Erfolgsrate auf jeweils 97,5% (Tabelle 25).

Die mit relativ kleinen Fallzahlen erzielten Ergebnisse wurden in der vorliegenden Untersuchung erstmals an einem großen Patientenkollektiv im Routinebetrieb bestätigt. Gleichzeitig zeigte sich die problemlose Handhabung im klinischen Alltag. Bei einem Zeitintervall von 2–4 h lag die Erfolgsquote bei 99,3% und zeigt damit das hier vorgestellte Applikationsschema als dasjenige mit dem geringsten Versageranteil. Die deutlich geringere Säuresuppression nach mehr als 4 h hat ihre Ursache im Zusammentreffen zweier Faktoren.

Nach über 4 h ist ein Plasmaspiegel über 0,5 μg/ml mit der gewählten Dosis von 400 mg nicht mehr gewährleistet, so daß die exzessive Zunahme der Basalsekretion im Verlauf des Morgens [112] über diesen Zeitraum nicht blockiert werden kann. Aufgrund dieser tageszeitlichen Schwankungen der Basalsekretion muß generell bei späterem Operationsbeginn mit einer Zunahme der Versagerquote gerechnet werden, wenn nicht schon am Morgen eine effektive medikamentöse Säuresuppression erfolgt. Patienten mit einem erwarteten Operationsanfang nicht vor 11 Uhr sollten deshalb eine erhöhte morgendliche Dosis von z. B. 600 mg Cimetidin i.m. erhalten.

Da für eine entsprechende Ranitidindosis 15 ml injiziert werden müßten, kann hier nur die orale Applikation von 300 mg erwogen werden.

Reduktion des intragastralen Volumen. Die Ergebnisse zur Reduktion des intragastralen Volumens durch H_2-Antagonistenprämedikation sind widersprüchlich (Tabellen 24 und 25). Dies hat seine Ursache v. a. in der Ungenauigkeit der Methode, die bei den geringen Fallzahlen aufgrund der großen Streubreite keine genügend exakten Resultate liefern konnte.

Schlüsselt man die bisher vorliegenden Untersuchungen auf und vergleicht die verschiedenen Applikationsrouten miteinander, klärt sich das Bild etwas. Die meisten Studien zur parenteralen Zufuhr von Cimetidin konnten eine Volumenreduktion nachweisen [96, 399, 495, 498], während bei oraler Applikation die Mehrzahl keinen signifikanten Unterschied zur Kontrollgruppe fand [120, 261, 360, 480, 498].

Eine deutliche Volumenreduktion auch durch orale Cimetidinmedikation ließ sich in den Studien (meist elektive Sectiopatientinnen) bestimmen, in denen der Kontrollgruppe Antazida appliziert wurde [163, 165, 240, 255].

Die gleichzeitige Applikation von 300 mg Cimetidin und 10 mg Metoclopramid führte bei Elektivpatienten zu einer signifikanten additiven Volumenreduktion im Vergleich zur Einzelmedikation [81].

Da mit Ranitidin erst wenige Studien vorliegen, läßt sich hierbei keine entsprechende Analyse durchführen, doch scheinen die Ergebnisse der Cimetidinuntersuchungen bestätigt zu werden [10, 164].

Die große Zahl von Patienten in der vorliegenden Untersuchung ermöglicht genügend exakte Angaben zum Effekt der Volumenreduktion durch H_2-Antagonisten. Die Resultate beweisen, daß das optimale Zeitintervall von 2—4 h auch zu der hochsignifikant größten Volumenreduktion führt, so daß bei fast 90% der Patienten weniger als das kritische Volumen von 25 ml aspiriert und schon allein durch diesen Effekt der Anteil der Risikopatienten um ca. 75% reduziert werden kann.

Bestätigt wird auch in dieser Untersuchung das größere Risiko einer Regurgitation bei intraabdominellen Eingriffen [47, 493] aufgrund des größeren Residualvolumens (Tabelle 9).

H_2-Antagonisten bei elektiver Sectio caesarea

Magensaftazidität. Die Studien zur Prämedikation mit Cimetidin bei elektiver Sectio kommen zu ähnlichen Resultaten wie bei elektiv-chirurgischen Patienten (Tabelle 27). Die zusätzliche abendliche Medikation scheint die Ergebnisse gegenüber der einmaligen Gabe zu verbessern. Hodgkinson et al. [227] fanden bei allen 45 Patientinnen mit abendlicher oraler und morgendlicher intramuskulärer Gabe von jeweils 300 mg 1—3 h vor Einleitungsbeginn einen pH über 2,5. Zu denselben Ergebnissen kamen Frank et al. [165] an 14 Patientinnen. Die morgendliche Injektion von 200 oder 300 mg nur 60 min vor Narkoseeinleitung führte demgegenüber zu einer Versagerquote von 7,7% [373] bzw. 22,2% [389]. Bei einmaliger oraler Einnahme von 400 mg werden Versagerquoten zwischen 0 und 26% angegeben [240, 255, 369]. Auch hierbei scheint der Zeitfaktor entscheidend zu sein, denn 4 von 9 Patientinnen wiesen nach einem Intervall von mehr als 3 h einen pH unter 2,5 auf [255].

Die intravenöse Applikation von 200 mg war nur in einem sehr begrenzten Zeitraum von 60—80 min wirksam [136, 340], während bei einem Zeitintervall darüber oder darunter in 33 bzw. 35% ein pH unter 2,5 gemessen wurde.

Zum Einsatz von Ranitidin liegen bisher nur Untersuchungen bei intravenöser und oraler Applikation vor (Tabelle 25). Nach Einnahme von 150 mg Ranitidin wiesen nur 3 (3,75%) von 80 Patientinnen einen pH unter 2,5 auf [338]. Die Injektion von 50—100 mg führte bei 88—93% der Patientinnen nach 0,5—2 h zu einer ausreichenden Säuresuppression [328, 345], jedoch sind die vorliegenden Zahlen für eine endgültige Beurteilung noch zu gering.

Die eigenen Ergebnisse mit einer pH-Anhebung über 2,5 bei 34 von 36 Patientinnen (94,5%) durch abendliche orale und morgendliche intramuskuläre Gabe von 400 mg bestätigen die Wirksamkeit der Cimetidinprämedikation bei dieser Indikation, zeigen aber auch, daß bei Sectiopatientinnen mit einer etwas höheren Versagerquote als bei elektiv-chirurgischen Patienten gerechnet werden muß. Hier könnte die Erhöhung der abendlichen Dosis auf 800 mg zu besseren Resultaten führen.

Wirkung auf Fetus und Geburtsverlauf. Cimetidin [234], aber auch Ranitidin [339], passieren die Plazentaschranke. Nach einmaliger Applikation werden innerhalb von 30—60 min maximale fetale Plasmaspiegel erreicht [234, 339]. Bis auf wenige Ausnahmen liegen die Spiegel jedoch deutlich niedriger als bei der Mutter. Vornehmlich nach mehrfacher Cimetidinapplikation kann der fetomaternale Quotient den Wert von 1 überschreiten. Selbst unter diesen Bedingungen werden Plasmaspiegel von 1 μg/ml kaum überschritten [234]. Da die Halbwertszeit auch bei Neugeborenen zwischen 3,4 und 2,1 h liegt [540], muß eine Kumulation nicht befürchtet werden. Die Zunahme der Cimetidinkonzentration in der Amnionflüssigkeit mit wachsendem Intervall zwischen Applikation und Geburt weist auf die renale Ausscheidung auch beim Fetus hin [234]. 19 h nach der Geburt waren in der Mehrzahl von 56 untersuchten Geburten die Plasmaspiegel beim Neugeborenen unter die Nachweisgrenze gesunken und bei den übrigen nur wenig darüber [234].

Tabelle 27. Prospektive Studien zur Wirksamkeit der Cimetidinprämedikation auf die Magensaftazidität bei elektiver Sectio

Autor	n	Vorabend p.o. [mg]	Dosis [mg]	Applikation	Präoperativ [h] [h]	pH < 2,5 [%]	Kontrolle pH < 2,5 [%]	Signi-fikanz
Dundee (1979) [136]	10		200	i.v.	1,0	0	87,5	*
Pickering (1980) [389]	9		300	i.m.	1,0	22,2	25 (Antazida 30 ml)	
Baraka (1980) [23]	10		300	i.v.	1,0–3,0	0	70	*
Husemeyer (1980) [240]	31		400	p.o.	2,0–6,0	26	0 (Antazida 20 ml)	*
McCaughey (1981) [340]	6		200	i.v.	0,5–0,75	33		
	10		200	i.v.	1,0–1,33	0	80	*
	20		200	i.v.	1,33–2,0	35		
Johnston (1982) [255]	10	400	400	p.o.	1,5–2,5	0	80	*
	10	400	400	p.o.	2,5–3,75	20		*
	35		400	p.o.	1,0–3,0	0		
	9		400	p.o.	3,0–4,0	44		
Frank (1983) [165]	14	400	200	i.m.	1,5–2,0	0	0 (Natriumzitrat)	
Hodgkinson (1982) [227]	45	300	300	i.m.	1,0–3,0	0	10,3 (Antazida 30 ml)	
Ostheimer (1982) [373]	13	300	200	i.m.	1,0	7,7	45,4 (Antazida 30 ml)	*

Dundee et al. [137] berichteten über mehr als 5000 Schwangere mit prophylaktischer Cimetidinmedikation ohne Nachweis zentralnervöser Nebenwirkungen bei den Neugeborenen. Die Ergebnisse einer noch nicht veröffentlichten Multicenterstudie in den USA zum Einsatz von Cimetidin in der Geburtshilfe scheinen diese Beobachtungen zu unterstützen (Coombs, persönl. Mitteilung). Auch in den hier vorgestellten Untersuchungen ergaben sich keine Hinweise auf eine Beeinflussung des Neugeborenenstatus durch Cimetidin.

H_2-Rezeptoren finden sich im Myometrium des Uterus [514]. McGowan [341] untersuchte deshalb den Einfluß von 200 mg Cimetidin i.v. auf die Wehentätigkeit und fand keine Anhaltspunkte für eine Beeinflussung. Diese Befunde werden durch weitere [373] sowie eigene Untersuchungen bestätigt. Entsprechend der kürzeren Zeit, in der sich Ranitidin auf dem Markt befindet, fehlen vergleichbar große Zahlen zur Sicherheit von Ranitidin in der Geburtshilfe. Die vorliegenden Studien haben aber bisher keine Anhaltspunkte für eine negative Beeinflussung des Geburtsverlaufs oder des Zustands des Neugeborenen geliefert.

H_2-Antagonisten bei dringlichen Operationen

Nur wenige Untersuchungen haben die Wirksamkeit von Cimetidin bei dringlichen Eingriffen untersucht (Tabelle 28). Bei chirurgischen Patienten ließ sich durch intravenöse Injektion von 200–300 mg der Anteil von Patienten mit einem pH unter 2,5 von 65–100% auf 0–20% senken [99, 126, 482], wenn zwischen Applikation und Narkoseeinleitung mindestens 60 min lagen. Wurde eine Zeitspanne von 90 min eingehalten, konnte bei 20 Patienten, die vorher sämtlich einen pH unter 2,5 aufwiesen, in allen Fällen der pH über diesen Grenzwert angehoben werden [66]. Die eigenen Ergebnisse bestätigen diesen Trend. Während zwischen der 60. und 90. Minute noch in 22,5% der Fälle ein Wert unter 2,5 gefunden wurde, sank dieser Anteil nach der 90. Minute auf 11,1%. Von der 90. Minute an scheint die intramuskuläre Applikationsroute der intravenösen überlegen zu sein.

Bei dringlichen geburtshilflichen Eingriffen ist die Zahl der Untersuchungen zum Einsatz von Cimetidin noch geringer. Mögliche Komplikationen im Geburtsverlauf kündigen sich häufig schon im Vorfeld an, so daß genügend Zeit für eine prophylaktische Medikation bleibt. Johnston et al. [256] konnten bei 61 geburtshilflichen Eingriffen mit einem oralen Regime von anfangs 400 mg und nach folgenden 2stündlichen Gaben von 200 mg den Anteil der Patientinnen mit einem pH unter 2,5 auf 4% senken, während die einmalige orale Gabe von 400 mg nach 15–90 min noch keinen Effekt zeigte. Die eigenen Untersuchungen unterstützen diese Resultate. Von den 12 Patientinnen mit einem Intervall von mehr als 60 min hatten 7 mehr als eine Cimetidindosis erhalten, so daß in nur einem Fall ein pH unter 2,5 gemessen werden konnte.

Trotz der geringen Fallzahlen aller vorliegenden Untersuchungen scheint die Aussage gerechtfertigt, daß ein Zeitintervall von mindestens 60, möglichst 90 min erforderlich ist, um bei dringlichen Eingriffen eine wirksame Anhebung des Magensaft-pH zu erzielen.

Da es sich bei diesen Patienten in der Regel um Risikopatienten, die nicht nüchtern sind, handelt, sollte durch parenterale Applikation von Domperidon oder Metoclopramid eine Beschleunigung der Magenentleerung induziert werden. Dies erhöht gleichzeitig mit großer Wahrscheinlichkeit die Effizienz der H_2-Rezeptorblockade sowohl hinsichtlich Magensaftazidität als auch -volumen [81].

Aufgrund der länger anhaltenden Wirksamkeit, der fehlenden Kardiotoxizität und der Applizierbarkeit durch Pflegekräfte (kein Zeitverzug) sollte der intramuskulären Injektion von H_2-Rezeptorantagonisten der Vorzug gegeben werden, wenn nicht akut eine intravenöse

Tabelle 28. Prospektive Studien zur Wirksamkeit der Cimetidinprämedikation auf die Magensaftazidität bei dringlichen Eingriffen

Autor	Op.	n	Dosis [mg]	Applikation	Präoperativ [min]	pH < 2,5 [%]	Kontrolle pH < 2,5 [%]	Signi-fikanz
Dobb (1979) [126]	DC	20	200	i.v.	60	20	65	*
Strain (1981) [482]	DC	18	300	i.v.	35–100	11	78	*
Johnston (1982) [255]	DS	9	400	p.o.	15–90	56		
	DS	61	400 + 200/2 h	p.o.	120	4		
Frank (1983) [165]	DS	9	400 + 200/h	p.o.	0,5–?	33	10	
Coombs (1982) [99]	DC	15	300	i.v.	35–120	20	67	*
Brock-Utne (1983) [66]	DC	20	200	i.v.	90	0	100 (35) (selbst)	*

Injektion durch einen Arzt erfolgen kann. Die schnelle Resorption sorgt für einen nur um wenige Minuten verzögerten Wirkungseintritt (s. S. 51).

Zum Einsatz von Ranitidin bei dringlichen geburtshilflichen Eingriffen liegt bisher eine Untersuchung vor. Bei einem Zeitintervall unter 50 min wiesen 44% der Patientinnen pH-Werte unter 2,5 auf, nach mehr als 50 min hatten alle Schwangere einen pH über 2,5 [257].

H_2-Antagonisten in der Kinderanästhesie

Goudsouzian et al. [185] bestimmten die erforderliche Dosis, um eine sichere Anhebung des pH über 2,5 zu erzielen, mit 10 mg/kg KG bei oraler Applikation. Die geringe Zahl von 22 Kindern mit dieser Dosierung erlaubte jedoch keine Definition des optimalen Zeitintervalls zwischen Einnahme und Narkoseeinleitung. In eigenen Untersuchungen wurde dieser Fragestellung nachgegangen. Bei keinem Kind mit einem Intervall von 120–180 min ließ sich ein pH unter 2,5 messen, während nach 90–120 min noch 11% der Kinder einen Wert unter 2,5 aufwiesen und nach über 3 h der Anteil der Risikopatienten wieder auf 28% anstieg.

Die Prämedikation von Kindern mit dem Anticholinergikum Glycopyrrolat [432] hob den Magensaft-pH nur bei 44% der Kinder über 2,5 an, so daß die Überlegenheit von Cimetidin als erwiesen gelten kann.

Gleichfalls bestätigten die eigenen Ergebnisse den hochsignifikanten volumenreduzierenden Effekt der Cimetidinprämedikation auch in der Kinderanästhesie. Nach 120–180 min fand sich nur noch ein Magensaftvolumen von durchschnittlich 0,21 ml/kg KG im Vergleich zu 0,6 ml/kg KG in der Kontrollgruppe. Goudsouzian et al. [185] konnten eine Reduktion des Volumens von 0,53 auf 0,13 ml/kg KG nachweisen. Glycopyrrolat reduzierte das mittlere Magensaftvolumen von 0,6 ml/kg KG auf 0,18 ml/kg KG [432]. Die Sekretionsminderung durch H_2-Antagonisten ist damit ebenso effektiv wie durch Anticholinergika.

Um ein psychisches Trauma zu vermeiden, sollte bei Kindern bis zum Schulalter möglichst jede Injektion vermieden werden. Die parenterale Applikation von H_2-Antagonisten zumindest bei elektiven Patienten entfällt damit. In den Studien mit elektiven kinderchirurgischen Eingriffen wurden deshalb nur nichtinvasive Applikationsformen untersucht. Die Erfahrungen mit der oralen Applikation hatte gezeigt, daß bei Kindern unter 2 Jahren die Prämedikation nicht immer gelingt. Einige Kinder wehren sich entschieden gegen das Einflößen der Medikamente, zudem sind die Volumina bei Säuglingen sehr gering. Die rektale Applikation von mindestens 40 mg/kg KG bietet hier eine sinnvolle Alternative mit der gleichen Erfolgsquote wie die orale Gabe. Bei Kindern unter 2 Jahren sollte sie sogar aus den angeführten Gründen an die erste Stelle treten.

Die orale Prämedikation zur Sedierung wird von einer Reihe von Kinderanästhesisten bevorzugt [59, 485]. Wie die vorliegenden Resultate zeigen, steigt jedoch mit der oralen Prämedikation der Anteil an Kindern mit erhöhtem Magensaftvolumen von mehr als 1 ml/kg KG signifikant an (Abb. 34). Als Ursache ist v. a. der zur Geschmacksverbesserung zugesetzte Kohlenhydratanteil anzusehen, der eine sekretionsstimulierende Wirkung hat [357].

In der hier durchgeführten Untersuchung zur Wirksamkeit einer zusätzlichen oralen Cimetidinprämedikation wurde ein Zeitintervall von 90–120 min gewählt, da einerseits zu diesem Zeitpunkt bei der weit überwiegenden Zahl der Kinder mit einer ausreichenden pH-Anhebung gerechnet werden konnte, andererseits bei einem längeren Zeitintervall eine Abnahme der sedierenden Wirkung befürchtet wurde. Die erzielten Ergebnisse haben bewiesen, daß mit diesem Kompromiß bei über 90% der Kinder der pH auf mindestens 2,5 angehoben werden kann, während in beiden Kollektiven ohne H_2-Rezeptorblockade bei 78,5 bzw. 82,5% der Kinder ein pH unter 2,5 gemessen wurde. Dieser gegenüber Erwachsenen deutlich erhöhte Anteil gefährdeter Patienten wurde sowohl in eigenen Untersuchungen (s. S. 63) als auch durch Salem et al. [432] und Coté et al. [101] bestätigt. In diesen Studien wiesen jeweils über 90% der Kinder einen pH unter 2,5 auf. Auch das im Vergleich zu Erwachsenen erhöhte intragastrale Volumen bestätigte sich in diesen Arbeiten.

Die durch Cimetidin verursachte Volumenreduktion vermindert den Anteil von Risiko-patienten mit einem pH unter 2,5 und einem Volumen von mehr als 0,4 ml/kg KG auch bei oraler sedierender Prämedikation auf unter 5%.

Aufgrund des drastisch erhöhten Magensaftvolumens erscheint die Wirksamkeit der Cimetidinprämedikation bei Kindern mit Pylorusstenose von besonderer Bedeutung (Abb. 36 und 37). Nur noch eines von 10 Kindern muß als Risikopatient betrachtet werden. Bei die-sen Kindern sollte sich durch vorabendliche und nächtliche Cimetidinapplikation der pH noch deutlicher anheben und das Volumen weiter reduzieren lassen. Gerade unter dieser Indikation bietet sich auch die mehrfache rektale Cimetidininstillation an, da einerseits nicht alle Kinder einen venösen Zugang erhalten und andererseits die orale Gabe aufgrund der Ma-genentleerungsstörung nicht empfehlenswert ist. Erste Ergebnisse zur rektalen Applikations-form bei Kindern mit Pylorusstenose haben diese Möglichkeit bestätigt.

Der in den vorliegenden Untersuchungen verwendete Tagametsirup ist in der Bundes-republik Deutschland noch nicht im Handel, wohl jedoch in den USA und einigen europä-ischen Ländern. Die Auflösung von Tagamettabletten in Kirschsirup führt jedoch zu ver-gleichbaren Ergebnissen, wie weiterführende Untersuchungen gezeigt haben. Bei Festlegung einer definierten Volumenmenge (z. B. 5 ml Sirup plus 200 mg Cimetidin) läßt sich auch die Dosierung problemlos auf den Stationen handhaben.

Nebenwirkungen unter Medikation von H_2-Antagonisten

Cimetidin. Unerwünschte Wirkungen im Zusammenhang mit der Medikation von Cimetidin wurden von Beginn der klinischen Anwendung an erfaßt. Schon früh gab es deshalb erste Hinweise auf mögliche Nebenwirkungen, die eine große Anzahl klinischer und experimen-teller Studien veranlaßt haben, um diese zu verifizieren. Publikationen über Cimetidinneben-wirkungen haben mittlerweile einen Umfang erreicht, der es dem nicht speziell interessierten Leser unmöglich macht, auch nur einen Überblick über diese Thematik zu behalten, geschwei-ge denn, die Relevanz dieser Berichte zu überprüfen. Viele dieser — häufig in Leserbriefform — erschienenen Veröffentlichungen entziehen sich einer wissenschaftlichen Überprüfung.

An dieser Stelle werden deshalb nur solche Nebenwirkungen berücksichtigt, die gesichert oder zumindest wahrscheinlich sind (Abb. 38). Der Schwerpunkt soll dabei auf den anästhe-siologisch wichtigen, klinisch bedeutsamen und den bei kurzfristiger Medikation auftreten-den Effekten liegen.

Interaktionen. Über den Imidazolring blockiert Cimetidin in der Leber das Zytochrom-P_{450}-System — in geringerem Maße auch das P_{448}-System. Es kann über diesen Mechanismus die hepatische Ausscheidung von Substanzen, die durch eine Hydroxylierung oder Demthylie-rung (Phase I) metabolisiert werden, verzögern [52, 397]. Stoffe, die vorwiegend glukuroni-siert (Phase II) werden, erfahren keine Beeinflussung. Je nachdem, in welchem Ausmaß Zy-tochrom-P_{450} an der Ausscheidung beteiligt ist, kann schon nach einmaliger Applikation von Cimetidin eine Verzögerung der Elimination beobachtet werden. Das Maximum der Phase-I-Blockade tritt jedoch erst nach mehrmaliger Cimetidinmedikation ein [404]. Es exi-stieren deshalb kaum Untersuchungen zur Beeinflussung von Substanzen in den ersten 24 h

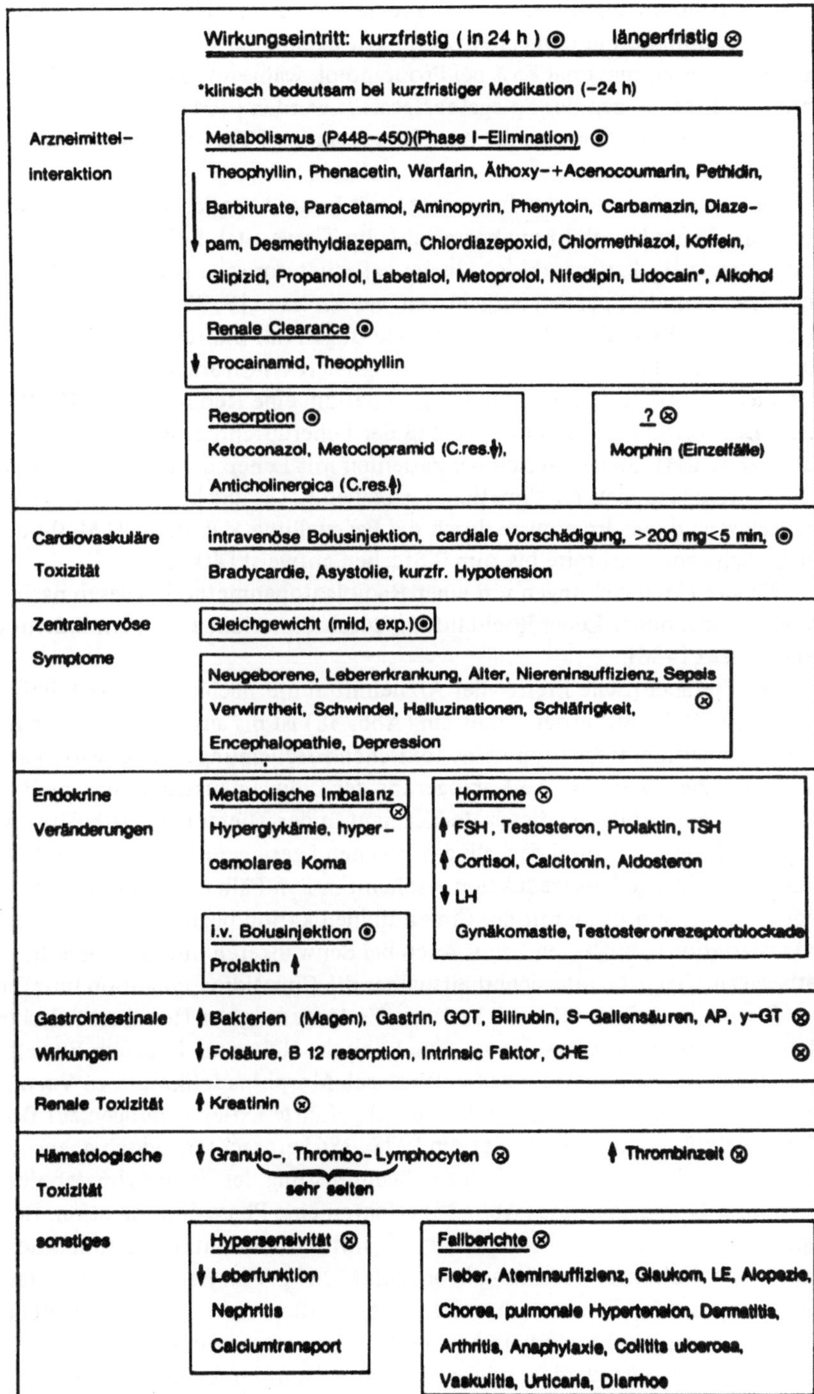

Abb. 38. Cimetidin-Nebenwirkungen unter kurz- und längerfristiger Medikation
(*C. res.* Cimetidinresorption)

nach Cimetidinmedikation. Die vorhandenen Studien zeigen bei Medikamenten mit hoher Phase-I-Elimination in den ersten 24 h nach Beginn der Cimetidinzufuhr Plasmaspiegelerhöhungen bis zu maximal 75% bei Propranolol, während mit anderen Substanzen deutlich geringere Erhöhungen der Spiegel festgestellt werden [404]. Je nach Halbwertszeit der untersuchten Arzneimittel waren die Ausgangswerte 2–7 Tage nach Absetzen von Cimetidin wieder erreicht.

Die Elimination von Medikamenten mit hoher hepatischer Clearance wird wesentlich durch die Leberdurchblutung beeinflußt. Im Tierversuch ließ sich nachweisen, daß durch hochdosierte H_2-Rezeptorblockade der vasodilatatorische Effekt von Histamin an der A. hepatica zumindest partiell aufgehoben werden kann [9, 393]. Am Menschen stehen zum Nachweis der Leberdurchblutungsveränderungen nur indirekte Verfahren zur Verfügung. Als übliche Methode dient die Indocyaningrün(ICG)-Clearance. Feely et al. [150] wiesen damit nach der Applikation von 600 mg Cimetidin eine Reduktion der ICG-Clearance um 25% nach. Der Wert dieser Methode als Maß der Leberdurchblutung wird jedoch angezweifelt [250, 288, 404]. So ließen sich bei Patienten mit Leberzirrhose keine Veränderungen der Leberdurchblutung unter Cimetidin feststellen [216, 288]. Bestärkt werden die Zweifel über die Relevanz dieser Ergebnisse durch die Feststellung, daß die ICG-Methode eine intraindividuelle Schwankungsbreite bis zum 2,5fachen aufweist [404].

Neuere Untersuchungen mit einer Radioisotopenmethode wiesen nach, daß lediglich bei Patienten mit hoher Leberdurchblutung durch Cimetidin eine Verminderung der Durchblutung eintritt [486].

Die therapeutische Breite aller Arzneimittel mit nachgewiesener Eliminationsverzögerung [404, 434, 467, 468] unter Cimetidin (Abb. 38) ist bis auf Lidocain so groß, daß durch kurzfristige Cimetidinmedikation keine toxischen Erscheinungen zu erwarten sind und bisher auch nicht publiziert wurden. Die Verzögerung der Lidocainausscheidung spielt in der Praxis ebenfalls kaum eine Rolle, da dieses Medikament in der Therapie ventrikulärer Arrhythmien nach Wirkung dosiert wird und deshalb entsprechend geringere Mengen infundiert werden. Vorsicht und sofortige Dosisreduktion erscheint in den Fällen erforderlich, in denen unter laufender Lidocaininfusion mit der Cimetidinmedikation begonnen wird, eine Situation, die auf Intensivstationen auftreten kann. Auch bei Schwangeren mit kontinuierlicher Periduralanästhesie zur Geburt sollte sicherheitshalber die Cimetidinapplikation unterbleiben [226].

Für die nach Cimetidin beobachtete Verlängerung der Hexobarbitalschlafzeit [228] bei Ratten fehlen bisher Hinweise auf eine klinische Relevanz. In einem Einzelfall kam es unter einer mehrtägigen Cimetidinmedikation nach Morphinapplikation zu Verwirrtheitszuständen und Atemstillstand [152]. Daraufhin durchgeführte Untersuchungen zur Beeinflussung der Morphinelimination durch Cimetidin [278, 356] erbrachten jedoch ebensowenig Hinweise auf eine Verzögerung wie Studien zur Beeinflussung des Fentanylmetabolismus [117].

Einige Benzodiazepine (Abb. 38) erfahren eine Phase-I-Elimination. Bei Substanzen mit langer Halbwertszeit wie Diazepam wurde unter Cimetidinmedikation schon nach wenigen Tagen eine Wirkungsverstärkung beobachtet [269]. Von Bedeutung könnten diese Befunde für Patienten sein, die unter chronischer Medikation dieser Substanzen stehen [277]. Auf Intensivstationen sollte deshalb bei gleichzeitiger Cimetidinmedikation die übliche Benzodiazepindosis reduziert werden, oder es sollten Substanzen benutzt werden, die über eine Glukuronisierung metabolisiert werden.

Kardiovaskuläre Toxizität. Die Blockade der kardialen H_2-Rezeptoren kann insbesondere bei kardial vorgeschädigten und alten Patienten bei intravenöser Bolusinjektion zu Bradykardien und in seltenen Fällen auch zu Asystolien führen [94, 434, 454]. Die Bolusinjektion von 600 mg verursachte bei 2 Intensivpatienten einen Abfall des systolischen Blutdruckes um 50 bzw. 70 mmHg (6,7 bzw. 9,3 kPa) [434]. Experimentelle Befunde lassen einen peripheren Mechanismus vermuten [375]. Bei Injektion von 200 mg während eines kardiopulmonalen Bypass fand sich bei 14 Patienten zwischen der 1. und 4. Minute ein signifikanter Abfall des mittleren arteriellen Drucks [215]. Die orale, intramuskuläre oder langsame intravenöse Applikation verursachte bisher keine relevanten Nebenwirkungen dieser Art.

Zentralnervöse Toxizität. Die bei älteren, meist auch niereninsuffizienten Patienten beobachteten zentralnervösen Symptome unter Cimetidin wie Verwirrtheit, Halluzinationen, Schwindel, Enzephalopathie oder Depression [434, 437, 438] sind erst nach über mehrere Tage gehender Medikation zu erwarten. Eine Korrelation zwischen Cimetidinliquorspiegel und zentralnervösen Symptomen wurde nachgewiesen [437]. Auf Intensivstationen sollte bei gefährdeten Patienten auf diese möglichen Nebenwirkungen geachtet und ggf. die Medikation unterbrochen werden. Auch bei Neugeborenen und im Säuglingsalter sind in Einzelfällen solche Erscheinungen aufgetreten [20].

Obwohl der Nachweis von Histaminrezeptoren im Gehirn gelang [25, 190], fehlen bis heute schlüssige Beweise, daß die beschriebenen zentralnervösen Symptome durch H_2-Rezeptorblockade entstehen. In mehreren Berichten wird über eine günstige Wirkung von Physostigmin zur Therapie der ZNS-Symptomatik berichtet [55, 254, 434]. Dies und die Art der Symptomatik lassen vermuten, daß zumindest ein Teil der zentralnervösen Nebenwirkungen als zentralanticholinerges Syndrom einzuordnen ist.

Endokrine Wirkungen. Nachdem unter Langzeitmedikation uni- und bilaterale reversible Gynäkomastien auftraten [470], wurde der Einfluß von Cimetidin auf das Endokrinum extensiv untersucht. Nach Bolusinjektion ließ sich eine dosisabhängige, kurzfristige Prolaktinerhöhung im Blut nachweisen, nicht jedoch unter oraler Applikation auch höherer Mengen [83]. Eine klinische Bedeutung wird der kurzfristigen Prolaktinerhöhung nicht beigemessen.

Als Erklärung für das Auftreten von Gynäkomastien wird eine Blockade peripherer Testosteronrezeptoren durch das Cimetidinmolekül angenommen [464]. Eine Beeinträchtigung der Libido trat jedoch nur bei 3 von fast 10000 Langzeitpatienten auf [166]. Veränderungen der FSH-, LH- und Testosteronspiegel wurden in mehreren Untersuchungen nicht nachgewiesen [270, 381]. Bei Patienten mit Hyperparathyreoidismus bzw. Urämie tritt ein Abfall des Parathormonspiegels unter Cimetidin auf [166]. Klinische Effekte aufgrund dieser Beobachtungen wurden bisher nicht gesehen [174].

Renale Toxizität. Ein leichter Anstieg des Kreatininspiegels tritt unter langfristiger Cimetidinmedikation häufiger auf [166, 281], ist aber nach Absetzen wieder reversibel und verursacht keine weiteren Beeinträchtigungen der Nierenfunktionen. Ein Absetzen der Zufuhr ist nicht erforderlich.

Als Zeichen einer Hypersensivität wird die nach mehrwöchiger Therapie in extrem seltenen Fällen (1:1 Mill.) auftretende interstitielle Nephritis gedeutet [166]. Nach Absetzen der Therapie ist diese Komplikation ebenfalls reversibel.

Hepatotoxizität. Unter langfristiger Therapie kann ein leichter reversibler Anstieg der Transaminasen, der alkalischen Phosphatase, der γ-GT und des Bilirubins auftreten [166, 238, 434], der keiner Intervention bedarf. Auch an der Leber kann in äußerst seltenen Fällen eine Hypersensivitätsreaktion auftreten [166], die nach Absetzen verschwindet.

Sonstiges. In sehr seltenen Fällen können bei Patienten mit beeinträchtigter Knochenmarkfunktion Granulozytopenien und Thrombopenien auftreten [166, 434]. Nachdem in experimentellen Untersuchungen nachgewiesen wurde, daß H_2-Rezeptoren die DNS-Synthese in der Knochenmarkzelle triggern können [166], wird dieser Effekt mit einer direkten Rezeptorblockade erklärt. Histamin kann über H_2-Rezeptoren eine Subklasse von Suppressor-T-Lymphozyten stimulieren und über eine Blockade dieser Rezeptoren eine verstärkte Immunantwort verursachen. In-vitro-Untersuchungen haben diesen Effekt bestätigt [166]. In kontrollierten Untersuchungen wurde jedoch keine Beeinträchtigung der Einheilungsrate und der Abstoßungsreaktion bei Nierentransplantation unter Cimetidintherapie gefunden [166]. In Einzelfällen ist es bei Patienten mit gestörter metabolischer Stoffwechsellage zu einer Hyperglykämie, auch zum hyperosmolaren Koma, gekommen [434]. Als Ursache für die Komplikation wird eine Hemmung der histaminvermittelten Insulinfreisetzung diskutiert. Da die Überwachung solch gefährdeter Patienten ein engmaschiges Monitoring erfordert, sollte diese Nebenwirkung in der Praxis keine bedeutende Rolle spielen.

Unklar ist die Ursache der nach Bolusinjektion — nicht jedoch nach langsamer Zufuhr — von Cimetidin auftretenden Verlängerung der Thrombinzeit um bis zu 8 s bei einigen Patienten [325]. Ebenso fehlen Hinweise auf eine klinische Relevanz dieser Beobachtung.

Bei gleichzeitiger oraler Applikation von Cimetidin wurde mit einigen Antazida eine verringerte Resorption festgestellt [196, 468] und deshalb empfohlen, entweder Cimetidin vor den Antazida zu verabreichen oder mindestens 1 h später. Auch die gleichzeitige Einnahme von Metoclopramid scheint die Resorption von Cimetidin negativ zu beeinflussen [196, 467].

Weitere Wirkungen. In 2 Untersuchungen [182, 426] fand sich nach Cimetidin eine leichte Erhöhung des distalen Ösophagussphinktertonus. Eine direkte Wirkung von Cimetidin auf den distalen Ösophagussphinkter wurde jedoch bisher nicht nachgewiesen. Vielmehr ist es wahrscheinlicher, daß dieser Effekt durch die Alkalisierung des Magensafts verursacht wird, da der Druck des distalen Ösophagussphinkter durch Anhebung des Magensaft-pH zunimmt [36]. Ein dopaminantagonistischer Effekt — möglich durch den Nachweis der Senkung des Parathormonspiegels — kann zum jetzigen Zeitpunkt jedoch nicht ausgeschlossen werden.

Die digitalisbedingte Letalität wurde experimentell durch Cimetidin signifikant verringert [502].

Ob die experimentell nachgewiesene Verstärkung der neuromuskulären Blockade von Aminoglykosiden durch Cimetidin klinische Bedeutung gewinnt, erscheint zumindest für die intraoperative Phase nicht wahrscheinlich [54].

Applikation. Im angloamerikanischen und französischen Raum ist neben der oralen und intravenösen auch die intramuskuläre Applikationsform von Cimetidin zugelassen. Sie hat sich dort v. a. in der Intensivtherapie als komplikationslos erwiesen [189]. Die vorliegende Untersuchung bestätigt diese Resultate. Bei fast 3000 Patienten war die Cimetidininjektion ebenso schmerzhaft wie die übliche Prämedikation. Leichte lokale Reaktionen traten nur bei 5 Patienten auf und waren sämtlich passagerer Natur. Über die rektale Applikation von Cimetidin am Menschen wird erstmals im Rahmen dieser Arbeit berichtet. Weder die durchgeführten Rektoskopien noch die Erfahrungen aus mittlerweile fast 100 Anwendungen haben Hinweise auf mögliche lokale Reizerscheinungen ergeben.

Subjektive Beschwerden. Die Häufigkeit subjektiver Beschwerden nach Cimetidinprämedikation bewegt sich in einer Größenordnung, wie sie auch nach Placebomedikation beobachtet wird [166]. Die abendliche Applikation von 800 und 1200 mg Cimetidin bei bisher über 500 Patienten war ebenfalls mit keinen subjektiven Beschwerden verbunden. Vereinzelte Berichte über Erbrechen, Übelkeit oder Kopfschmerzen sind auch ohne Cimetidinmedikation vorhanden und am ehesten durch die präoperative Ausnahmesituation bedingt.

Ein Zusammenhang zwischen gehäuftem postoperativem Erbrechen und Cimetidinmedikation konnte durch eine prospektive Untersuchung (Tabelle 21) ausgeschlossen werden.

Intraoperative Komplikationen. Bei kinderchirurgischen Narkosen traten keine intraoperativen Komplikationen auf, die mit der Cimetidinmedikation in Zusammenhang gebracht werden konnten. Auch Goudsouzian et al. [185] beobachteten keine intraoperativen Nebenwirkungen.

Coulbois et al. [104] untersuchten in einer doppelblind angelegten prospektiven Studie intraoperative Veränderungen nach Prämedikation von 400 mg Cimetidin i.m. bei je 50 Patienten. Sie fanden weder eine Beeinflussung der Narkose noch signifikante Veränderungen kardiovaskulärer oder elektrokardiographischer Parameter. Es bestand jedoch eine Tendenz zu etwas niedrigeren Pulsfrequenzen unter Cimetidinprämedikation nach 3 h. Eine klinische Bedeutung wurde diesem Befund nicht beigemessen. Auch die in der vorliegenden Arbeit beobachteten sehr seltenen unerklärlichen passageren Bradykardien und Hypotensionen — fast ausschließlich bei Patienten über 65 Jahren — erreichten in keinem Fall ein bedrohliches Ausmaß und bedurften kaum einer medikamentösen Therapie. Ob diese Veränderungen der Cimetidinmedikation zuzuschreiben sind, läßt sich nicht mit Sicherheit bestimmen. Lutz et al. [327] geben im Rahmen der Allgemeinanästhesie die Häufigkeit schwerer Hypotensionen ohne begleitende Blutung mit 0,91% und Herzrhythmusstörungen mit 1,55% an, so daß aus diesen Zahlen keine Anhaltspunkte für ein vermehrtes Auftreten von Bradykardien und Hypotensionen unter Cimetidinmedikation gewonnen werden können.

Auch die bei 6 Patienten festgestellte sicher oder fraglich verlängerte Aufwachzeit bewegt sich im Rahmen der normalerweise beobachteten Häufigkeit.

Bakterielle Besiedlung. Bedingt durch die Alkalisierung des Magensafts durch Cimetidin ist ein vermehrtes Bakterienwachstum im Magen möglich. Die Ergebnisse der Studien zu diesem Thema sind kontrovers. In 2 Untersuchungen [147, 350] wurden weder akut noch unter längerer Therapie vermehrt Keime im Magensaft gefunden, während in einer anderen Studie [162] schon nach kurzfristiger Medikation, in 2 weiteren nach einiger Zeit [366, 429] eine Erhöhung der Keimzahl gemessen wurde.

Saurer Magensaft zerstört Keime, die in den Magen gelangen. Der erhöhte Anteil von Patienten mit Keimen der normalen Rachenflora im Magensaftaspirat (Tabelle 22) dürfte am ehesten durch Kontamination beim Einführen der Magensonde entstanden sein. Die sterilen Kulturen in der Kontrollgruppe fanden sich fast ausschließlich bei Patienten mit einem Magensaft-pH unter 2,5. Der höhere Anteil steriler Kulturen in der Kinderanästhesie erklärt sich durch den größeren Anteil der Kinder mit saurem Magensaft im Vergleich zu Erwachsenen. Da zwischen Abnahme und bakterieller Bestimmung ein Zeitraum bis zu 24 h lag, dürfte selbst nach Kontamination durch die Sonde der saure Magensaft für eine Keimabtötung gesorgt haben, im Gegensatz zum neutralen Magensaft. Ein vermehrtes Auftreten fakultativ pathogener Hospitalismuskeime wurde nicht beobachtet.

Ranitidin. *Unerwünschte Wirkungen.* Die Einführung von Ranitidin war verbunden mit der Hoffnung auf ein Arzneimittel, das nicht die unter Cimetidin beobachteten Nebenwirkungen aufweist. Seit der breiten klinischen Anwendung nehmen jedoch auch die Berichte über Nebenwirkungen unter Ranitidintherapie zu.

Experimentelle Befunde belegen mittlerweile, daß auch Ranitidin das Zytochrom-P_{450}-System hemmt [410], jedoch in geringerem Ausmaß und auf andere Weise.

Die Interaktionen können unter klinisch gebräuchlicher Dosierung auftreten. Beeinträchtigungen der Elimination wurden bisher bei Metoprolol, Nifedipin, Theophyllin, Warfarin, Midazolam, Barbituraten, Paracetamol, Aminopyrin und Alkohol beobachtet [60, 265, 352, 410]. Von besonderem anästhesiologischem Interesse könnte die in vitro bei klinisch üblicher Dosierung gefundene Hemmung des Fentanylabbaus sein [289]. Humanexperimentelle Untersuchungen stehen jedoch noch aus.

Die durch H_2-Rezeptorblockade möglichen Nebenwirkungen wie Bradykardie und Asystolie sind auch mit Ranitidin zu erwarten und zwischenzeitlich auch beschrieben worden [78, 455]. Obwohl ein antiandrogener Effekt nicht nachgewiesen wurde, sind auch unter längerfristiger Ranitidintherapie Gynäkomastie [335, 494], Amenorrhö [306], Impotenz und Libidoverlust [354] aufgetreten.

Ranitidin verstärkt die Bronchokonstriktion zumindest bei Patienten mit allergischem Asthma bronchiale und sollte deshalb bei diesen Patienten nicht eingesetzt werden, während Cimetidin in therapeutischen Dosen ohne Einfluß blieb [484].

Die intravenöse Bolusinjektion führte auch unter Ranitidin zu einer Erhöhung des Prolaktinspiegels [116, 270]. Sowohl in vitro als auch in vivo beeinflußt Ranitidin die Aldosteronsekretion [139].

Zentralnervöse Symptome [354] wurden ebenso beschrieben wie ein Anstieg von Serumkreatinin [24], Transaminasen [354], alkalischer Phosphatase, γ-GT und Bilirubin [238]. Auch eine anikterische Hepatitis ist mittlerweile beobachtet worden [28].

Unter Ranitidin war der bei Cimetidinbolusinjektion beobachtete Anstieg der Thrombinzeit geringer ausgeprägt [325]. In einer Studie [287] kam es nach einwöchiger Ranitidinapplikation bei 11 von 12 Patienten zu einem leichten Abfall der Leukozyten. Bei einem Patienten mit Glaukom [127] stieg sowohl unter Cimetidin als auch unter Ranitidin der intraokulare Druck an. Die mit Vorsicht zu interpretierenden Ergebnisse zur Beeinflussung der Leberdurchblutung unter Cimetidin fanden sich in demselben Ausmaß auch bei Ranitidin [149, 171].

Im Gegensatz zu Cimetidin verursachte Ranitidin eine Verzögerung der Magenentleerung [435]. Dieser Befund steht im Widerspruch zu In-vitro- [204] und In-vivo-Untersuchungen [40], die unter klinisch gebräuchlicher Ranitidinkonzentration einen cholinergen Effekt nachgewiesen haben.

Wie bei allen neu auf den Markt befindlichen Medikamenten ist auch für Ranitidin zu erwarten, daß mit zunehmender Dauer der Anwendung die Zahl beobachteter Nebenwirkungen steigen wird. Gegenüber Cimetidin verbleibt der Vorteil einer bisher nicht nachgewiesenen antiandrogenen Wirkung und der geringeren Beeinflussung der Phase-I-Elimination. Abgesehen von der fraglichen klinischen Relevanz der meisten Interaktionen spielen die Unterschiede gegenüber Cimetidin in der kurzfristigen Medikation keine Rolle.

4 Allergische und pseudoallergische Reaktionen

4.1 Risiko der Allergie

Nur in wenigen Untersuchungen [248, 327, 506] zur Häufigkeit anästhesiologischer Komplikationen werden allergische Reaktionen als mögliche Ursache berücksichtigt (Tabelle 2). Mindestens 5% der schweren und letalen anästhesiologischen Komplikationen sind danach durch medikamenteninduzierte allergische Reaktionen bedingt [506].

Unter 190000 Anästhesien trat 31mal ein anaphylaktischer Schock [248]. In der Bundesrepublik bewegt sich die Inzidenz allergischer Reaktionen (Abb. 39) im Rahmen der Anästhesie zwischen 1:350 [327] und 1:600 [280]. Lorenz u. Doenicke [310] schätzen die Häufigkeit lebensbedrohlicher allergischer Reaktionen auf 0,1–0,5% und kommen damit auf eine vergleichbare Größenordnung wie Autoren in Frankreich und Großbritannien [286, 520]. 10000–15000 lebensbedrohliche anaphylaktische bzw. anaphylaktoide Reaktionen während der Anästhesie jedes Jahr sind demnach wahrscheinlich.

Die Gesamthäufigkeit allergischer Reaktionen im Rahmen der Anästhesie scheint sogar etwa 10mal höher zu liegen [179, 310]. Zwar verlaufen diese Reaktionen für sich allein meist mild. Im Zusammentreffen mit anderen Komplikationen jedoch kann die zusätzliche allergische Reaktion einen deletären Verlauf verursachen. In einer differenzierenden Untersuchung [285] waren mehr als die Hälfte der allergischen Reaktionen durch eine direkte Histaminfreisetzung bedingt. Unter Berücksichtigung dieses Zusammenhangs scheint bei ca. 40% aller kardiovaskulären anästhesiologischen Komplikationen eine Histaminfreisetzung beteiligt zu sein (Lorenz 1983, persönl. Mitteilung).

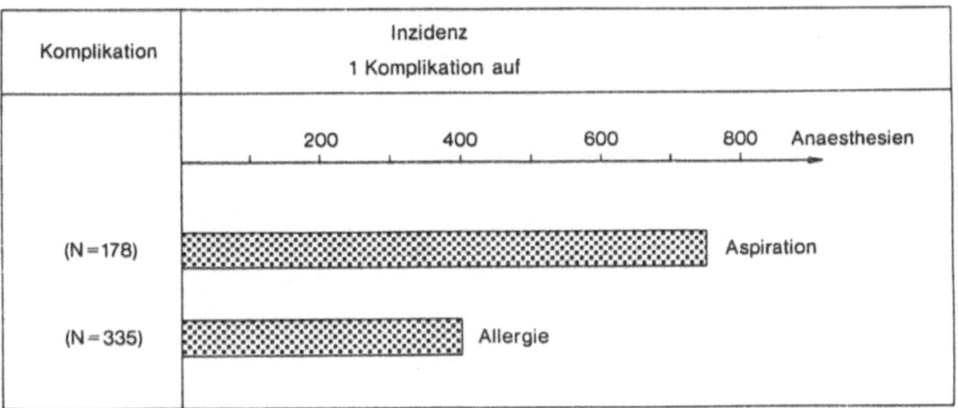

Abb. 39. Häufigkeit allergischer Reaktionen und Aspirationen bei 132952 Allgemeinanästhesien 1973–1980. (Nach [327])

4.2 Pathophysiologische Grundlagen

In der Literatur herrscht eine z. T. verwirrende Begriffsvielfalt zur Thematik der allergischen
Reaktion, die das Verständnis des mit der Materie nicht sehr vertrauten Lesers erschwert.
Eine gewisse Vereinheitlichung konnte Ende der 70er Jahre erzielt werden. An den Anfang
dieses Kapitels soll deshalb zum besseren Verständnis eine Definition der einzelnen Begriffe
gestellt werden, wobei schwerpunktmäßig die anästhesiologisch bedeutsamen Reaktionen berücksichtigt werden (Abb. 40).

Zu unterscheiden sind einmal immunologische und nichtimmunologische Reaktionen.
Als immunologisch bezeichnet man solche Reaktionen, die durch humorale Faktoren (Anti-

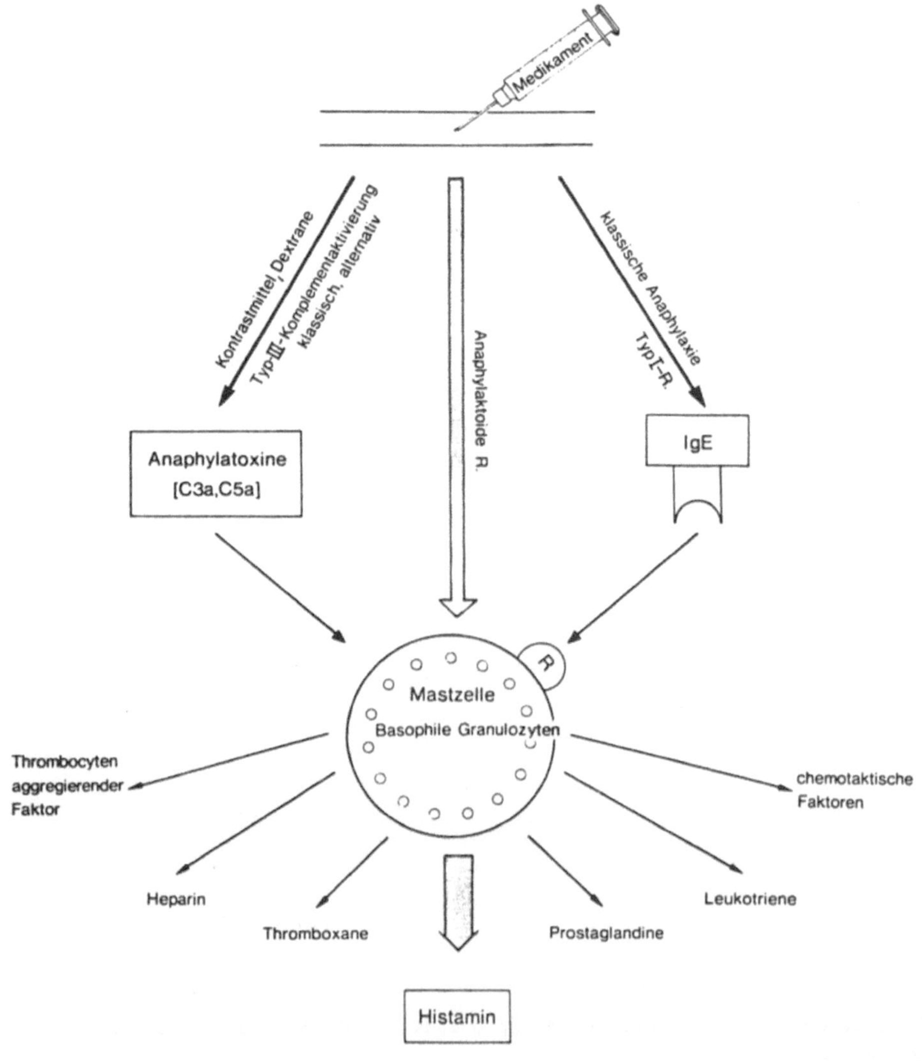

Abb. 40. Anästhesiologisch bedeutsame Wege bei der Freisetzung aktiver Mediatoren im Rahmen allergischer Reaktionen

körper, Komplement) vermittelt werden [33]. Nichtimmunologische Reaktionen haben ihre
Ursache in einer direkten Interaktion [16, 260] zwischen dem auslösenden Agens und der
Mediatorzelle (Mastzelle, basophiler Granulozyt). Die immunologisch bedingten Allergien
erfahren eine weitere Unterteilung in anaphylaktische und anaphylaktoide Reaktionen [271,
507]. Der echten Anaphylaxie – sog. Typ-I-Reaktion – liegt eine allergenspezifische IgE-
oder IgG-Stimulierung zugrunde [302]. Die immunologische anaphylaktoide Reaktion ent-
steht durch Aktivierung des Komplementsystems (Globuline) entweder auf dem klassischen
oder auf dem alternativen Weg [33, 507].

Als anaphylaktoid werden Reaktionen bezeichnet, die das Erscheinungsbild einer anaphylaktischen Reaktion imitieren, ohne daß eine IgE-Stimulierung nachgewiesen werden
kann [321]. Deshalb fallen auch die nicht immunologisch bedingten – auch pseudoallergisch
genannten – Reaktionen unter diesen Begriff.

Allen gemeinsam ist die Art der Reaktion. Im wesentlichen handelt es sich um Sofort-
reaktionen, deren hauptsächlichen Symptome sich durch Histaminfreisetzung, Immunkom-
plexbildung oder Komplementaktivierung erklären lassen. Welche Rolle weitere im Rahmen
der Mastzellaktivierung freigesetzte Mediatoren (Leukotriene, Prostaglandine, Thromboxane,
chemotaktische Faktoren) insbesondere für die Entwicklung von Spätreaktionen spielen, ist
z. Z. Schwerpunkt der Grundlagenforschung [16, 271, 378].

In der Klinik wird die Zuordnung einer allergischen Reaktion zu einem der 4 genannten
Typen durch die Tatsache erschwert, daß dieselbe Substanz je nach Patient verschiedene
Reaktionstypen auslösen kann. Für einige Medikamente (z. B. Thiopental, Althesin, Cremo-
phor) wurden alle 4 Mechanismen nachgewiesen.

Anaphylaktische Reaktion (Typ-I-Reaktion)
Die Entwicklung einer anaphylaktischen Reaktion ist an die Anwesenheit allergenspezifischer
Antikörper gebunden und erfordert einen vorherigen Kontakt mit dem Allergen oder mit
einer chemisch ähnlichen Substanz [33, 481]. Der initiale Kontakt stimuliert die lymphozy-
täre antigenspezifische IgE-(IgG-)Synthese. Stoffe mit niedrigem Molekulargewicht – wie
die meisten Medikamente – entwickeln ihre antigene Potenz erst in Verbindung mit Träger-
proteinen [481]. Das gebildete Immunglobulin bindet sich über Strukturen im Fc-Anteil des
Moleküls mit hoher Affinität an gewebsständige Mastzellen und basophile Granulozyten im
Blut [33]. Die Neigung zu anaphylaktischen Reaktionen ist personenspezifisch.

Während im Plasma von Normalpersonen die IgE-Konzentration zwischen ca. 70 und
700 μg/ml liegt, werden bei Allergikern bis zu 3000 μg/ml beobachtet [271]. Aufgrund der
hohen Bindungsaffinität spiegelt die Serumkonzentration jedoch nur bedingt die Menge des
vorhandenen Immunglobulins wider.

Nach erneuter Zufuhr wird das Antigen zwischen 2 vollständigen IgE-Antikörper an den
FAB-Teil gebunden. Diese fließen an der Zelloberfläche zusammen, bewirken eine Änderung
der Zellmembrankonfiguration und veranlassen durch Aktivierung verschiedener Systeme,
deren Funktion jedoch noch nicht endgültig geklärt ist, die Freisetzung spezifischer Mediatoren [481]. Von deren Menge ist die Schwere der anaphylaktischen Reaktion abhängig [481].

Komplementaktivierung – klassischer und alternativer Weg
Das Komplementsystem besteht aus 9 verschiedenen Makroglobulinen (C1–C9).

Folge der Immunkomplexreaktion ist die Aktivierung des Komplementsystems. Hierbei
handelt es sich um eine Reihe von Plasmaproteinen, die einander – ähnlich wie beim Ge-
rinnungssystem – **kaskadenförmig** aktivieren [43].

Man unterscheidet 2 Wege der Komplementaktivierung.

Die klassische Komplementreaktion verläuft nach einer Antigen-Antikörper-Reaktion mit Immunglobulinen der IgE- oder der IgM-Klasse über die Faktoren C1, C4 und C2. Daneben kennt man den Aktivierungsweg über den sog. alternativen Weg, wobei es antigenunabhängig über den Faktor B (oder den C3-Aktivator) zur Aktivierung von C3 und weiteren Faktoren kommt. Zwischen klassischem und alternativem Weg besteht über C3b-FB eine Rückkopplung [43, 214].

Im Gegensatz zur Typ-I-Reaktion kann dieser Immunkomplex schon beim ersten Kontakt mit dem auslösenden Agens gebildet werden. Eine Allergiedisposition ist nicht erforderlich [417]. Der Antigen-Antikörper-Komplex reagiert mit dem im Blut zirkulierenden Komplementeiweiß C1, aktiviert dieses zu C1a, das sich seinerseits mit C2 und C4 verbindet, um C3 zu aktivieren. Von da ab kommt es zu einer kaskadenartigen Aktivierung der Komplemente bis hin zu C9. Die einzelnen aktivierten Komplementproteine haben unterschiedliche Wirkungen. C6a bis C9a führen zur Auflösung von Zellmembranen (Hämolyse). C3a und C5a sind Anaphylatoxine, die eine Mastzelldegranulation sowie Permeabilitätsveränderungen und Chemotaxis bewirken können [43]. Die durch Komplementreaktion verursachte allergische Reaktion kann ohne Erhöhung des Histaminspiegels ablaufen, da lediglich IgE eine bedeutsame Mastzelldegranulation induzieren kann [417].

Direkte Histaminfreisetzung

Während die bisher angeführten immunologischen allergischen Mechanismen durch eine personenspezifische individuelle Reaktionslage bedingt sind, wird diese nichtimmunologische anaphylaktoide Reaktion substanzspezifisch verursacht und kann lediglich durch einige Patienteneigenschaften begünstigt werden [481].

Die Freisetzung von Histamin erfolgt durch direkte Reaktion der auslösenden Substanz mit der Mediatorzelle [16, 33, 260].

Die Schwere der anaphylaktoiden Reaktion korreliert direkt mit der Dosis und der Applikationsgeschwindigkeit [323, 481]. Dies gilt auch für die kardiovaskulären Wirkungen durch histaminfreisetzende Medikamente.

Mediatoren

Sowohl immunologische als auch nichtimmunologische allergische bzw. pseudoallergische Reaktionen führen über eine Degranulation der Mastzelle bzw. des basophilen Granulozyten zur Freisetzung präformierter und neu gebildeter Mediatoren. So bezeichnet man Moleküle, die über spezifische Rezeptoren Mechanismen in anderen Zellen aktivieren können.

Zu den präformierten Mediatoren zählen Histamin, Heparin sowie der eosinophile (ECF-A) und der neutrophile (NCF) chemotaktische Faktor. Neugebildete Faktoren sind der thrombozytenaggregierende Faktor (TAF), Leukotriene, Prostaglandine und Thromboxane [6, 16, 271, 272].

Der am längsten bekannte und wichtigste Mediator ist das Histamin [481]. Es ist der einzige, dessen Notwendigkeit für die Entwicklung einer anaphylaktischen Reaktion bestätigt wurde [507].

Für die weiteren Faktoren wurden zwar in vitro und z. T. auch in vivo spezifische biologische Aktivitäten nachgewiesen. Die Vorstellung über deren Funktion im Ablauf der allergischen Reaktion sind jedoch noch weitgehend hypothetisch und beziehen sich v. a. auf die Spätphase der allergischen Reaktion.

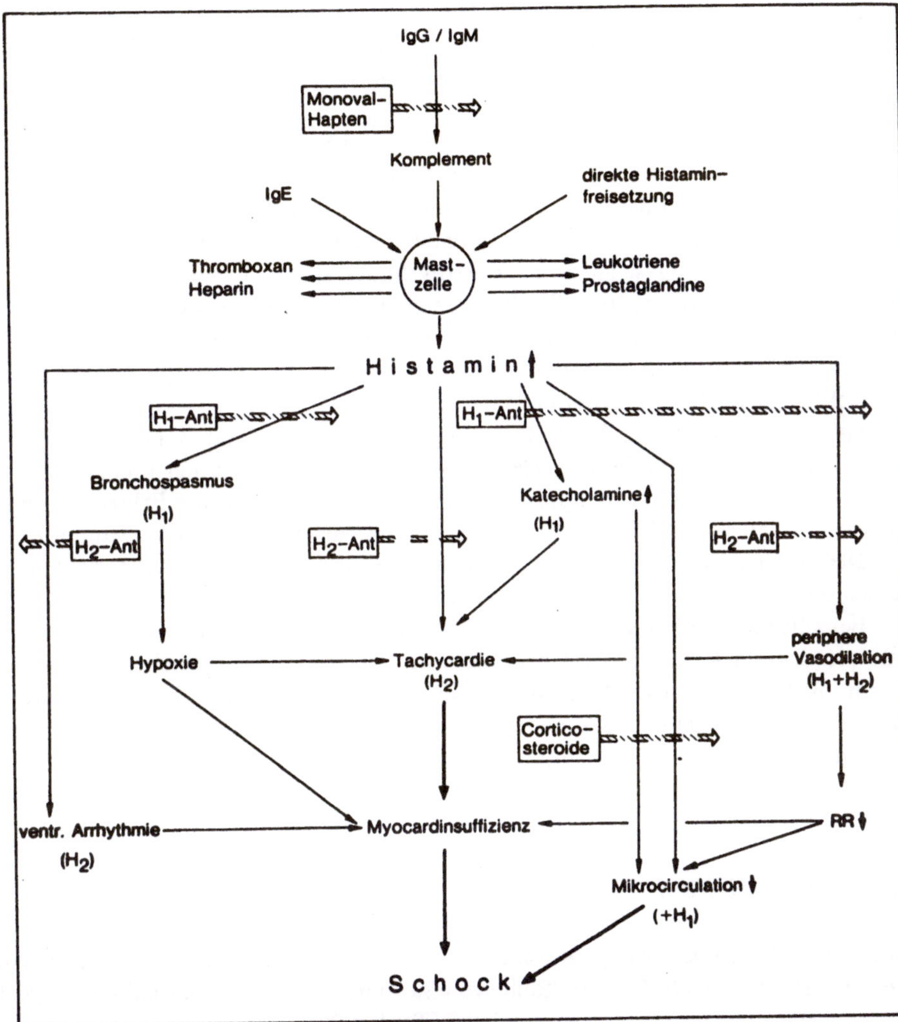

Abb. 41. Pathomechanismen der allergischen Reaktion (Histaminwirkung) und mögliche Angriffspunkte prophylaktischer Maßnahmen (*Ant* Antagonist)

Klinisches Bild

Das klinische Bild (Abb. 41) einer medikamenteninduzierten allergischen Reaktion entwickelt sich plötzlich mit einem Maximum in weniger als 30 min [481]. Es entspricht fast immer vollständig den durch exogene Histaminzufuhr verursachten Erscheinungen [481]. Die Schwere der Symptomatik wird durch Faktoren wie Medikamentendosis und spezifische Risikofaktoren beeinflußt [481].

Der Beginn der Reaktion manifestiert sich durch lokale Mastzellendegranulation an der Haut mit einem fleckförmigen Erythem an Kopf, Oberkörper und Armen [321]. Selten kommt es in dieser Phase zu Ödemen der Augenlider und der oberen Luftwege. Bei leichteren Formen der allergischen Reaktionen bleibt die Symptomatik auf dieser Stufe stehen. Die Plasmahistaminspiegel überschreiten 1 ng/ml nicht (Grad I nach Lorenz).

Eine Tachykardie ohne begleitende Hypotension kann Zeichen einer beginnenden systemischen Histaminwirkung sein, aber auch durch lokale Histaminfreisetzung im Herz verursacht werden. Die Pulsbeschleunigung ist das sicherste Zeichen einer Histaminfreisetzung [321].

Eine Ausbreitung des Erythems über den ganzen Körper kennzeichnet ebenso das Fortschreiten der Reaktion wie ein beginnender Blutdruckabfall, der durch periphere Vasodilation und Flüssigkeitsverlust in den Extravasalraum verursacht wird.

Die Tachykardie wird durch histamininduzierte Katecholaminfreisetzung unterstützt [245, 475]. In dieser Phase auftretende Arrhythmien sind nicht selten Zeichen einer kardialen Histaminfreisetzung [295]. Häufiger treten auf dieser Stufe auch respiratorische Symptome auf. Die Plasmahistaminspiegel [321] reichen bis zu 12 ng/ml (Grad II nach Lorenz).

Lebensbedrohliche Reaktionen [321] werden bei Plasmahistaminspiegeln über 12 ng/ml beobachtet (Grad III nach Lorenz).

Sie sind charakterisiert durch Bronchospasmus und nicht selten durch Larynxödem und Kreislaufzusammenbruch bis zum Herzstillstand. Aber auch Kammerflimmern wird beobachtet. Begleitende subjektive Symptome der allergischen Reaktion wie Erbrechen und Abdominalbeschwerden sind Zeichen einer histamininduzierten Steigerung der Darmmotorik.

Die weiteren Manifestationen können sich in Form von Gerinnungsstörungen, Leukopenien oder Abfall der Körpertemperatur einstellen.

Bei schweren Verlaufsformen kann die Symptomatik so schnell ablaufen, daß es innerhalb von Sekunden zum Herzstillstand kommt, ohne daß kutane Zeichen beobachtet werden. Durch lokale Histaminfreisetzung im Herzen ist auch bei an sich nicht lebensbedrohlichen Plasmahistaminspiegeln, insbesondere bei kardial vorgeschädigten Personen, die Auslösung schwerer, auch tödlicher Arrhythmien möglich [291, 295, 296, 299, 321].

4.3 Risikopatienten

Grundsätzlich ist eine anaphylaktische, IgE-vermittelte allergische Reaktion nach Applikation jeder Substanz möglich. Für eine Reihe von Substanzen wurde gleichfalls die Möglichkeit der direkten Histaminfreisetzung nachgewiesen (Tabelle 29).

Als basische Amine können Opioide dosisabhängig Histamin freisetzen. Während die Histaminfreisetzung nach Morphinapplikation durch Einzelberichte [324] und gezielte Untersuchungen [387, 427] seit langem bekannt ist, hat sich die hohe Potenz von Pethidin zur Histaminfreisetzung [300] erst in einer neueren Studie erwiesen [161]. Bei 5 von 12 Patienten stieg der Plasmahistaminspiegel von 0,11 ng/ml auf 22,4 ng/ml im Mittel nach 1 min an. Nach 5 min fand sich noch ein Spiegel von 7,0 ± 3,3 ng/ml. Nur einer von 10 Patienten nach Morphininjektion wies eine signifikante Erhöhung des Plasmahistaminspiegels auf 12,4 ng/ml nach 1 min auf. Fentanyl und Sufentanyl führten bei keinem der 23 untersuchten Patienten zu einer Erhöhung des Histaminspiegels. Sowohl die kardiovaskulären Parameter (Blutdruckabfall, Pulsfrequenzbeschleunigung) als auch der Adrenalinspiegel korrelierten signifikant mit dem Histaminspiegelanstieg.

Auch Fentanyl löst nach neueren Untersuchungen anaphylaktische Reaktionen aus [310]. Da hierbei nur selten Erhöhungen des Plasmahistaminspiegels auf über 1 ng/ml beobachtet wurden, wird die Freisetzung weiterer noch nicht identifizierter Mediatoren vermutet.

Tabelle 29. Medikamente, Operationen und Krankheitsbilder mit nachgewiesener Histaminfreisetzung oder anaphylaktoider Reaktion

Einleitungs-anästhetika	Analgetika	Relaxanzien	Infusionslösungen	Sonstige Medikamente	Krankheiten, Operationen
Thiopental	Morphin	Succinylcholin	Dextran	Kontrastmittel	Transplantationen
Methohexital	Ketamin	Pancuronium	Gelatine	Flunitrazepam	Polytrauma
Propanidid	Pethidin	d-Tubocurarin	Hydroxyäthylstärke	Lormetazepam	Extrakorporale
Althesin	(Fentanyl)	Alcuronium	Plasmaproteine	Esterlokalanästhetika	Zirkulation
Atropin		Atracurium	Blut	Heparin	Sepsis
(Etomidat)		Gallamin		Protamin	Abdominaloperation
		Imbretil		Neostigmin	
		Curare		Antibiotika	
		Decamethonium		Vitamine	
				Farbstoffe	
				Knochenzement	

Tabelle 30. Häufigkeit schwerer anaphylaktoider Reaktionen bei verschiedenen in der Anästhesie gebräuchlichen Medikamenten

Medikament	Inzidenz
Thiopental	1 : 5 300–36 000
Methohexital	1 : 7 000
Propanidid	1 : 170– 1 100
Althesin	1 : 600– 1 900
Etomidat	1 : 2 200 (mild)
Succinylcholin	1 : 900
Gallamin	1 : 200
Alcuronium	1 : 2 000
d-Tubocurarin	1 : 1 000
Pancuronium	1 : 14 000
Dextran	1 : 600
Gelatine, alt	1 : 320

Muskelrelaxanzien [361, 380] gehören zu den anästhesiologisch bedeutsamsten Histaminliberatoren. Insbesondere Succinylcholin [13, 14] scheint für eine Vielzahl immunologisch bedingter und anaphylaktoider Reaktionen verantwortlich zu sein [159, 539]. Vervloet et al. [513] wiesen bei 32 von 41 Patienten mit allergischen Reaktionen im Rahmen der Anästhesie eine positive Reaktion auf Succinylcholin nach. Diese Befunde finden durch eine Anzahl weiterer Studien Unterstützung. Neben Succinylcholin stellt Alcuronium das Muskelrelaxans mit der größten Häufigkeit allergischer Reaktionen dar [159]. Erst die Berücksichtigung der Anwendungshäufigkeit (Tabelle 30) demonstriert Gallamin als das Relaxans mit der höchsten Inzidenz (1:200) allergischer Reaktionen [143, 155, 159], während die Wahrscheinlichkeit allergischer Reaktionen nach d-Tubocurarin in der gleichen Größenordnung wie nach Succinylcholin liegt [19, 148]. Succinylcholin erwies sich mittlerweile als potenter Histaminliberator [286, 310].

Muskelrelaxanzien wie Pancuronium führen in wesentlich geringerer Häufigkeit zu allergischen Reaktionen [513]. Vecuronium scheint das Muskelrelaxans mit der geringsten histaminfreisetzenden Potenz zu sein [422].

Unter den Einleitungsanästhetika führen Propanidid [311, 312] und Althesin [142, 400, 445] in einer so großen Häufigkeit zu anaphylaktoiden Reaktionen [30], daß sie inzwischen aus dem Handel gezogen wurden. Bei beiden Substanzen verursacht der Lösungsvermittler Cremophor EL die Histaminfreisetzung [90].

Auch Barbiturate wie Thiopental und Methohexital konnten für eine Anzahl allergischer Reaktionen verantwortlich gemacht werden [30, 90, 91, 115, 224, 303, 519], die Inzidenz liegt jedoch mit 1:5000 bis 1:36000 wesentlich niedriger. Die Häufigkeit einer direkten Histaminfreisetzung (Tabelle 31) ist nach Untersuchungen von Lorenz et al. deutlich höher [309, 312, 320], wird aber durch die negativ-inotrope Wirkung der Barbiturate meist verdeckt.

Etomidat galt lange Zeit als Anästhetikum ohne Histaminfreisetzung. Lorenz et al. konnten nachweisen, daß auch diese Substanz Histamin freisetzt [309]. Die Höhe des maximalen Plasmahistaminspiegels erreicht jedoch selten 3 ng/ml.

Tabelle 31. Anästhesiologisch bedeutsame Medikamente mit Histaminfreisetzung und prozentualer Anteil der Probanden mit Erhöhung des Plasmahistaminspiegels (Responder)

Medikament	Plasmahistaminspiegel [ng/ml]		Responder [%]
	vor Applikation	nach Applikation	
Thiopental	0,8	4,2	?
Methohexital	0,7	2,0	75
Althesin	0,25	1,6	50
Propanidid	0,85	3,85	45
Flunitrazepam	0,4	0,8	50
Morphin	1	12,5	50
Dextran	0,4	2,2	32
Gelatine, alt	0,7	2,85	48
Hydroxyäthylstärke	0,2	1,0	20

Eine Histaminfreisetzung durch Benzodiazepine ließ sich für Flunitrazepam und Lormetazepam sichern, nicht jedoch für Diazepam [310].

Kolloidale Plasmaersatzmittel [45, 128, 249, 321] sind anästhesiologisch bedeutsame Auslöser allergischer Reaktionen. Während Dextrane [167, 416, 417] vornehmlich eine Aktivierung des Komplementsystems bewirken können, ohne gleichzeitig eine relevante Histaminfreisetzung zu induzieren, erwiesen sich Gelatine und Hydroxyäthylstärke bei 20–50% der untersuchten Probanden als potente Histaminliberatoren [317, 321]. Mit schweren anaphylaktoiden Reaktionen nach Gelatineinfusion muß etwa einmal auf 400–600 Patienten gerechnet werden [321]. Als ursächliches Moment der gelatinebedingten Histaminfreisetzung konnten Verunreinigungen in der Vernetzung identifiziert werden [307]. Einer Herstellerfirma gelang es inzwischen durch Verbesserung des Herstellungsverfahrens eine Gelatinelösung mit deutlich geringerer Tendenz zur Histaminfreisetzung zu entwickeln [440]. Transfusionskonserven enthalten erhöhte Histaminspiegel, die mit Zunahme der Lagerungszeit weiter ansteigen [206]. Ursächlich wird eine Freisetzung aus zerstörten Erythrozyten verantwortlich gemacht.

Im Rahmen der Anästhesie kommt es durch Druckinfusion von Konservenblut zu einem Anstieg des Plasmahistaminspiegels [425], der bei genügendem Ausmaß eine bedrohliche Schocksituation unterhalten oder sogar verstärken kann. Auch immunologische Unverträglichkeitsreaktionen können mit einer Histaminfreisetzung einhergehen [223, 481].

Weitere Substanzen [315, 336], die im Rahmen der Anästhesie anaphylaktoide und anaphyktische Reaktionen auslösen können, sind Antibiotika [108, 349, 511], Kontrastmittel [262, 282, 418, 448], Heparin [320], Protamin [130, 358], Knochenzement [280] (Lorenz 1983, persönl. Mitteilg.) und Farbstoffe. Unter den Lokalanästhetika verursachen diejenigen vom Estertyp gehäuft allergische Reaktionen [481], während Amidlokalanästhetika nur sehr selten für eine solche Reaktion verantwortlich sind [70].

Auch unter verschiedenen operativen Bedingungen [348, 425] sowie bei Patienten mit Polytrauma [153] oder Sepsis wurden erhöhte Histaminspiegel im Plasma gefunden.

Für die bei Abdominaleingriffen beobachteten erhöhten Histaminspiegel [35] scheint eine Freisetzung des Gewebehistamins die entscheidende Rolle zu spielen. Häufig kommt es nach Transplantationen [313] zu einer Erhöhung des Plasmahistaminspiegels.

Tabelle 32. Prädisponierende Faktoren für eine allergische Reaktion. (Nach [284])

Anaphylaxie	Anaphylaktoide Reaktion
	Atopie
	Spasmophilie
Wiederholte Anästhesie	(Wiederholte Anästhesie)
(Histaminhypersensivität)	Histaminhypersensivität
Bekannte Allergie	Abnorme Histaminliberation
	Applikation von Medikamenten mit bekannter Histaminliberation

Von mehreren Autoren wurde der Versuch unternommen, Patienten mit einer Neigung zu anaphylaktischen bzw. anaphyktoiden Reaktionen präoperativ zu identifizieren. Nur für immunmediierte Unverträglichkeiten ließ sich eine bekannte Allergie als Risikofaktor erkennen [284], während sich prädisponierende Faktoren für eine anaphylaktoide Reaktion (Histaminhypersensivität, abnorme Histaminfreisetzung) aufgrund der erforderlichen aufwendigen Diagnostik [38, 337] der präoperativen Identifizierung entziehen (Tabelle 32).

4.4 Maßnahmen der Prävention

Um die Wertigkeit der Histaminrezeptorblockade zur Prävention histaminerger Reaktionen beurteilen zu können, ist es erforderlich, sich auch andere Möglichkeiten der Prophylaxe zu vergegenwärtigen.

Intradermale Testung

Bei intradermaler Injektion von Substanzen in abgestufter Verdünnung (1:100–1:100000) kann nach 15 min anhand der Erythemausbildung und Quaddelgröße eine immunbedingte Unverträglichkeit diagnostiziert werden. Diese Methode wird deshalb auch präoperativ zur Abklärung einer Allergie empfohlen [156].

Die intradermale Testung in der angeführten Form erfaßt jedoch nur einen Teil der Patienten mit einer Allergie. Erst in Verbindung mit dem Basophilendegranulationstest nach Benveniste u. Hieblot [38] und dem Prausnitz-Küstner-Test [378] läßt sich eine sichere Abklärung durchführen. Sowohl der methodische als auch der zeitliche Aufwand (48 h) dieser Untersuchungen machen eine klinische Routineanwendung aber unmöglich und beschränken diese Untersuchungen auf wissenschaftliche Fragestellungen [285]. Ein nicht zu vernachlässigendes Argument gegen eine routinemäßige intradermale Testung bedeutet das Risiko, durch eine Injektion eine systemische anaphylaktische Reaktion auszulösen [417].

Kortikosteroide

Die Bedeutung einer hochdosierten Kortikoidapplikation in der Frühtherapie des kardiovaskulären Schocks konnte in experimentellen Untersuchungen [198] belegt werden. Kortikoide verbesserten die Mikrozirkulation und führten zu einem Wiederansprechen der glatten Gefäßmuskulatur auf vasoaktive Substanzen.

Diesen Ergebnissen konträr gegenüber stehen experimentelle Befunde zur Prophylaxe kontrastmittelinduzierter anaphylaktoider Reaktionen [282]. Nach Bolusinjektion von 30 mg/kg KG Methylprednisolon wenige Minuten vor Gabe eines Kontrastmittels i.v. war die Letalität sogar höher als bei der Kontrollgruppe. Die Bolusinjektion kleiner Kortikoidmengen (1 mg/kg KG Methylprednisolon) führte zu einer geringen Senkung der Letalität gegenüber der Kontrollgruppe. Die höchste Effektivität einer prophylaktischen Kortikoidprämedikation ließ sich durch eine 3tägige Vorbehandlung erzielen. Diese experimentellen Befunde werden durch klinische Beobachtungen unterstützt [262], in denen die mehrmalige Vorbehandlung ebenfalls zu einer besseren prophylaktischen Wirksamkeit führte. Anaphylaktoide Reaktionen wurden durch eine einmalige Injektion von 250 mg Prednisolon kurz vor Gabe eines Röntgenkontrastmittels nicht verhindert [418]. Auch tierexperimentell ließ sich durch eine Kortikoidprämedikation die Häufigkeit und Schwere anaphylaktoider Reaktionen nicht reduzieren (Lorenz, unveröffentlichte Ergebnisse).

Die Histaminfreisetzung wird durch eine Kortikoidprämedikation nicht verhindert [312]. Trotz Kortikoidmedikation wurden schwere allergische Reaktionen beobachtet [157]. Aufgrund der vielfachen möglichen Nebenwirkungen, auch bei einmaliger Applikation, verbietet sich eine generelle Prophylaxe und ist selbst bei Risikopatienten umstritten.

Monovalentes Hapten

Schwere anaphylaktoide Reaktionen nach Dextraninfusion verlaufen in der Regel ohne wesentliche Erhöhung des Plasmahistaminspiegels [417]. Die Ursache dieser Reaktion muß in einem Mechanismus liegen, der unabhängig von IgE-Reaktion oder direkter Histaminfreisetzung abläuft.

Je nach Schwere der Reaktion scheinen unterschiedliche Systeme beteiligt zu sein [214]. Bei Reaktionen mit nur geringer klinischer Symptomatik werden wahrscheinlich vasoaktive Substanzen wie Bradykinin, Serotonin, aber auch geringgradig Histamin freigesetzt, ohne daß es zu einer Immunreaktion kommt. Ein schwerer Verlauf dagegen wird durch eine dextranspezifische Antigen-Antikörper-Reaktion verursacht, wobei die Antikörper im wesentlich der IgG-Klasse entstammen. Daneben besteht noch die Möglichkeit der Komplementaktivierung.

Da einerseits eine routinemäßige Bestimmung der dextranspezifischen Antikörper heute noch nicht möglich ist, zum anderen ca. 20% der Bevölkerung einen erhöhten Dextranantikörpertiter aufweisen, ohne deshalb auf Dextran überempfindlich zu reagieren [214], schien allein die Unterbindung der Antigen-Antikörper-Reaktion aussichtsreich, die Häufigkeit und Schwere dextraninduzierter anaphylaktoider Reaktionen zu vermindern.

Die Vorinjektion eines monovalenten Haptens (niedermolekulares Dextran) führt zu einer Antikörperbindung, ohne daß eine Komplexbindung ermöglicht wird, und reduziert die Zahl der freien Antikörper, die mit dem multivalenten hochmolekularen Dextran reagieren können.

Durch aufgrund dieses theoretischen Ansatzes durchgeführte Studien zur Reduzierung dextraninduzierter anaphylaktoider Reaktionen [193, 346, 417] konnte mittlerweile nachgewiesen werden, daß die Vorinjektion von monovalentem Hapten sowohl Häufigkeit als auch Schwere der Komplikation senken kann. Eine prospektiv kontrollierte Untersuchung unter Einbeziehung einer Placebogruppe wird als ethisch nicht mehr vertretbar abgelehnt [193].

Diese Haptenprophylaxe kann zwar die Schwere und Inzidenz dextraninduzierter anaphylaktoider Reaktionen senken [193, 346], sie jedoch nicht auf jeden Fall verhindern [442]. Auch die Möglichkeit der Allergisierung durch das Hapten selbst besteht.

Eine entscheidende Einschränkung erfährt diese Prophylaxe durch ihre hohe Spezifität. Für andere allergische Reaktionen hat sich bisher keine klinische Relevanz dieser Methode nachweisen lassen.

4.5 Problemstellung

4.5.1 Prophylaxe anaphylaktoider Reaktionen durch intramuskuläre Prämedikation mit Promethazin und Cimetidin — Untersuchungen am Histamininfusionsmodell

Nach exogener Zufuhr von Histamin zeigen sich alle wesentlichen Erscheinungen, wie sie auch im Verlauf einer anaphylaktoiden Reaktion beobachtet werden [258, 517].

Insbesondere Lorenz et al. [319, 323] sowie Philbin u. Moss [361, 387] haben in grundlegenden Arbeiten nachgewiesen, daß die intravenöse Prämedikation mit H_1- und H_2-Rezeptorantagonisten 10—15 min vor einer induzierten Histaminfreisetzung die hierdurch bedingte Symptomatik entscheidend reduzieren kann.

Es wurde ebenfalls gezeigt, daß die kombinierte Medikation eine signifikant deutlichere Blockierung histamininduzierter kardiovaskulärer Reaktionen bewirkt als die alleinige Gabe von H_1- oder H_2-Rezeptorantagonisten [387].

Die bisher vorgeschlagene Applikationsform hat jedoch aufgrund des kurzen Zeitintervalls keinen Effekt auf den Magensaft-pH.

Promethazin, ein H_1-Rezeptorantagonist mit stark sedierender Komponente, wird vielfach als Adjuvans zur Prämedikation eingesetzt. Ziel der Studie war es deshalb zu untersuchen, ob eine zur Sedierung gebräuchliche Dosis von 0,5 mg/kg KG Promethazin i.m. 45 min vor einer exogenen Histaminzufuhr die hierdurch ausgelösten Symptome unterdrücken kann und ob eine zur pH-Anhebung wirksame zusätzliche i.m.-Applikation von Cimetidin 120 min vor Narkoseeinleitung den supprimierenden Effekt von Promethazin auf die Reduktion histaminerger Reaktionen verstärken kann.

4.5.2 Prophylaxe succinylcholininduzierter histaminerger Reaktionen durch intramuskuläre Prämedikation mit Promethazin und Cimetidin

Die Injektion von Succinylcholin verursacht am Menschen eine Histaminfreisetzung [284, 310, 320]. Als empfindlichster klinischer Parameter für eine Histaminfreisetzung gilt eine Zunahme der Pulsfrequenz [245, 258, 308, 321].

In dieser Untersuchung sollte deshalb geklärt werden, ob durch eine intramuskuläre Prämedikation mit Histaminrezeptorantagonisten die initiale Tachykardie nach Succinylcholininjektion [203, 290] verhindert und ob durch eine Kombination von H_1- und H_2-Rezeptorantagonisten die Wirksamkeit verbessert werden kann. Auch hierbei sollten sowohl die H_1- als auch die H_2-Antagonisten in dem schon erwähnten Zeitintervall appliziert werden.

Tabelle 33. Prämedikationsschema der Studien über die Prophylaxe anaphylaktoider und succinylcholin-induzierter histaminerger Reaktionen mit Cimetidin und Promethazin

	Kontrollgruppe	H_1-Antagonisten-gruppe	H_1- und H_2-Anta-gonistengruppe
Vorabend (oral)	Placebo	Placebo	400 mg Cimetidin
120 min präoperativ (i.m.)	Placebo	Placebo	400 mg Cimetidin
45 min präoperativ (i.m.)	Placebo	Promethazin 0,5 mg/kg KG	Promethazin 0,5 mg/kg KG

4.6 Methodik

4.6.1 Prophylaxe anaphylaktoider Reaktionen durch intramuskuläre Prämedikation mit Promethazin und Cimetidin – Untersuchungen am Histamininfusionsmodell

Als das sinnvollste Modell, eine medikamenteninduzierte Histaminfreisetzung zu imitieren, erschien eine Kurzzeitinfusion von Histamin in einer Dosierung, die innerhalb kurzer Zeit zu kardiovaskulären Veränderungen führt. Entsprechend der Freisetzung von Histamin aus den Mastzellen kommt es in der Klinik nicht zu explosionsartigen, sondern innerhalb weniger Minuten zu einem schnellen Anstieg des Plasmahistaminspiegels bis zum Erreichen einer Plateauphase [481].

Die kurze Halbwertszeit von Histamin von ca. 20–25 s bewirkt wiederum einen schnellen Abfall der Plasmahistaminkonzentration [32]. Sowohl eine Bolusinjektion als auch eine Histamininfusion in langsam ansteigender Konzentration erschienen deshalb weniger geeignet, die Histaminfreisetzung experimentell zu imitieren.

In Voruntersuchungen erwies sich eine Histamindosis von 140 μg/kg KG/min als geeignet, innerhalb von 1 min mit großer Sicherheit Veränderungen kardiovaskulärer Parameter zu induzieren.

Da in dieser Vorstudie nach 150 s die Plateauphase erreicht war, wurde der Infusionszeitraum auf 5 min begrenzt. Die vorliegende Untersuchung erfolgte als randomisierte doppelblinde placebokontrollierte Cross-over-Studie. Placebo- und Verumampullen wurden randomisiert zur Verfügung gestellt.

Nach dem angegebenen Prämedikationsschema (Tabelle 33) erhielt jeder Proband 3 Histamininfusionen, deren Reihenfolge durch die Randomisierungsliste bestimmt war. Zwischen den einzelnen Versuchen wurde ein Abstand von mindestens 3 Tagen eingehalten, da nach dieser Zeit keine Beeinflussungen durch vorherige Medikamentenapplikation mehr zu erwarten war [123, 518].

Alle Versuche wurden morgens zwischen 10 und 11 Uhr durchgeführt. So konnte eine Beeinflussung der Ergebnisse durch zirkadiane Rhythmusveränderungen vermieden werden.

Die Histaminlösung wurde von der Krankenhausapotheke der Medizinischen Hochschule Hannover speziell zubereitet und auf Pyrogenfreiheit getestet.

Probanden
Die Untersuchung erfolgte an 8 freiwilligen männlichen Probanden – Medizinstudenten und Anästhesiepfleger –, die nach eingehender Aufklärung über Zweck der Studie und mögliche

Nebenwirkungen ihre schriftliche Einwilligung gaben. Anamnestisch wurde eine Allergiedisposition ebenso ausgeschlossen wie die Einnahme von Kortikosteroiden in den letzten 6 Monaten. Das Körpergewicht der Probanden betrug im Mittel 72,3 kg, (66–85 kg), das Alter durchschnittlich 30,7 Jahre (28–46 Jahre).

Meßparameter

Die Durchführung der Versuche erfolgte in einem abgeschlossenen Anästhesievorbereitungsraum.

Anwesend waren lediglich 3 Anästhesisten, die mit Aufgaben der Versuchsüberwachung betraut waren.

20 min vor der Histamininfusion erhielten die Probanden jeweils eine 18-G-Teflonkanüle in eine großlumige Vene am Unterarm. 5 min später begaben sich die Probanden auf einen in der Mitte des Raums stehenden Operationstisch. EKG-Elektroden wurden angelegt und im Anschluß daran wurde mit der kontinuierlichen EKG-Registrierung begonnen.

Die Messung des systolischen und diastolischen Blutdruckwerts erfolgte oszillometrisch mit dem Akutorr 1 der Firma Datascope am jeweils freien Arm. Dieses Gerät ermöglicht als einziges bei manueller Bedienung Meßabstände von nur 30 s. Vor jedem Versuch wurde anhand der auskultatorischen Blutdruckmessung die Vergleichbarkeit beider Meßverfahren überprüft und 10 min vor Versuchsbeginn mit der Registrierung des Blutdrucks im Abstand von 30 s begonnen.

Zum Zeitpunkt Null begann die 5minütige Histamininfusion über einen elektrisch betriebenen Perfusor der Fa. Braun. Jeweils ein Untersucher überwachte die Puls- und Blutdruckregistrierung, ein weiterer dokumentierte die Hautveränderungen. 10 min nach Ende der Infusion wurde die Registrierung der Meßparameter abgebrochen.

Die Klassifizierung der Hautveränderungen erfolgte nach einem vereinbaren Schema: 1+ = leichte, auf Kopf und kranialen Thorax beschränkte Rötung, 2+ = intensivere Rötung mit Übergreifen auf den Rumpf kaudal der Mamillen, 3+ = generalisierte intensive Rötung des gesamten Körpers.

Statistik

Die statistische Überprüfung erfolgte durch den Wilcoxon-Test sowie durch die multivariate Varianzanalyse. Das Signifikanzniveau wurde mit $p < 0,05$ festgelegt.

4.6.2 Prophylaxe succinylcholininduzierter histaminerger Reaktionen durch intramuskuläre Prämedikation mit Promethazin und Cimetidin

Aufnahme in die Studie fanden 60 elektivchirurgische, kardial gesunde Patienten mit einem durchschnittlichen Alter von 42,7 ± 9,4 Jahren und einem mittleren Körpergewicht von 67,2 ± 10,3 kg.

Die Prämedikation entsprach dem in Tabelle 33 angegebenen Schema.

10 min vor Narkoseeinleitung wurde mit der kontinuierlichen Registrierung von EKG und Pulsfrequenz begonnen sowie der Blutdruck wiederum oszillometrisch im Abstand von 30 s gemessen.

2 min vor Narkoseeinleitung wurden zur Präcurarisierung 0,02 mg Vecuronium sowie 0,1 mg Fentanyl injiziert und die Narkose mit 2 mg/kg KG Etomidat eingeleitet. Über eine

Maske wurde mit 100% Sauerstoff ventiliert und solange abgewartet, bis Pulsfrequenz und Blutdruck stabilisiert und über einen Zeitraum von 60 s konstant waren.

Zu diesem Zeitpunkt erfolgte die Injektion von 1,5 mg/kg KG Succinylcholin. Die maximale Pulsfrequenz- und Blutdruckänderung wurden dokumentiert und erst danach die Intubation durchgeführt.

Die Auswertung der 3 Parameter-Pulsfrequenz, systolischer und diastolischer Blutdruckwert erfolgte nach einer vor Beginn der Untersuchung festgelegten Klassifizierung. Der Frequenzanstieg wurde in 4 Stufen unterteilt: $<6, 6-10, 11-15$ und >15.

4.7 Ergebnisse

4.7.1 Prophylaxe anaphylaktoider Reaktionen durch intramuskuläre Prämedikation mit Promethazin und Cimetidin — Untersuchungen am Histamininfusionsmodell

Die Histaminzufuhr führte bei allen 8 Probanden zu gleichartigen Veränderungen der Kreislaufparameter und Hautreaktionen. Während der Infusion nach Placeboprämedikation stieg die Pulsfrequenz innerhalb weniger Sekunden nach Beginn der Histamininfusion an und erreichte nach 120 s ein Plateau von durchschnittlich 40/min über dem Ausgangswert (Abb. 42c).

60 s nach Infusionsbeginn kam es zu einem Abfall der systolischen und diastolischen Blutdruckwerte, die nach 90–150 s ebenfalls ein Plateau erreichten (Abb. 42a, b). Spätestens 2 min nach Ende der Histaminzufuhr befanden sich die Kreislaufparameter wieder in Höhe der Ausgangswerte.

Alle Versuchspersonen entwickelten unter der Placebomedikation im Verlauf der Histamininfusion eine massive Hautrötung an Kopf, Thorax und oberen Extremitäten, teilweise auch an Unterbauch und Beinen. Hier traten auch die größten interindividuellen Unterschiede hinsichtlich Exanthemausbreitung und zeitlicher Entwicklung auf (Tabelle 34).

Durch kombinierte H_1- und H_2-Rezeptorblockade wurde der histaminbedingte Anstieg der Pulsfrequenz fast völlig verhindert ($p < 0,001$), während die alleinige Promethazinapplikation (H_1-Rezeptorblockade) nur zu einer teilweisen Supprimierung des Pulsanstiegs führte ($p < 0,01$) (Abb. 42c).

Der Abfall des systolischen Blutdruckwerts wurde durch Promethazinprämedikation signifikant vermindert ($p < 0,01$). Die zusätzliche Gabe von Cimetidin hatte keinen weiteren Effekt (Abb. 42b).

Unter der kombinierten Prämedikation (H_1- plus H_2-Rezeptorblockade) blieb der diastolische Blutdruckwert fast unverändert ($p < 0,05$), während es ohne Prämedikation zu einem schnellen, unter alleiniger Promethazingabe zu einem langsamen Abfall um ca. 20 mmHg (2,7 kPa) kam (Abb. 42a).

Sowohl ohne Prämedikation als auch unter H_1-Antagonistengabe entwickelten alle Probanden einen Flush im Oberkörperbereich, der jedoch in der Promethazingruppe deutlich geringer ausgeprägt war. Die kombinierte H_1- plus H_2-Rezeptorblockade verhinderte die Exanthemausbildung fast völlig ($p < 0,01$). Nur bei 2 Probanden wurde eine flüchtige leichte Hautrötung beobachtet (Tabelle 34).

Die subjektiven Empfindungen der Versuchspersonen wurden zwar registriert, wegen fehlender Objektivierbarkeit jedoch nicht in die Auswertung aufgenommen. Während alle

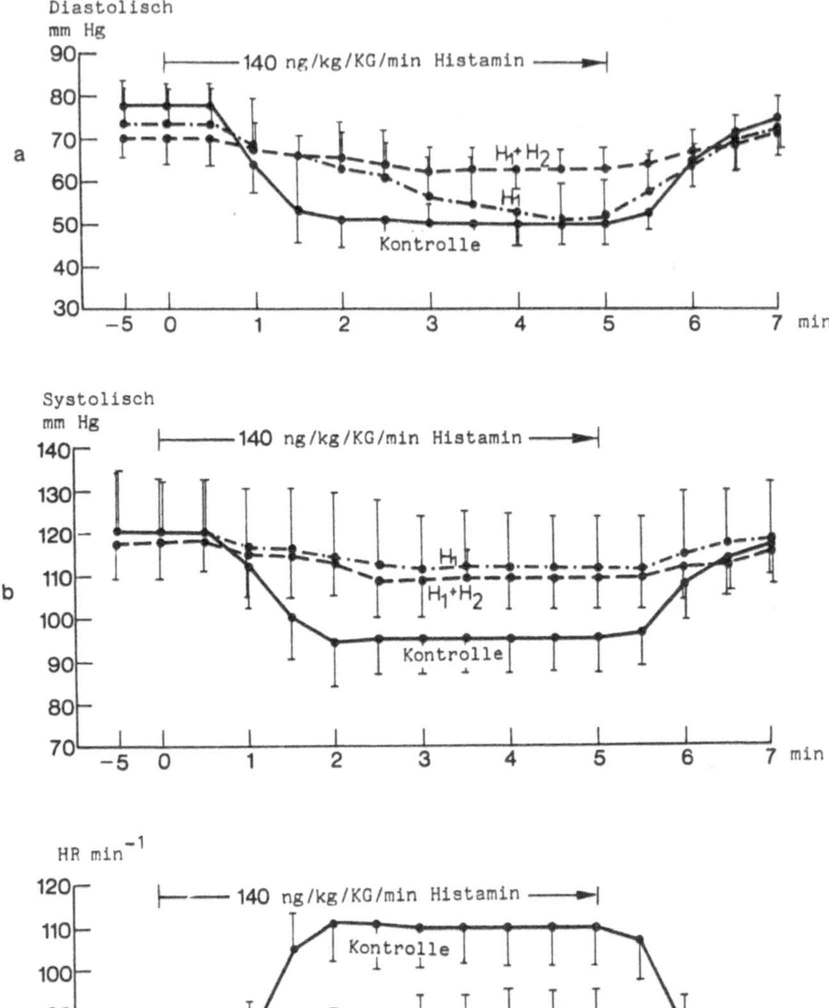

Abb. 42a–c. Verlauf von diastolischem (a) und systolischem (b) Blutdruck sowie der Pulsfrequenz (c) unter Histamininfusion (140 ng/kg KG/min) in Abhängigkeit von der Art der Prämedikation

Probanden sowohl während der Kontrollmessung als auch unter der H_1-Rezeptorblockade über ein teils massives Hitzegefühl und Pulsieren im Kopf klagten, verspürten bei kombinierter H_1- plus H_2-Rezeptorblockade lediglich einige Versuchspersonen ein leichtes Wärmegefühl.

Tabelle 34. Exanthemausbildung unter Histamininfusion (140 ng/kg KG/min) in Abhängigkeit von der Prämedikationsart

Proband	Kontrolle	Promethazin 0,5 mg/kg KG	Promethazin 0,5 mg/kg KG plus Cimetidin 400 mg
1	+++	+	∅
2	++	+	∅
3	+++	++	+
4	+++	+	∅
5	++	+	∅
6	+++	++	∅
7	+++	++	+
8	++	+	∅

4.7.2 Prophylaxe succinylcholininduzierter histaminerger Reaktionen durch intramuskuläre Prämedikation mit Promethazin und Cimetidin

Die Ausgangswerte von systolischem und diastolischem Blutdruck als auch die mittlere Pulsfrequenz waren in allen 3 Gruppen vergleichbar. Nach Injektion des Einleitungsanästhetikums kam es bei allen 3 Gruppen zu einem gleichartigen Abfall des systolischen und diastolischen Blutdruckwertes (Abb. 43 und 44). Beide änderten sich nach Injektion von Succinylcholin nicht signifikant. Als Zeichen des Intubationsstresses stieg nach der Intubation bei allen 3 Gruppen der systolische und diastolische Blutdruck an, jedoch unterschieden sich die 3 Versuchsgruppen nicht signifikant in der Höhe des Blutdruckanstiegs.

Signifikante Unterschiede zwischen den 3 Gruppen konnten im Verlauf der Pulsfrequenz beobachtet werden (Abb. 45). Nach Gabe des Einleitungsanästhetikums kam es bei allen 3 Kollektiven gleichsinnig zu einem leichten Frequenzanstieg.

Die Injektion von Succinylcholin führte in der Kontrollgruppe zu einem Anstieg der Pulsfrequenz auf durchschnittlich $112,4 \pm 27,1\%$ des Ausgangswerts. Nach Promethazinmedikation stieg die Pulsfrequenz im Mittel auf $109,6 \pm 20,3\%$ an. Deutlich geringer fiel der Frequenzanstieg nach Succinylcholin unter H_1- plus H_2-Antagonistenprämedikation aus ($102,2 \pm 18,4\%$). Dieser geringere Pulsfrequenzanstieg wurde nach der Intubation sogar noch ausgeprägter. Während in der Kontroll- ($130,8 \pm 22,7\%$) und H_1-Antagonistengruppe ($127,2 \pm 15,9\%$) eine Erhöhung um jeweils fast 20% beobachtet wurde, stieg die Frequenz unter Promethazin-Cimetidin-Medikation nur auf $110,4 \pm 30,1\%$ an (Abb. 45).

Noch deutlicher wird die Wirkung der kombinierten Histaminantagonistenprämedikation, wenn man eine Einzelfallanalyse nach Succinylcholininjektion durchführt. Diese Betrachtung erlaubt eine Unterscheidung in sog. Responder und Non-Responder, da nur ein Teil der Patienten auf die Succinylcholinapplikation mit einer Histaminfreisetzung reagiert (Tabelle 31). 10 Patienten (50%) der Kontroll- und 7 der Promethazingruppe (35%) wiesen Frequenzerhöhungen um mehr als 5/min auf, während nur bei 3 Patienten (15%) im H_1- plus H_2-Antagonistenkollektiv Frequenzanstiege über 5 gemessen werden konnten. Auch die maximalen Frequenzerhöhungen fielen in dieser Gruppe deutlich geringer aus (Abb. 46).

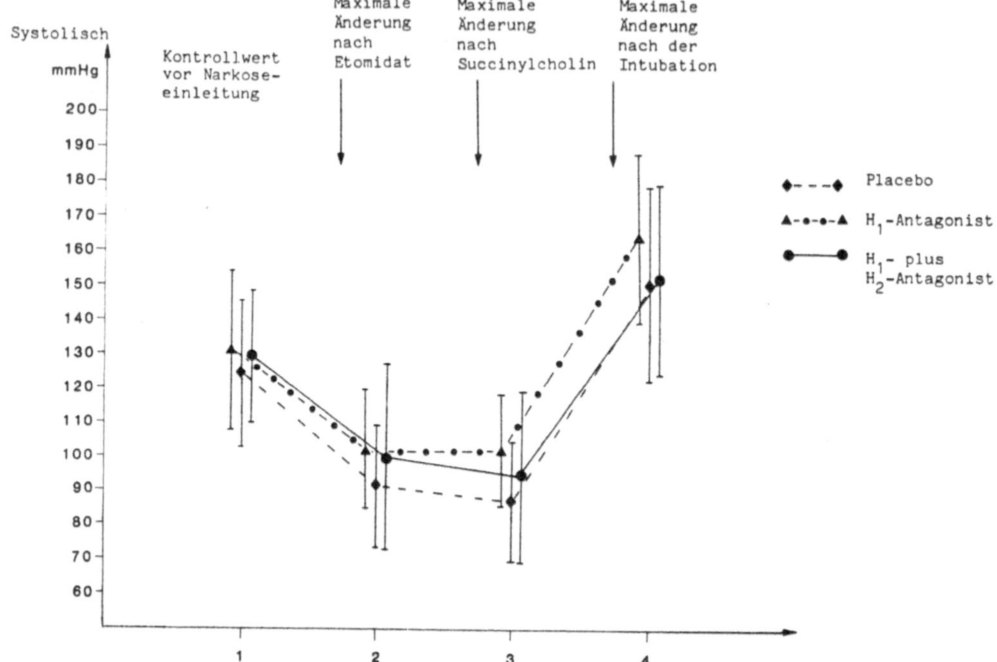

Abb. 43. Verlauf des systolischen Blutdrucks unter Narkoseeinleitung in Abhängigkeit von der Art der Prämedikation

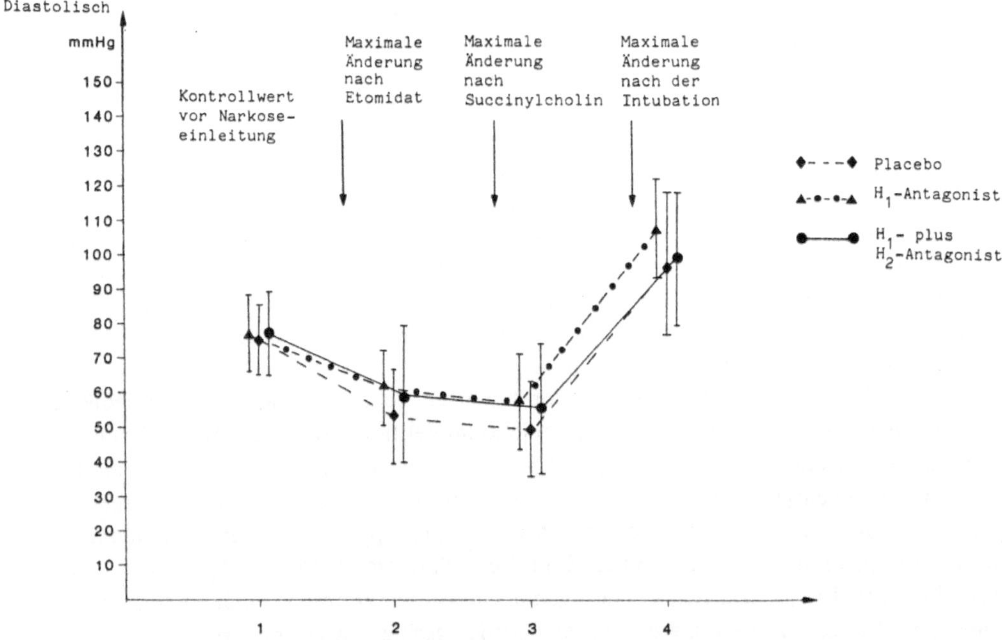

Abb. 44. Verlauf des diastolischen Blutdrucks unter Narkoseeinleitung in Abhängigkeit von der Art der Prämedikation

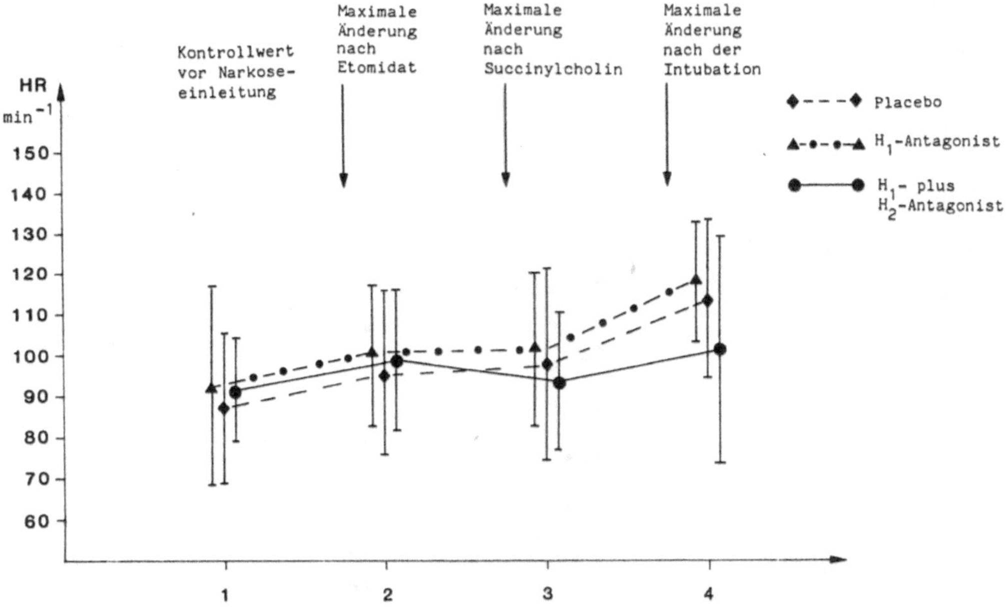

Abb. 45. Verlauf der Herzfrequenz unter Narkoseeinleitung in Abhängigkeit von der Art der Prämedikation

4.8 Diskussion

Seitdem die Bedeutung von Histamin im Ablauf des allergischen Geschehens bekannt ist, werden sog. Antiallergika (H_1-Rezeptorantagonisten) in der Prophylaxe und Therapie allergischer Reaktionen eingesetzt. Die klinischen Ergebnisse wiesen den H_1-Antagonisten (zumindest als Monoapplikation) nur einen sehr begrenzten Stellenwert zu [440].

Die Prämedikation mit H_1-Antagonisten war bei Propanididnarkosen ohne Effekt [129]. Unter 1700 Anästhesien kam es in 29 Fällen zu allergischen Reaktionen [129]. Durch intravenöse Injektion von 25 mg Promethazin 3 min vor einer Gelatineinfusion ließ sich zwar die Häufigkeit und Schwere anaphylaktoider Reaktionen vermindern, doch beobachtete Schöning immer noch in 9,3% der Fälle eine schwere Pathergie gegenüber 16,7% der Fälle im Kontrollkollektiv [440].

Wenige Monate nach Entwicklung des ersten H_2-Rezeptorantagonisten sah Lorenz et al. 1973 [314] in der kombinierten Gabe von H_1- plus H_2-Rezeptorantagonisten einen neuen Weg zur Prophylaxe anaphylaktoider Reaktionen.

Diese ersten experimentellen Befunde fanden noch in demselben Jahr Unterstützung [292]. In beiden Studien konnten durch gleichzeitige Blockade beider Histaminrezeptortypen die kardialen und vaskulären Wirkungen von Histamin blockiert werden (Abb. 41).

Lorenz et al. [318] stellten 1977 erste humanexperimentelle Untersuchungen zur Prophylaxe anaphylaktoider Reaktionen mit einer Kombination von H_1- und H_2-Rezeptorantagonisten vor. Durch intravenöse Gabe 10–15 min vor einer Gelatineinfusion konnten alle klinischen Symptome einer Histaminfreisetzung unterdrückt werden, obwohl die Plasmahistaminspiegel die gleiche Höhe wie in der Kontrollgruppe erreichten.

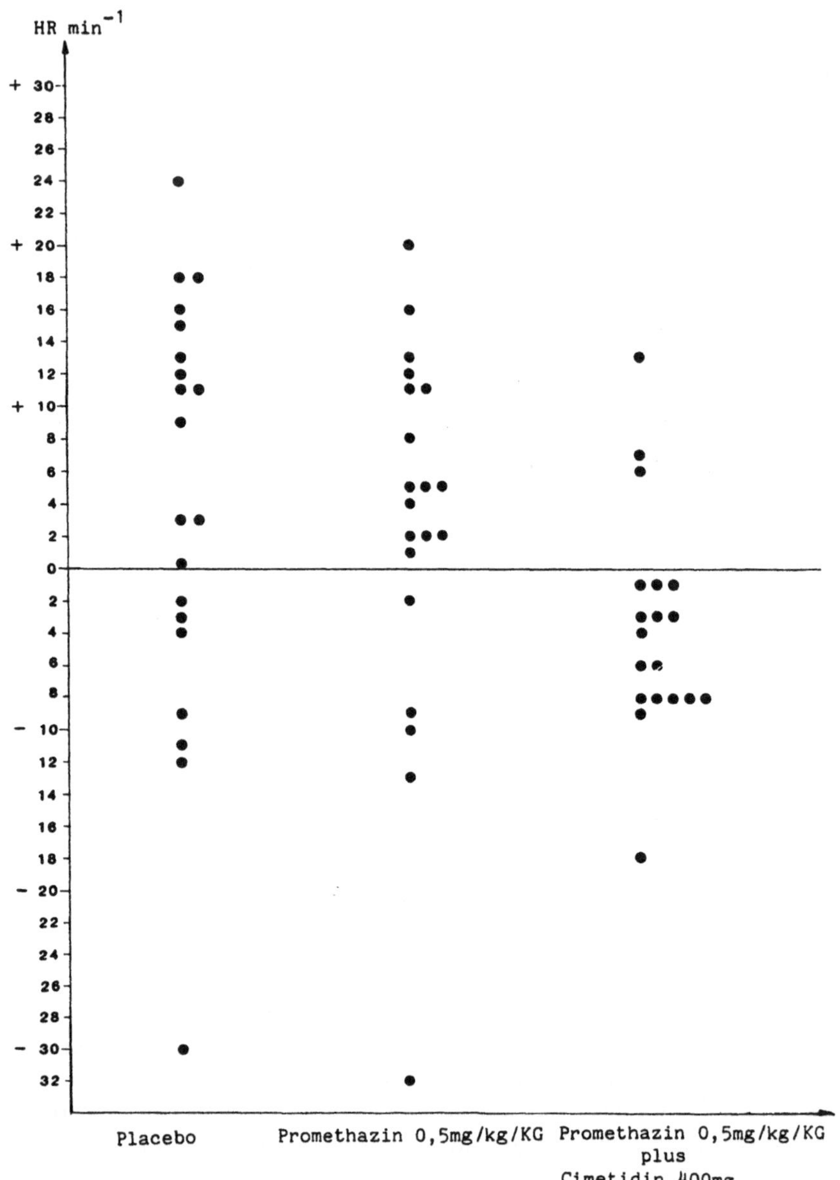

Abb. 46. Änderung der Herzfrequenz nach Injektion von 1,5 mg/kg KG Succinylcholin in Abhängigkeit von der Art der Prämedikation

Ähnliche Resultate zeigte eine Cross-over-Studie mit Propanidid als Testsubstanz [320]. Neben der fast vollständigen Suppression kutaner Reaktionen unter H_1- und H_2-Antagonistenprämedikation wurde auch ein signifikant geringerer Pulsanstieg gegenüber dem Kontrollversuch festgestellt.

Auch in der Prophylaxe haemaccelbedingter anaphylaktoider Reaktionen erwies sich die kombinierte Histaminrezeptorblockade als überlegen [441]. Nur bei 2,7% von 450 Patienten konnten kutane Reaktionen gesichert werden. Aufgrund des gleichen methodischen Aufbaus läßt sich diese Studie ohne weiteres mit der schon angeführten Untersuchung zur alleinigen H_1-Antagonistenprämedikation vergleichen und bestärkt die größere Effektivität der kombinierten H_1- und H_2-Antagonistenapplikation.

Arbeitsgruppen aus dem angelsächsischen Raum haben diese Ergebnisse mittlerweile bestätigt. Kardiovaskuläre Nebenwirkungen wurden sowohl nach Morphin [387] als auch nach d-Tubocurarin [361] durch kombinierte Histaminrezeptorblockade signifikant deutlicher unterdrückt als unter alleiniger H_1-Rezeptorblockade.

Besonderes Interesse verdient eine tierexperimentelle Untersuchung zur Prophylaxe histaminerger Reaktionen nach Gelatineinfusion [323]. Aus verständlichen Gründen verbieten sich solche Untersuchungen im Humanexperiment. Obwohl sowohl in der Kontrollgruppe als auch bei den mit H_1- und H_2-Antagonisten prämedizierten Tieren die Histaminspiegel in derselben Größenordnung lagen, blieben in der vorbehandelten Gruppe 7 von 11 Tieren kreislaufstabil, bei den restlichen 4 Tieren konnte ein maximaler Blutdruckabfall von 50 mmHg (6,7 kPa) gemessen werden. Demgegenüber wurde im Kontrollkollektiv im Mittel ein Blutdruckabfall um 90 mmHg (12,0 kPa) beobachtet mit einem Maximum von 170 mmHg (22,6 kPa).

In einer prospektiv kontrollierten Studie reduzierte die intravenöse Prämedikation mit H_1- und H_2-Antagonisten die Nebenwirkungsrate nach Röntgenkontrastmittelgabe signifikant, während sowohl die alleinige H_1-Rezeptorblockade als auch die Applikation von 250 mg Prednisolon ohne Effekt blieben [418].

Die bisher durchgeführten Untersuchungen belegen die Effizienz der Prophylaxe mit Histaminantagonisten eindeutig. Auch die Überlegenheit gegenüber der alleinigen H_1-Rezeptorblockade konnte klinisch gesichert werden. Die Wirksamkeit wurde bisher jedoch nur für die intravenöse Applikation maximal 15 min vor Exposition gesichert.

Die in diesen Studien eingesetzten Histaminantagonisten müssen jedoch langsam über mindestens 2 min injiziert werden, um Nebenwirkungen durch die Substanzen selbst zu vermeiden [129].

Die von Lorenz und Doenicke vorgeschlagene prophylaktische intravenöse Medikation mit 0,1 mg/kg KG Dimetindenmaleat und 5 mg/kg KG Cimetidin 10 min vor Narkosebeginn hat trotz nachgewiesener Effektivität bisher keine verbreitete Anwendung gefunden. Es wurde deshalb in dieser Arbeit untersucht, ob auch eine wesentlich früher applizierte intramuskuläre Gabe histaminerge Reaktionen unterdrücken kann. Die erzielten experimentellen und klinischen Ergebnisse belegen eindeutig die Wirksamkeit der intramuskulären Promethazin-Cimetidin-Medikation. Fast alle relevanten histaminergen Kreislaufveränderungen konnten entscheidend supprimiert werden, ebenso wie kutane Reaktionen, während die alleinige Medikation mit dem H_1-Antagonisten nur eine partielle Supprimierung bewirkte. Die frühzeitige Applikation des H_1-Antagonisten ist wahrscheinlich verantwortlich für die fast völlige Unterdrückung der Tachykardie unter der kombinierten Histaminantagonistenprämedikation, da hierdurch auch eine wirksame Blockade der histamininduzierten Katecholaminfreisetzung aus der Nebenniere erzielt wird (Abb. 41).

Keinen Effekt hatte die zusätzliche H_2-Rezeptorblockade auf den Abfall des systolischen Blutdrucks. Für den Ausgang eines möglichen Schockgeschehens bedeutsamer ist jedoch der diastolische Blutdruck, wie in experimentellen Untersuchungen nachgewiesen werden konnte [347]. Gerade bei längerdauernder Histaminfreisetzung und damit auch einer erfolgten Kreislaufdepression könnte hier ein prophylaktischer Effekt der H_2-Rezeptorblockade wirksam werden.

Vergleichbare Änderungen der Pulsfrequenz nach Succinylcholininjektion ohne Prämedikation mit Histaminantagonisten werden auch von anderen Autoren berichtet [203, 290].

Die vorliegende Untersuchung belegt auch in diesem Fall, daß v. a. die kombinierte Blockade beider Histaminrezeptortypen kardiale histaminerge Reaktionen wirksam unterdrücken kann.

Für die frühzeitige Prämedikation mit Histaminantagonisten sprechen auch tierexperimentelle Befunde von möglicherweise großer klinischer Relevanz. **Lorenz et al.** [323] wiesen nach, daß durch Prämedikation mit H_1- und H_2-Antagonisten 2 h vor Induktion einer Histaminfreisetzung das Ausmaß der Histaminliberation gegenüber einer kurzfristig vorher gegebenen Applikation von Histaminantagonisten signifikant gesenkt werden kann. Die Erklärung dieses Phänomens könnte in einer Blockierung mastzellspezifischer Histaminrezeptoren liegen.

Während die Suppression anaphylaktoider histaminerger Reaktionen durch kombinierte H_1- und H_2-Rezeptorblockade durch tier- und humanexperimentelle Studien weitgehend gesichert erscheint, kann die Wirksamkeit dieser Prämedikation zur Reduzierung antikörpermediierter anaphylaktischer Reaktionen derzeit nicht endgültig beurteilt werden.

In experimentellen Untersuchungen ließ sich kein Unterschied der Kreislaufreaktionen zwischen direkter und immunmediierter Histaminfreisetzung sichern [295]. Zumindest bei einem Teil der Typ-I-Reaktionen spielt Histamin die entscheidende Rolle im Ablauf des allergischen Geschehens.

In Fallbeobachtungen [31] ließ sich zeigen, daß andere Mediatoren der allergischen Reaktion nur eine, wenn überhaupt, untergeordnete Rolle spielten.

Kutane, vaskuläre IgE-mediierte allergische Reaktionen können durch eine H_1- und H_2-Rezeptorblockade signifikant besser unterdrückt werden als durch eine alleinige H_1-Rezeptorblockade [85, 211, 242].

Ob die bisherigen Ergebnisse schon die Vermutung erlauben, daß die kombinierte Histaminrezeptorblockade auch eine Suppression immunmediierter kardiovaskulärer Reaktionen bewirkt, kann derzeit noch nicht beantwortet werden, da reproduzierbare In-vivo-Studien fehlen.

5 Prophylaxe halothaninduzierter Leberschäden durch H_2-Antagonisten

5.1 Pathophysiologische Grundlagen und Problemstellung

Zahlreiche Arzneimittelinteraktionen unter Cimetidinapplikation sind mittlerweile beschrieben worden [404, 467, 468]. Als wesentliche Ursache fand sich die Bindung von Cimetidin an das gemischtfunktionelle Zytochrom-P_{450}-Oxygenasensystem der Leber [409]. Hierdurch wird die Metabolisierung von Substanzen in der Leber gehemmt [383, 409].

Zytochrom P_{450} ist ein Hämoprotein, das sich vornehmlich im endoplasmatischen Retikulum der Leber findet [525]. Der Proteinanteil des Enzyms ist mit einem eisenhaltigen Porphyrin verbunden, wobei das Eisenatom den Oxidations- und Reduktionsprozeß vermittelt. Während im Normalzustand nur dieser oxidative Abbau am Zytochrom P_{450} abläuft [93, 528], kann unter anaeroben Bedingungen Zytochrom P_{450} Elektronen auch direkt an das Substrat abgeben [184, 528]. Dieser Prozeß führt zur Entstehung normalerweise nicht vorhandener Metaboliten [93, 391].

Für die nach Exposition volatiler Anästhetika beobachteten toxischen Wirkungen an Leber, Niere und Gonaden werden Metaboliten dieser Narkotika verantwortlich gemacht [46, 69]. Halothan als halogenierter Äther erfährt die höchste Metabolisierungsrate gebräuchlicher volatiler Anästhetika und scheint die größte Nebenwirkungsrate zu besitzen [84, 105]. Vor allem hepatotoxische Effekte unter Halothanexposition wurden beschrieben [69].

Normalerweise erfolgt der Halothanabbau überwiegend oxidativ über das Zytochrom-P_{450}-System [528] (Abb. 47). Die auf diesem Wege entstehenden Metaboliten haben sich nicht als lebertoxisch erwiesen [509, 528].

Unter hypoxischen Bedingungen wird Halothan am gleichen Enzymsystem vornehmlich reduktiv metabolisiert [4, 497, 509] und die Abbauprodukte renal eliminiert bzw. abgeatmet [93, 392]. Zwischenzeitlich entstehen lebertoxische freie Radikale [391]. Als Indikator für das Ausmaß des reduktiven Abbaus hat sich die Höhe des anorganischen Plasmafluoridspiegels erwiesen [184, 528], während die Bromidausscheidung ein Maß für den oxidativen Abbau darstellt [15, 392].

Die Arbeitsgruppe um Sipes, Brown u. Gandolfi [342] entwickelte ein Tiermodell zur halothaninduzierten Lebertoxizität, deren klinische Relevanz durch Untersuchungen von Cousins et al. [106] untermauert wurde. Die in diesem Modell gefundenen morphologischen Veränderungen der Leber entsprechen dem Bild der humanen Halothanhepatitis [458].

Nachdem durch mehrtägige Barbituratvorbehandlung eine Enzymaktivierung in der Leber induziert worden war, wurden männliche Ratten über 2 h unter milder Hypoxie (14% O_2) mit 1% Halothan anästhesiert. Neben einem Anstieg der Serum-GPT fanden sich nach 24 h ausgeprägte zentrolobuläre Lebernekrosen. Nur geringe Leberveränderungen traten unter einer Sauerstoffkonzentration von 21% auf, während nach Äthernarkose bei 10% O_2 keine Leberveränderungen beobachtet wurden. Diese Befunde konnten mittlerweile von anderen

Prophylaxe halothaninduzierter Leberschäden durch H_2-Antagonisten

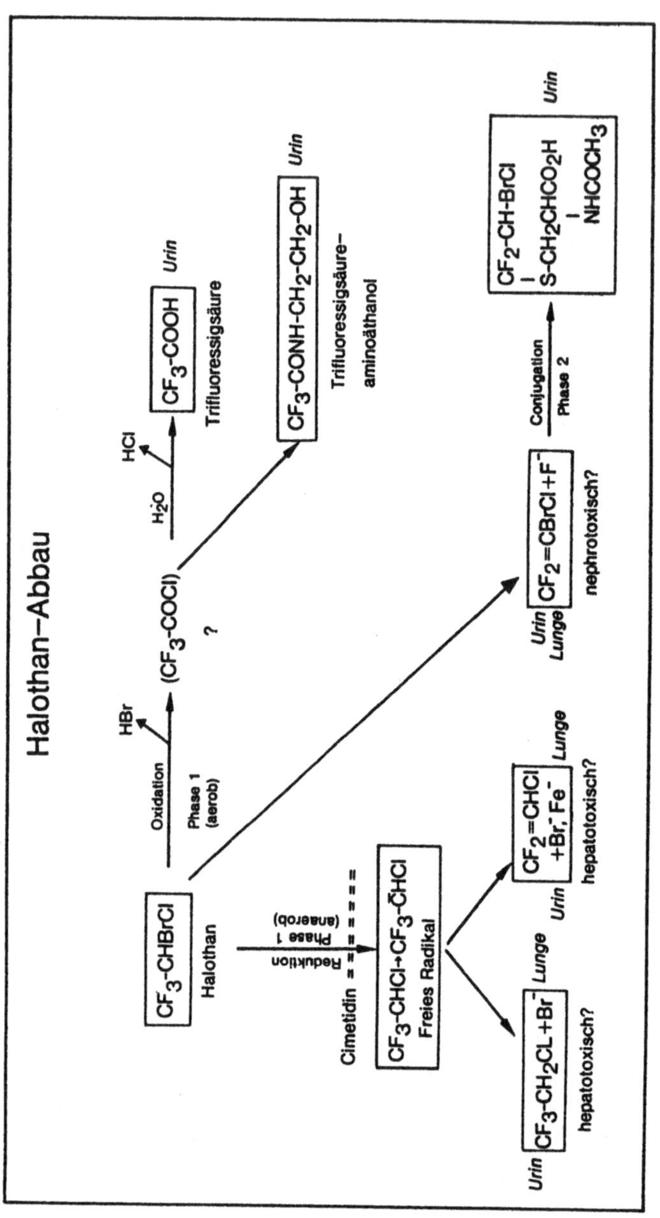

Abb. 47. Modellschema des Abbaus von Halothan (modifiziert nach [93]) und möglicher Angriffspunkt von Cimetidin in der Blockade

Autoren bestätigt werden [207, 532]. Eine Enfluran- bzw. Isofluranexposition unter denselben Bedingungen verursachte keine Lebernekrosen [207].

Durch Vorbehandlung mit Cimetidin können kokain- und paracetamolinduzierte Lebernekrosen verhindert werden [352, 386]. Die protektive Wirkung ließ sich jedoch nicht ausschließlich durch Hemmung des oxidativen Abbauwegs am Zytochrom-P_{450}-Enzymsystem erklären, so daß komplexere Interaktionen vermutet wurden. Ausgehend von diesen Befunden stellten wir die Frage, ob sich auch die beschriebenen halothaninduzierten Lebernekrosen durch Cimetidinprämedikation reduzieren lassen. Gleichzeitig sollte untersucht werden, ob Unterschiede zu anderen H_2-Rezeptorantagonisten wie Ranitidin bestehen.

5.2 Methodik

Männliche Wistar-Ratten mit einem Gewicht zwischen 250 und 300 g aus der Zucht des Zentralen Tierlabors der Medizinischen Hochschule Hannover (MHH) wurden im Tierstall der MHH im 12-h-Tag-Nacht-Rhythmus an ihre Umgebung gewöhnt und während dieser Zeit mit Standardnahrung und freiem Flüssigkeitszugang versorgt. Anschließend erfolgte zur Enzyminduktion über 5 Tage eine tägliche intraperitoneale Injektion von 75 mg/kg KG Phenobarbital bei 30 Ratten. Am 6. Tag jeweils nachmittags erhielten 10 Tiere 60 min vor Versuchsbeginn 160 mg/kg KG Cimetidin sowie 10 Ratten 40 mg/kg KG Ranitidin intraperitoneal. 10 weitere Tiere wurden mit 1 ml 0,9%iger NaCl-Lösung prämediziert.

Anschließend wurden die Ratten in Gruppen von je 5 in ein geschlossenes Plexiglasgefäß gebracht und für jeweils 120 min unter einer Sauerstoffkonzentration von 14% mit 1% Halothan und 85% N_2O anästhesiert. Die Kontrolle der O_2-Konzentration erfolgte durch das Dräger-Oxycom. Die Halothanzufuhr wurde über einen Dräger-Halothan-Vapor 19.1 reguliert. Nach der Halothanexposition wurden die Tiere wieder in ihren Käfig zurückgebracht und erhielten freien Nahrungszugang. 24 h später erfolgte die Tötung der Tiere, die Leber wurde sorgfältig herauspräpariert und sofort in 10%igem Formalin fixiert. Sechs Tiere ohne Phenobarbitalvorbehandlung und ohne Halothanexposition dienten als Kontrollgruppe. 3 μm dicke Schnitte wurden mit dem Schlittenmikrotom angefertigt und die Schnitte mit Hämalaun-Eosin gefärbt sowie mit Kanadabalsam eingedeckt. Aus jeweils 4 Leberlokalisationen wurden Querschnitte histologisch untersucht — aus dem Lobus dexter, Lobus dexter accessorius, Lobus sinister accessorius und aus dem Lobus sinister.

Die histologische Bewertung der Schnitte erfolgte nach einem vorher festgelegten Score: 0 = keine Lebernekrosen, 1 = unter 25% Lebernekrosen, 2 = 25—50% Lebernekrosen, 3 = 51—75% Lebernekrosen und 4 = über 75% Lebernekrosen.

5.3 Ergebnisse

In der Kontrollgruppe traten keine Lebernekrosen auf.

Von den 10 mit Phenobarbital vorbehandelten Tieren ohne H_2-Antagonistenprämedikation wiesen 6 Lebernekrosen in unterschiedlichem Ausmaß auf. In 3 Fällen war die Leber mit weniger als 25% Lebernekrosen durchsetzt, bei 2 Tieren mit 25—50% und bei einem Tier mit 51—75% (Abb. 48). Im Bereich der Nekrosen konnten in mehreren Fällen mittelgradige

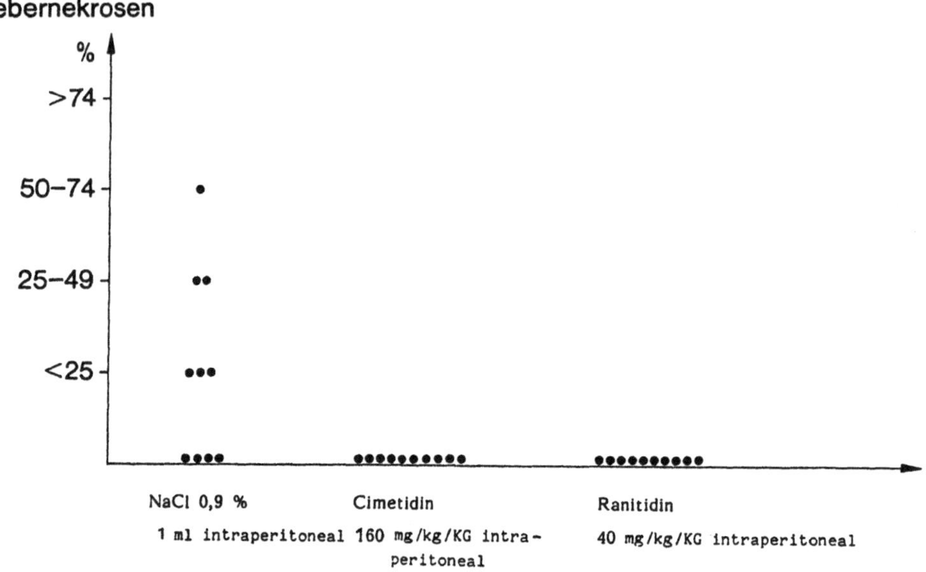

Abb. 48. Histologische Leberveränderungen 24 h nach experimenteller Halothanexposition in Hypoxie in Abhängigkeit von der Art der Prämedikation

zelluläre Reaktionen (Lymphozyten, Histiozyten, eosinophile und neutrophile Granulozyten), z. T. auch Blutungen im Sinne von hämorrhagischen Nekrosen beobachtet werden.

Sowohl bei den mit Cimetidin als auch bei den mit Ranitidin vorbehandelten Tieren ließen sich keine Lebernekrosen nachweisen (Abb. 48).

5.4 Diskussion

Seit der Einführung im Jahre 1956 hat Halothan schnell weltweite Verbreitung gefunden und dürfte auch heute noch das gebräuchlichste volatile Anästhetikum darstellen. Anfänglichen Einzelberichten über Leberschäden nach Halothannarkosen folgten mehrere umfangreiche retrospektive und prospektive Studien zur Hepatotoxizität von Halothan [367, 457, 496]. Diese Untersuchungen zeigten eine Inzidenz schwerer Leberschäden nach Halothanexposition zwischen 1:6000 und 1:30000. Mit fast 40% liegt die Letalität dieser Halothanhepatitis außerordentlich hoch [84, 245, 367, 496].

Als wesentlicher Faktor für das Auftreten einer Leberschädigung erwies sich eine wiederholte Halothanexposition. In einer britischen Studie [245, 457] konnte bei 82% der Fälle eine mehrfache Halothannarkose festgestellt werden, und bei 75% der Fälle war das Anästhetikum mehr als einmal innerhalb von 28 Tagen verwendet worden. Während nach erstmaliger Halothannarkose im Mittel nach 11 Tagen ein Ikterus auftrat, wurde dieser bei mehrfacher Exposition nach durchschnittlich 6 Tagen beobachtet. Massive Anstiege von Serum-GOT und -GPT sowie Lebernekrosen traten schon wesentlich früher auf [84, 457]. Eosinophilie [457] und das vermehrte Auftreten nach wiederholter Exposition [84, 245, 367] ließen auf ein immunvermitteltes Geschehen schließen. Gezielte Untersuchungen [512] konnten im Serum von Patienten mit schwerer Hepatitis nach Halothannarkose Antikörper nachweisen, die sich an der Membranoberfläche von Hepatozyten bei halothannarkotisierten Ratten binden.

Diese Befunde lassen vermuten, daß Halothanmetaboliten an der Oberfläche von Hepatozyten gebunden werden können und daß bei bestimmten Patienten diese veränderten Hepatozyten immunologisch sensibilisiert werden, so daß bei einer erneuten Halothanexposition eine Hypersensivitätsreaktion ausgelöst wird. Histologisch fanden sich häufig Leberzellnekrosen und mononukleäre und Plasmazellinfiltrate [458], wie sie für immunologische Reaktionen in der Leber typisch sind.

Für Patienten, die nach erstmaliger Halothannarkose eine Leberschädigung entwickeln, muß ein anderer Pathomechanismus verantwortlich gemacht werden. Geringgradige Leberveränderungen nach Halothanexposition finden sich wesentlich häufiger als eine schwere Halothanhepatitis. Bei bis zu 20% der Patienten treten nach Halothannarkose relativ milde Anstiege der Serumtransaminasen mit vereinzelten Lebernekrosen auf [492].

Die toxischen Wirkungen vieler Substanzen entstehen erst durch deren Biotransformation und durch die Bildung reaktiver Metaboliten. Halothan erfährt im Körper eine im Vergleich zu anderen volatilen Anästhetika größere Metabolisierung über das gemischtfunktionelle Oxidasesystem (Abb. 47). Zwei Abbauwege sind bekannt, der oxidative und der reduktive, wobei letzterer nur unter anaeroben Bedingungen aktiviert wird. Unterstützung gewinnt diese Annahme durch den deutlich erhöhten Serumfluoridspiegel [184, 528] und die vermehrte Fluoridausscheidung im Urin [392] unter Hypoxie. Widerspruch findet diese Hypothese v. a. durch Untersuchungen von Shingu et al. [459, 460], die auch bei alleiniger Hypoxie vergleichbare Leberschäden nachweisen konnten.

Die in diesen Studien benutzten O_2-Konzentrationen lagen jedoch mit 6–10% weit unter den von McLain und uns angewendeten. In einer anschließenden differenzierenden Untersuchung gelang es Shingu et al. [461], diese divergierenden Befunde z. T. aufzuklären.

Während unter 10% O_2 bei allen untersuchten Anästhetika (Halothan, Enfluran, Isofluran, Fentanyl, Thiopental) schwere Lebernekrosen auftraten, fanden sich in der Gruppe ohne Anästhetikum nur geringgradige Leberveränderungen. Wurde die O_2-Konzentration auf 12% bzw. 14% angehoben, traten nur noch unter Halothanexposition schwere Lebernekrosen auf. Eine Erklärung könnte in einer im Vergleich zu anderen Anästhetika größeren Beeinträchtigung der Leberdurchblutung durch Halothan liegen [3]. Vergleichende Untersuchungen zu anderen Anästhetika liegen jedoch nicht vor. Die erhöhte Fluoridproduktion unter Halothannarkose in Hypoxie [184] spricht jedoch eher für eine spezifische halothaninduzierte Leberschädigung. Unterstützt wird diese These durch die relative Art- und Geschlechtsspezifität dieses Tiermodells [184, 253, 461].

In der vorliegenden Untersuchung konnte durch Prämedikation mit H_2-Antagonisten bei allen Tieren die Entwicklung von Lebernekrosen vollständig verhindert werden, während bei 6 von 10 Tieren ohne Prämedikation ausgeprägte Lebernekrosen auftraten. Überraschenderweise ließen sich keine Unterschiede zwischen Cimetidin und Ranitidin nachweisen, obwohl Ranitidin das Zytochrom-P_{450}-System in deutlich geringerem Ausmaß beeinflußt als Cimetidin [353, 410].

Dieser protektive Effekt erscheint nicht selbstverständlich. Auch eine Potenzierung der Lebernekrosen wäre vorstellbar gewesen, da eine Verminderung der Leberdurchblutung durch H_2-Antagonisten diskutiert wird [149, 150]. Weiterführende Untersuchungen ermöglichten jedoch eine Differenzierung.

Nur bei Patienten mit sehr guter Leberdurchblutung ließ sich eine Reduktion nachweisen [486], nicht jedoch bei eingeschränkter Leberdurchblutung [216, 486], wie sie auch in der Narkose vorliegt.

In der Zwischenzeit liegen die Ergebnisse von 2 weiteren Arbeitsgruppen zur gleichen Problematik vor. Wood et al. [532] verglichen die histologischen Leberveränderungen unter Halothanexposition und 14% O_2 nach Cimetidinprämedikation mit einer Kontrollgruppe ohne spezifische Medikation und fanden ebenfalls einen protektiven Effekt der Cimetidinprämedikation. Gleichzeitig durchgeführte Bestimmungen des Plasmafluoridspiegels und der Serumtransaminasen zeigten jedoch keine Beeinflussung durch Cimetidin. Plummer et al. [392] untersuchten am gleichen Tiermodell die Wirkung einer Cimetidin- und Ranitidinprämedikation auf die Fluoridausscheidung und die Höhe abgeatmeter Halothanmetaboliten. Während durch eine Cimetidinprämedikation die Fluoridausscheidung innerhalb von 22 h auf ca. 50% reduziert wurde, beeinflußte eine Ranitidinprämedikation diese nicht. Im Vergleich zur Kontrollgruppe lagen die Fluoridspiegel nach Cimetidinprämedikation aber immer noch 100% höher. Die nach der Anästhesie in der Atemluft bestimmten auf reduktivem Wege entstandenen Metaboliten 2-Chlor-1,1,1-trifluoräthan und 2-Chlor-1,1-difluoräthan waren nach Cimetidinprämedikation signifikant erniedrigt, während in der Ranitidingruppe keine signifikanten Unterschiede zur Kontrollgruppe beobachtet wurden.

Diese Befunde sprechen für eine zumindest partielle Supprimierung des reduktiven Abbauwegs von Halothan durch Cimetidin (Abb. 47), während Ranitidin die reduktive Halothanmetabolisierung nicht zu beeinflussen scheint.

Der in einem Fall unverändert hohe Fluoridspiegel trotz Cimetidinprämedikation [532] und der andererseits immer noch doppelt so hohe Fluoridspiegel gegenüber der Kontrollgruppe [392] weisen jedoch darauf hin, daß die Hemmung des reduktiven Abbaus nur einen Teil des protektiven Mechanismus darstellen dürfte. Die Unterdrückung der Lebernekrosen durch Ranitidin unterstützt diese Vermutungen. Auch für Ranitidin wurden – z. T. komplexe und noch nicht geklärte – Wechselwirkungen mit dem Zytochrom-P_{450}-System nachgewiesen, wobei auf molarer Basis die Hemmstärke bis zu 50% derjenigen von Cimetidin entspricht [352, 469]. Postuliert man eine Schwellendosis für den H_2-Antagonisten, um eine Supprimierung halothaninduzierter Lebernekrosen zu erzielen, könnte eine weitere Ursache für den fehlenden Unterschied zwischen Cimetidin und Ranitidin in der durch uns gewählten Dosierung liegen, die das übliche therapeutische Niveau weit überschreitet.

Andere Substanzen sind ebenfalls in der Lage, die Entwicklung halothaninduzierter Leberschäden zu verhindern [253]. Die Ursache dieser Hemmwirkung kann nur zum Teil durch eine Beeinflussung des Zytochrom-P_{450}-Systems erklärt werden.

Die hier vorgestellten und diskutierten Untersuchungen sprechen dafür, daß die protektiven Effekte von Cimetidin und Ranitidin auf halothaninduzierte Lebernekrosen nicht allein durch die Hemmung des reduktiven Abbauwegs von Halothan verursacht werden.

Weiterführende Untersuchungen sind erforderlich, um diesen Wirkungsmechanismus aufzuklären.

Die bisherigen Befunde zur Beeinflussung halothaninduzierter Lebernekrosen durch H_2-Antagonisten erlauben noch keine Schlußfolgerungen für die klinische Praxis. Sollte es sich erweisen, daß auch unter wesentlich geringerer Dosierung der H_2-Antagonisten Lebernekrosen verhindert werden, könnte jedoch zumindest für einen Teil der halothaninduzierten Leberschäden ein protektiver Effekt vermutet werden.

6 Bedeutung von H_2-Rezeptorantagonisten in der Prämedikation

Histamin spielt eine zentrale Rolle als Mediator der Säuresekretion am Magen und – v. a. in der Frühphase – der allergischen und anaphylaktoiden Reaktion. Die Säuresekretion wird durch spezifische Histaminrezeptoren (H_2-Rezeptoren) an der Belegzelle gesteuert. Derselbe Rezeptortyp vermittelt wesentliche kardiovaskuläre Reaktionen im Ablauf der anaphylaktischen und anaphylaktoiden Reaktion wie Tachykardie, Hypotension und Rhythmusstörungen. Spezifische Histamin-H_2-Rezeptorantagonisten können diese Effekte konzentrationsabhängig blockieren.

6.1 Säureaspirationssyndrom

Wie einleitend ausführlich dargestellt, wurden als entscheidende Faktoren für die Entstehung eines Säureaspirationssyndroms ein Magensaft-pH unter 2,5 [252, 301, 488, 489] und ein aspiriertes Volumen von mehr als 0,4 ml/kg KG (entsprechend 20 ml beim Erwachsenen) erkannt [420].

Im allgemeinen Krankengut beträgt der Anteil der Säureaspiration an den letalen anästhesiologischen Komplikationen auch in neuesten Untersuchungen bis zu 15,9% [326], bei geburtshilflichen Anästhesien sogar 28,9–31,7% [355, 413]. Auch in der Kinderanästhesie steht die Säureaspiration an erster Stelle letaler Komplikationen [188].

Die Häufigkeit der Aspiration liegt bei ca. 1 : 1000 Allgemeinanästhesien [305, 327]. Mit dem Auftreten einer Aspirationspneumonie muß in ca. 40% der Fälle gerechnet werden [201]. 40–70% der Aspirationen wurden bei elektiven Eingriffen beobachtet [201, 327]. Diese dürften fast ausschließlich durch eine Säureaspiration bedingt sein. Intraoperativ muß auch bei Gebrauch geblockter Endotrachealtuben in mindestens 1% der Fälle mit dem Eindringen von Magensaft in den Bronchialtrakt gerechnet werden [47, 72]. Diese in der Regel nicht registrierte Komplikation kann postoperativ Pneumonien verursachen. Die Prämedikation mit H_2-Rezeptorantagonisten kann den Magensaft-pH wirksam über die kritische Grenze von 2,5 anheben.

Sowohl eigene als auch in der Literatur beschriebene Untersuchungen lassen die intravenöse und, zumindest derzeit, die einmalige vorabendliche Medikation mit H_2-Antagonisten für den Routinebetrieb als nicht geeignet erscheinen. Demgegenüber haben die vorliegenden Untersuchungen gezeigt, daß bei elektiv-chirurgischen erwachsenen Patienten im Routinebetrieb durch abendliche orale und morgendliche intramuskuläre Medikation von 400 mg Cimetidin der Anteil der Patienten mit einem pH unter 2,5 bei Operationsbeginn bis 12 Uhr auf unter 1% gesenkt werden kann. Eine alternative Möglichkeit könnte die vorabendliche und morgendliche orale Einnahme von jeweils 800 mg Cimetidin darstellen. Bei Patienten mit elektiver Sectio caesarea muß mit einer geringfügig höheren Versagerquote gerechnet werden.

Zusätzlich führt diese Prämedikation zu einer hoch signifikanten Volumenreduktion. Der in den bisherigen Studien nachweisbare Anstieg der Versagerquote bei Patienten mit Operationsbeginn nach 12 Uhr erfordert mit großer Sicherheit eine 2. Dosis gegen 10 Uhr morgens, doch stehen hierzu Untersuchungen noch aus.

Vergleichbare Ergebnisse wurden mit oraler Applikation von 10 mg/kg KG bzw. rektaler Instillation von 40 mg/kg KG Cimetidin in der elektiven Kinderanästhesie erzielt. Auch bei dringlichen chirurgischen und geburtshilflichen Eingriffen führt die Cimetidinprämedikation bei genügendem Zeitintervall bis zur Narkoseeinleitung in ca. 90% der Fälle zu einer sicheren pH-Anhebung. Spezifische Komplikationen der Cimetidinprämedikation wurden bei nunmehr über 10000 Patienten nicht beobachtet. Während in dieser Gruppe bisher nur eine Aspiration gesehen wurde, traten zwischenzeitlich 3 Aspirationen bei Patienten auf, die nicht mit H_2-Antagonisten prämediziert wurden. Bei allen 3 Patienten wäre eine adäquate Medikation möglich gewesen, wurde jedoch aus unterschiedlichen Gründen versäumt.

Durch eine adäquate routinemäßige Prämedikation aller Elektivpatienten könnte die Häufigkeit des Säureaspirationssyndroms bei diesen Patienten um ca. 98% gesenkt werden, bei dringlichen Eingriffen würde das Risiko dieser Komplikation immer noch um ca. 80% reduziert werden können.

6.2 Allergische und pseudoallergische Reaktionen

Medikamenteninduzierte allergische Reaktionen verlaufen häufig unerkannt, da insbesondere bei schwerem Verlauf nicht selten die als richtungsweisend angesehenen Hautreaktionen vermißt werden [285]. Trotzdem fanden Lutz et al. [327] und Langrehr et al. [280] eine Inzidenz allergischer Reaktionen im Rahmen der Anästhesie zwischen 1:350 und 1:600. Utting et al. [506] führen mindestens 5% aller anästhesiologischen Todesfälle auf diese Komplikation zurück.

In kontrollierten Studien erweist sich, daß die Häufigkeit allergischer und pseudoallergischer Reaktionen im Rahmen der Anästhesiologie noch wesentlich höher einzuschätzen ist. Bei 1—5% aller Anästhesien muß mit einer solchen Komplikation gerechnet werden [179, 310], in ca. 10% dieser Fälle mit einem lebensbedrohlichen Verlauf [310]. Die Häufigkeit dieser schweren Verlaufsformen im Rahmen der Anästhesie wird in Ländern wie der Bundesrepublik auf 10000—15000 jährlich geschätzt [286, 520]. Mehr als 50% der allergischen Reaktionen sind durch direkte Histaminliberation (anaphylaktoid, pseudoallergisch) bedingt [285], doch muß auch in der Mehrzahl der antikörpermediierten allergischen Reaktionen (Typ-I-Reaktionen) mit einer Histaminfreisetzung gerechnet werden.

Zwar verlaufen die meisten histamininduzierten Reaktionen für sich allein mild, beim Zusammentreffen mit anderen Komplikationen (z. B. Blutung, Herzinsuffizienz, Rhythmusstörung) jedoch kann der zusätzlichen Histaminwirkung richtungsweisende Bedeutung zukommen und (wie der berühmte Tropfen das Faß zum Überlaufen bringen kann) einen deletären Verlauf verursachen. An ca. 40% aller schweren kardiovaskulären anästhesiologischen Komplikationen soll eine Histaminfreisetzung beteiligt sein (Lorenz 1983, persönl. Mitteilung). Fast alle in der Anästhesie gebräuchlichen Medikamente sind in der Lage, eine Histaminfreisetzung zu induzieren. Ebenso wurde dies für einige Operationen und Krankheiten [35, 425] nachgewiesen.

Histamin kann im Organismus eine große Zahl sehr differenter Wirkungen verursachen, deren Ausmaß nicht immer mit dem Plasmahistaminspiegel korrelieren muß [291, 296]. So kann eine lokale intrakardiale Freisetzung von Histamin – z. B. hervorgerufen durch die Injektion eines Medikaments in eine periphere Armvene oder einen zentralen Venenkatheter – schwere Arrhythmien auslösen, ohne daß kutane Reaktionen beobachtet werden.

Histaminantagonisten sind in der Lage, diese Wirkungen zu blockieren. Die alleinige Applikation von H_1-Antagonisten bewirkt jedoch nur eine sehr unvollkommene Suppression anaphylaktoider Reaktionen [440].

In einer Reihe von Studien ließ sich mittlerweile nachweisen, daß die intravenöse Applikation von H_1- plus H_2-Antagonisten wenige Minuten vor Injektion einer histaminfreisetzenden Substanz die Häufigkeit und Schwere kardiovaskulärer Reaktionen entscheidend vermindern kann. Die vorliegenden Ergebnisse bestätigen erstmals die Wirksamkeit dieser Prophylaxeform auch nach einem wesentlich längeren Zeitintervall sowohl in experimentellen als auch klinischen Untersuchungen.

Diese Ergebnisse gewinnen noch an Bedeutung durch tierexperimentelle Befunde. Lorenz et al. [323] konnten nachweisen, daß durch Applikation der Histaminantagonisten 120 min vor Versuchsbeginn im Vergleich zur Gabe einige Minuten vor Versuchsbeginn auch das Ausmaß der Histaminfreisetzung hoch signifikant reduziert wird.

Promethazin gehört in zahlreichen Kliniken zur Standardprämedikation und hat sich in Kombination mit Pethidin den meisten anderen Prämedikationsmitteln als überlegen erwiesen [388]. Die intramuskuläre Applikation von 400 mg Cimetidin 2 h vor Narkosebeginn schützt vor dem Risiko eines Säureaspirationssyndroms. Die kombinierte Prämedikation von Promethazin und Cimetidin reduziert zusätzlich wirksam die Gefahr histaminerger kardiovaskulärer Komplikationen.

Klinische Studien weisen auf die Möglichkeit eines additiven Effekts der kombinierten Histaminrezeptorantagonistenmedikation im Vergleich zur H_1-Rezeptorblockade auch bei allergischen Reaktionen vom Typ I hin [85].

6.3 Akute obere Gastrointestinalblutungen (Streßläsionen)

Akute Streßläsionen gehören zu den gefürchteten Komplikationen bei Patienten in der Intensivmedizin [324a]. In bis zu 70% der Fälle werden akute Mukosaläsionen in Magen oder Duodenum bei hoch risikogefährdeten Patienten beobachtet. Die Durchführung einer generellen Streßulkusprophylaxe hat die Häufigkeit und Schwere dieses Ereignisses in den letzten Jahren wirksam senken können. Als einer der entscheidenden Faktoren in der Pathogenese akuter Streßläsionen hat sich die Azidität des Magensafts erwiesen. Die Anhebung des Magensaft-pH auf einen Wert von mindestens 4 ist erforderlich, um eine wirksame Prophylaxe zu gewährleisten. Die derzeitigen Maßnahmen zur Prävention akuter Streßläsionen zielen auf eine Reduktion der Magensaftazidität auf diesen Wert.

Neben Antazida haben sich H_2-Rezeptorantagonisten als effektive Substanzen in der Streßulkusprophylaxe erwiesen. Bei Patienten mit einem hohen Blutungsrisiko bleibt die alleinige Medikation von H_2-Antagonisten jedoch in einem nicht zu vernachlässigenden Ausmaß ohne ausreichende Wirksamkeit. Erst eine Kombinationsprophylaxe mit Antazida oder Anticholinergika wie Pirenzepin führt zu einer sicheren pH-Anhebung.

Von besonderer Bedeutung für die Prämedikation mit H_2-Antagonisten erscheinen tierexperimentelle Untersuchungen zur Wirksamkeit von Cimetidin in der Prophylaxe streßinduzierter gastrointestinaler Blutungen.

Cimetidin wurde sowohl vor als auch nach einem induzierten hämorrhagischen Schock appliziert. Während sich bei allen 17 Kontrolltieren, aber auch bei allen Tieren nach Vagotomie und unter Antazidagabe z. T. ausgedehnte Streßläsionen entwickelten, traten nach Cimetidinvorbehandlung nur bei 2 von 8 Tieren minimale oberflächliche Erosionen der Mukosa auf [452]. Auch im Kälte- und Immobilisationsstreß reduzierte eine Cimetidinprämedikation die Häufigkeit und Schwere von Streßläsionen signifikant [298, 336a, 483]. Weiterführende Untersuchungen führten zu einer zumindest teilweisen Aufklärung des Wirkungsmechanismus der Cimetidinvorbehandlung. Der Abfall der Magendurchblutung im hämorrhagischen Schock um 53—88% in den Kontrollgruppen wurde durch eine Cimetidinprämedikation entscheidend reduziert [297, 452]. Die Durchblutungsminderung betrug nur noch 11—44%.

Bei Patienten mit einem größeren intraoperativen Blutverlust oder mit hypotensiven Phasen kann schon während der Operation eine akute Streßläsion induziert werden. Die vorgestellten experimentellen Untersuchungen lassen vermuten, daß die präoperative Cimetidinprämedikation auch eine wirksame Prophylaxe streßinduzierter oberer Gastrointestinalblutungen darstellen könnte.

6.4 Schlußfolgerungen und Ausblick

In der Elektivchirurgie bei Erwachsenen kann durch routinemäßige Prämedikation mit 400 bis 800 mg Cimetidin am Vorabend sowie 400 mg i.m. 2—4 h vor Narkosebeginn das Risiko eines Säureaspirationssyndroms um ca. 98% vermindert werden. Will man den Patienten die morgendliche Injektion ersparen, scheint die abendliche und frühmorgendliche orale Einnahme von jeweils 800 mg Cimetidin eine vertretbare Alternative darzustellen. Durch möglichst frühzeitige Applikation von 400 mg Cimetidin i.m. kann das Risiko einer Säureaspirationspneumonie bei dringlichen Eingriffen um ca. 80% reduziert werden.

Mindestens in gleicher Größenordnung liegt der prophylaktische Effekt einer frühzeitigen H_2-Rezeptorblockade bei dringlicher Sectio caesarea, wenn schon bei ersten Verdachtsmomenten mit der Prämedikation begonnen wird.

Durch orale Cimetidinapplikation von 10 mg/kg KG oder 40 mg/kg KG rektal 2—3 h präoperativ wird auch in der elektiven Kinderanästhesie die Gefahr eines Säureaspirationssyndroms fast vollständig eliminiert. Das hohe Aspirationsrisiko bei Kindern mit Pylorusstenose wird durch die intravenöse Gabe von 3 mg/kg KG 2 h vor Narkosebeginn entscheidend reduziert. Durch Beginn der rektalen Prämedikation bei diesen Kindern schon am Vorabend könnte ein zusätzlicher prophylaktischer Effekt erzielt werden.

Die Erfahrungen aus nunmehr über 10000 Anwendungen im Rahmen der Prämedikation haben keine nachteiligen Wirkungen der kurzfristigen Cimetidinapplikation erkennen lassen und lassen es gerechtfertigt erscheinen, die bisherigen Vorbehalte gegen eine Prämedikation von H_2-Antagonisten aufzugeben.

Unter diesem Gesichtspunkt gewinnt der prophylaktische Effekt einer kombinierten Prämedikation mit H_1- plus H_2-Antagonisten zur Reduzierung histaminerger kardiovaskulärer Reaktionen an Bedeutung, nachdem nachgewiesen werden konnte, daß auch bei intramuskulärer Applikation von Histaminantagonisten 120 bzw. 45 min vor Narkosebeginn ein ausreichender Schutz erzielt wird.

Die vorliegenden Untersuchungen wurden mit dem am längsten in der Klinik bewährten H_2-Antagonisten Cimetidin durchgeführt. In äquipotenter Dosierung werden sich auch mit anderen H_2-Blockern aller Wahrscheinlichkeit nach vergleichbare Ergebnisse erzielen lassen.

Da die bisher auf dem Markt befindlichen H_2-Antagonisten nur jeweils eine Halbwertszeit von etwa 2 h aufweisen, werden jedoch keine grundsätzlich anderen Prämedikationsschemata möglich sein. Erst die Entwicklung von Substanzen mit einer wesentlich längeren Wirkungszeit könnte die Medikation weiter vereinfachen, so daß in der Elektivchirurgie die einmalige vorabendliche Applikation für alle Patienten, die am nächsten Tag operiert werden sollen, möglich erscheint.

Tabelle 35. Aspirationsinzidenz bei Sectio cesarea in den bisherigen Untersuchungen ohne Prämedikation mit H_2-Antagonisten im Vergleich zu Sectiopatientinnen mit H_2-Antagonisten zur Prämedikation

Krantz [273]	n = 7	1 : 430 (n = 3076)
Crawford [107]	n = 22	1 : 112 (n = 2472)
Müller/Hempelmann [363]	n = 2	1 : 26 (n = 53)
Total	n = 31	1 : 180 (n = 5601)
Prämed. H_2-Antagonisten	n = 0	0 : 1600[a]

[a] $p < 0,000001$

7 Empfehlung zur Prämedikation

Prophylaxe der Säureaspiration (Abb. 49)
Auf die intravenöse Applikation von H_2-Antagonisten zur Prophylaxe einer Säureaspirationspneumonie kann aufgrund der schnellen Resorption bei intramuskulärer Injektion verzichtet
werden. Diese Beschränkung verhindert kardiovaskuläre Nebenwirkungen, die bei schneller
intravenöser Injektion in seltenen Fällen auftreten können.

Erwachsene Patienten sollten vor elektiven chirurgischen und geburtshilflichen Eingriffen am Vorabend 800 mg Cimetidin gegen 22 Uhr erhalten sowie am Operationstag 2—4 h
vor Narkoseeinleitung 800 mg oral oder 400 mg i.m. Bei geburtshilflichen Eingriffen empfiehlt sich am Operationsmorgen wegen der verzögerten Magenentleerung ausschließlich die
parenterale Applikation.

Patienten mit dringlichen Eingriffen erhalten so früh wie möglich 400 mg Cimetidin i.m.
Zur Förderung der Magenentleerung sollten gleichzeitig 10 mg Metoclopramid parenteral
appliziert werden. Beträgt die Zeit zwischen dieser Prämedikation und der Narkoseeinleitung
weniger als 90 min oder konnte keine Prämedikation durchgeführt werden, sollten 10 mg
Metoclopramid mindestens 3 min vor Narkoseeinleitung i.v. appliziert werden, um den Tonus
des distalen Ösophagussphinkters zu erhöhen. Gleichzeitig kann durch die Gabe von 20 ml
0,3molarer Natriumcitratlösung entweder oral oder über eine präoperativ gelegte Magensonde
die Magensaftazidität reduziert werden.

Kinder über 3 Jahren werden oral mit 10—15 mg/kg KG Cimetidin als Gel 2—3 h vor
Narkoseeinleitung prämediziert. Bestehen Bedenken, daß das Kind die orale Einnahme ver-
weigert — insbesondere bei Kindern unter 3 Jahren muß damit gerechnet werden —, können
40—60 mg/kg KG Cimetidin (normale Ampullen) rektal 2—3 h präoperativ verabreicht werden. Dieser Applikationsform sollte ebenfalls bei Behinderung der Magen-Darm-Passage der
Vorzug gegeben werden. Lediglich bei schon liegendem intravenösem Zugang können 2—3
mg/kg KG Cimetidin langsam i.v. injiziert werden (Vermeidung psychischen Stresses). Die
zeitgerechte Cimetidinprämedikation gewährleistet gleichzeitig schon intraoperativ eine wirksame Streßblutungsprophylaxe.

Indikation. Die Prämedikation mit H_2-Antagonisten sollte zumindest bei folgenden Risikopatienten, bei denen eine Allgemeinanästhesie geplant ist, durchgeführt werden:

— Maskennarkose,
— Ulkusanamnese,
— Steinschnittlage bei Narkoseeinleitung,
— Kopftieflage während der Narkose,
— ambulante Eingriffe,
— dringliche operative Eingriffe,

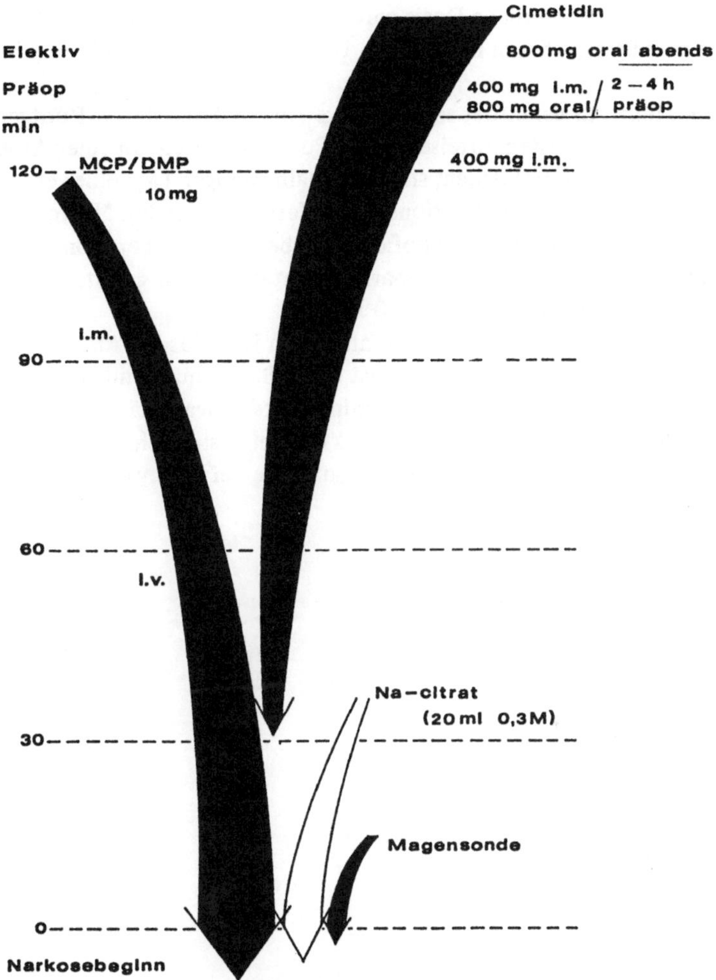

Abb. 49. Schema präoperativer Maßnahmen zur Prophylaxe einer Aspirationspneumonie. *MCP/DMP* Metoclopramid/Domperidon

- elektive und dringliche geburtshilfliche Eingriffe (prolongierte Geburt, vorherige Sectio,
  geplante Sectio, bekanntes Mißverhältnis, schwierige Kindeslage, Mehrlinge, Risikogeburt,
  Auftreten von Dezelerationen, Totgeburt),
- Kinder.

Prophylaxe anaphylaktoider Reaktionen

Da derzeit noch experimentelle Studien über das Ausmaß der Wirksamkeit einer intramuskulären bzw. oralen Prämedikation mit H_1- plus H_2-Antagonisten zur Reduktion lebensbedrohlicher histaminerger kardiovaskulärer Reaktionen fehlen, sollten gefährdete Patienten vor Narkoseeinleitung folgende Prämedikation erhalten:

- unter 45 kg: 4 mg Dimetindenmaleat (1 Amp.) + 200 mg Cimetidin (1 Amp.),
- 46—90 kg: 8 mg Dimetindenmaleat (2 Amp.) + 400 mg Cimetidin (2 Amp.),
- über 90 kg: 12 mg Dimetindenmaleat (3 Amp.) + 600 mg Cimetidin (3 Amp.).

Die jeweils erforderliche Dosis wird sinnvollerweise in 50 ml 0,9%iger NaCl-Lösung als Kurz-
infusion über 3—5 min mindestens 10 min vor Narkoseeinleitung infundiert.

Indikation. Als gefährdet sind Patienten anzusehen, die i.v. Röntgenkontrastmittel oder Medikamente mit histaminfreisetzender Potenz erhalten, an einer Atopie (u. a. Heuschnupfen,
allergisches Asthma) leiden, sich innerhalb weniger Tage einer erneuten Narkose unterziehen
müssen (auch bei komplikationslosem Verlauf der ersten Narkose), ferner Patienten mit kardialen oder pulmonalen Risikofaktoren, bei großen Operationen, Transfusion mehrerer Blutkonserven, Palacos-, Knochenmarkimplantation, Transplantation, extrakorporaler Zirkulation und mit einem Alter über 70 Jahren.

Die intramuskuläre Prämedikation von H_1- plus H_2-Antagonisten (Promethazin und
Cimetidin) gewährleistet zumindest einen Basisschutz und ist in der Lage, zumindest bis zum
Schweregrad II nach Lorenz histaminerge kardiovaskuläre Reaktionen zu unterdrücken. Erwartet werden kann auch eine Reduktion lebensbedrohlicher Reaktionen. Offen ist jedoch,
ob diese Reduktion ein gleiches Ausmaß wie bei der intravenösen Applikation erreicht.

Literatur

1. Abouleisch E, Grenvik A (1974) Vomiting, regurgitation and aspiration in obstetrics. Pa Med 77:45
2. Adams AP, Morgan M, Jones BC, McCormick PW (1969) A case of massive aspiration of gastric contents during obstetric anaesthesia; treatment by tracheostomy and prolonged intermittent positive pressure ventilation. Br J Anaesth 41:176
3. Ahlgren I, Aronson KF, Ericsson B, Fajgelj A (1967) Hepatic blood flow during different depths of halothane anesthesia in the dog. Acta Anaesthesiol Scand 11:91
4. Ahr HJ, King LJ, Nastainczyk W, Ullrich V (1982) The mechanism of reductive dehalogenation of halothane by liver cytochrome P-450. Biochem Pharmacol 31:383
5. Alexander JGS (1968) The ultrastructure of the pulmonary alveolar vessels in Mendelson's syndrome (acid pulmonary aspiration). Br J Anaesth 40:408
6. Altman LC (1981) Basic immune mechanism in immediate hypersensivity. Med Clin North Am 65:941
7. Altura BM (1982) Reticuloendothelial system function and histamine release in shock and trauma − relationship to microcirculation. Klin Wochenschr 60:882
8. Altura BM, Altura BT (1974) Effects of local anesthetics, antihistamines, and glucocorticoids on peripheral blood flow and vascular smooth muscle. Anesthesiology 41:197
9. Altura BM, Halevy S (1978) Benefical and detrimental actions of histamine H_1- and H_2-receptor antagonists in circulatory shock. Proc Natl Acad Sci USA 75:2941
10. Andrews AD, Brock-Utne JG, Downing JW (1982) Protection against pulmonary acid aspiration with ranitidine. Anaesthesia 37:22
11. Arandia HY, Grogono AW (1980) Comparison of the incidence of combined „risk factors" for gastric acid aspiration: Influence of two anesthetic techniques. Anesth Analg 59:862
12. Ash ASF, Schild HO (1966) Receptors mediating some actions of histamine: H_2-receptors. Br J Pharmacol 27:427
13. Assem ESK (1984) Characteristics of basophil histamine release by neuromuscular blocking drugs in patients with anaphylactoid reactions. Agents Actions 14/3:4
14. Assem ESK, Frost PG, Levis RD (1981) Anaphylactic-like reaction to suxamethonium. Anaesthesia 36:405
15. Atallah MM, Geddes IC (1973) Metabolism of halothane during and after anaesthesia in man. Br J Anaesth 45:464
16. Austen FF, Wassermann SI, Goetzl EJ (1976) Mast cell-derived mediators: Structural and functional diversity and regulation of expression. In: Johannson SGO, Strandberg K, Uvnäs B (eds) Molecular and biological aspects of the acute allergic reaction. Plenum, New York, p 293
17. Awe WE, Fletcher WS, Jacob SW (1966) The pathophysiology of aspiration pneumonitis. Surgery 60:232
18. Bachrach WH (1964) Anticholinergic drugs: Survey of the literature and some experimental observations. Am J Dig Dis 9:706
19. Baldwin AC, Churcher MD (1979) Anaphylactoid response to intravenous tubocurarine. Anaesthesia 34:339
20. Bale JF, Roberts C, Book LS (1979) Cimetidine-induced cerebral toxicity in children. Lancet I:725
21. Bannister WK, Sattilavo AJ (1961) Therapeutic aspects of aspiration pneumonitis. Anesthesiology 22:440
22. Baraka A, Saab M (1977) Control of gastric acidity by glycopyrrolate premedication in the parturients. Anesth Analg (Cleve) 56:642

23. Baraka A, Shamma'a M (1980) Control of gastric acidity in the parturient by cimetidine. Anaesthesia 35:75
24. Barbier P, Dumont A, Adler M (1979) Evaluation en étude ouverte de la ranitidine dans la therapeutique de 40 ulcerations gastro-duodenales. Acta Gastroenterol Belg 42:268
25. Barghava KP (1975) Some neuropharmacological studies with histamine. In: Boissier JR, Hippius H, Pichot P (eds) Neuropsychopharmacology. Excerpta Medica, Amsterdam, p 549
26. Barnes PJ, Havill JH (1980) Preoperative cimetidine-effects on gastric fluid. Anaesth Intensive Care 8:464
27. Baron JH (1978) Clinical tests of gastric secretion. History, methodology and interpretation. MacMillan, London, p 1, pp 8–11, pp 57–64
28. Barr GD, Piper DW (1981) Possible ranitidine hepatitis. Med J Aust 2:421
29. Baumann G, Loher U, Felix SB, Heidecke CD, Riess G, Ludwig L, Bloemer H (1982) Deleterious effects of cimetidine in the presence of histamine on coronary circulation. Possible clinical implications in anaphylactic states in individuals with coronary heart disease. Res Exp Med (Berl) 180:209
30. Beamish D, Brown DT (1981) Adverse responses to i.v. anaesthetics. Br J Anaesth 53:55
31. Beaupre PN, Roizen MF, Cahalan MK, Alpert RA, Cassorla L, Schiller NB (1984) Hemodynamic and two-dimensional transesophageal echocardiographic analysis of an anaphylactoid reaction in a human. Anesthesiology 60:482
32. Beaven MA, Robinson-White A, Roderick NB, Kaufmann GL (1982) The demonstration of histamine release in clinical conditions: A review of past and present assay procedures. Klin Wochenschr 60:873
33. Becker EL, Austen KF (1976) Anaphylaxis. In: Miescher PA, Müller-Eberhard HJ (eds) Textbook of immunopathology, 2nd edn. Grune & Stratton, New York, p 117
34. Begent NA, Born GVR, Scharp DE (1972) The initiation of platelet thrombi in normal values and its acceleration by histamine. J Physiol (Lond) 233:229
35. Beger HG, Stopik D, Bittner R, Kraas E, Rescher R (1975) Der Einfluß der Leber auf die Plasmahistaminkonzentration. Messungen im prä- und posthepatischen Blut vor und nach abdominellen Operationen. Z Gastroenterol 13:474
36. Beiles B, Pickers S, Brenner CG (1972) The effect of intragastric aluminium hydroxide on lower oesophageal sphincter pressure. S Afr Med J 46:1387
37. Benowitz NL (1983) Smoking and gastric inhibition by H_2 antagonists. Lancet I:584
38. Benveniste J, Hieblot C (1980) The human basophil degranulation test as an in vitro method for the diagnosis of allergies. Pergamon, Oxford, p 567
39. Berson W, Adrian J (1954) Silent regurgitation and aspiration during anesthesia. Anesthesiology 15:644
40. Bertaccini G, Coruzzi G (1982) Cholinergic-like effects of the new histamine H_2-receptor antagonist ranitidine. Agents Actions 12:168
41. Bertrand J, Metman EH, Danquechin Dorval E, Rouleau P, D'Hueppe A, Itti R, Philippe L (1980) Etude du temps d'evacuation gastrique de repas normaux au moyen de granules radio-opaques. Applications cliniques et validation. Gastroenterol Clin Biol 4:770
42. Bestermann WH Jr (1978) Special uses of cimetidine. Ann Intern Med 88:267
43. Bitter-Suermann D (1983) Das Komplementsystem: Physiologische Funktion und klinische Bedeutung. Dtsch Ärztebl 80/51/52:33
44. Black JW, Duncan WAM, Durrant CJ, Ganellin CR, Parsons EM (1972) Definition and antagonism of histamine H_2-receptors. Nature 236:385
45. Bland JHL, Laver MB, Lowenstein E (1973) Vasodilator effect of commercial 5% plasma protein fraction solutions. JAMA 224:1721
46. Blaum U, Pflüger H (1978) Gesundheitsschaden durch moderne Inhalationsnarkotika, Teil 2. Fortschr Med 96:2365
47. Blitt CD, Gutman HL, Cohen D, Weisman H, Dillon JB (1970) Silent regurgitation and aspiration during general anaesthesia. Anesth Analg (Cleve) 49:707
48. Bodemar G, Norlander B, Fransson I, Walan A (1977) The bioavailability of cimetidine in patients with peptic ulcer disease before and during cimetidine treatment. Scand J Gastroenterol [Suppl] 12:45
49. Bodemar G, Norlander B, Walan A (1981) Pharmacokinetics of cimetidine after single doses and during continuous treatment. Clin Pharmacokinet 6:306

50. Bond VK, Stoelting RK, Gupta CD (1979) Pulmonary aspiration syndrome after inhalation of gastric fluid containing antacids. Anesthesiology 51:452

51. Bone DK, Davies JL, Zuidema GD, Cameron JL (1974) Aspiration pneumonia. Prevention of aspiration in patients with tracheostomies. Ann Thorac Surg 18:30

52. Borm P, Bast A, Frankhuijzen-Sierevogel A, Noordhoek J (1981) Cytochrome P-450 and ethoxy-coumarin-deethylation in rat gastric microsomes: Induction by 3-methylcholanthrene and inhibition by cimetidine. Biochem Biophys Res Commun 102:784

53. Bosomworth PP, Hamelberg W (1962) The etiologiy and therapeutic aspects of aspiration pneumonitis: Experimental study. Surg Forum 13:158

54. Bossa R, Benvenuti C, Galatulas I (1982) Cimetidine increases the neuromuscular blocking activity of aminoglycoside antibiotics. Agents Actions 12:273

55. Bostroem R, Homgren E, Lundberg D (1982) Respiratory depression after cimetidine reversed by physostigmine. Intensive Care Med 8:153

56. Bourne JG (1962) Anaesthesia and the vomiting hazard. A safe method for obstetric and other emergencies. Anaesthesia 17:379

57. Boyce MJ (1981) Cardiovascular effects of intravenous cimetidine. Br J Clin Pharmacol 12:268

58. Boyce MJ (1982) Pharmacological characterisation of cardiovascular histamine receptors in man in vivo. Klin Wochenschr 60:978

59. Boyd JD, Manford MLM (1973) Premedication in children. Br J Anaesth 45:501

60. Breen KJ, Bury R, Desmond PV, Mashford ML, Morphett B, Westwood B, Shaw RG (1982) Effects of cimetidine and ranitidine on hepatic drug metabolism. Clin Pharmacol Ther 31:297

61. Brimblecombe RW, Duncan WAM (1977) The relevance to man of pre-clinical data for cimetidine. Proc. 2nd Int. Symp. histamine H_2-receptor antagonists. Excerpta Medica, Amsterdam, p 110

62. Brimblecombe RW, Duncan WAM, Durant G J (1975) Cimetidine — a nonthiourea H_2-receptor antagonist. J Int Med Res 3:86

63. Brock-Utne JG (1980) Domperidone antagonizes the relaxant effect of atropine on the lower oesophageal sphincter. Anesth Analg (Cleve) 59:821

64. Brock-Utne JG, Moshal MG, Downing JW, Spitaels JM, Stiebel R (1977) Fasting volume and acidity of stomach contents associated with gastrointestinal symptoms. Anaesthesia 32:749

65. Brock-Utne JG, Dow TGB, Welman S (1978) The effect of metoclopramide on the lower oesophageal sphincter in late pregnancy. Anaesth Intensive Care 6:26

66. Brock-Utne JG, Downing JW, O'Keefe SJD, Giessing J (1983) Protection against acid pulmonary aspiration with cimetidine. Anaesth Intensive Care 11:138

67. Brogden RN, Heel RC, Speight TM, Avery GS (1978) Cimetidin. Eine Übersicht über seine pharmakologischen Eigenschaften und seine therapeutische Wirksamkeit beim peptischen Ulcus. Drugs 15:93

68. Brook I, Finegold SM (1980) Bacteriology of aspiration pneumonia in children. Pediatrics 65:1115

69. Brown BR (1981) Halogenated analgesics and hepatotoxicity. S Afr Med J 59:422

70. Brown DT, Beamish D, Wildsmith JAW (1981) Allergic reaction to an amide local anesthetic. Br J Anaesth 53:435

71. Brown HG (1963) Anatomy of vomiting. Br J Anesth 35:163

72. Browning DH, Graves SA (1983) Incidence of aspiration with endotracheal tubes in children. J Pediatrics 102:582

73. Burgess GE, Cooper JR, Marino RJ, Peuler MJ, Warriner RA (1979) Laryngeal competence after tracheal extubation. Anesthesiology 51:73

74. Burkard WPC (1978) Histamine H_2-receptor binding with ^{3}H-cimetidine in brain. Eur J Pharmacol 50:449

75. Burland WL (1978) Beweise für die Unschädlichkeit von Cimetidin bei der Behandlung des Ulcus pepticum. In: Creutzfeldt W, Arnold R (Hrsg) Cimetidin: Int. Symp. Histamin-H_2-Rezeptorantagonisten. Excerpta Medica, Amsterdam, S 261

76. Burland WL, Duncan WAM, Hesselbo T (1975) Pharmacological evaluation of cimetidine, a new histamine H_2-receptor antagonist in healthy man. Br J Pharmacol 2:481

77. Bynum LJ, Pierce AK (1976) Pulmonary aspiration of gastric contents. Am Rev Respir Dis 114:1129

78. Camarri E, Chirone E, Fanteria G, Zocchi M (1982) Ranitidine-induced bradycardia. Lancet II:160

79. Cameron JL, Mitchell WH, Zuidema GD (1973) Aspiration pneumonia. Clinical outcome following documented aspiration. Arch Surg 106:49
80. Canavan JSF, Briggs JD (1977) Cimetidine clearance in renale failure. Excerpta Medica, Amsterdam, p 75
81. Capan LM, Rosenberg AD, Carpi A, Potel KP, Sheth R, Kitain E, Turndorf H (1983) Effect of cimetidine-metoclopramide combination on gastric fluid volume and acidity. Anesthesiology 59:A402
82. Carlsson C, Islander G (1981) Silent gastropharyngeal regurgitation during anaesthesia. Anesth Analg (Cleve) 60:655
83. Carlson HE, Ippoliti AF, Swerdloff RS (1981) Endocrine effects of acute and chronic cimetidine administration. Dig Dis Sci 26:428
84. Carney FMT, Van Dyke RA (1972) Halothane hepatitis: A critical review. Anesth Analg (Cleve) 51:135
85. Carpenter GB, Bunker-Soler AL, Nelson HS (1983) Evaluation of combined H_1- and H_2-receptor blocking agents in the treatment of seasonal allergic rhinitis. J Allerg Clin Immunol 71:412
86. Castell DO (1975) Physiology and pathophysiology of the lower oesophageal sphincter. Ann Otol Rhinol Laryngol 84:569
87. Chen CT, Toung TJK, Haupt HM, Hutchins GM, Cameron JL (1984) Evaluation of the efficacy of Alka-Seltzer effervescent in gastric acid neutralization. Anesth Analg (Cleve) 63:325
88. Clark CG, Riddoch ME (1962) Observation on the human cardia at operation. Br J Anaesth 34:875
89. Clarke RSJ (1979) Hypersensitivity reactions. In: Dundee JW (ed) Intravenous anaesthetic agents. Arnold London, p 87
90. Clarke RSJ (1982) Epidemiology of adverse reactions in anaesthesia in the United Kingdom. Klin Wochenschr 60:1003
91. Clarke RSJ, Dundee JW (1981) Adverse reactions to intravenous induction agents. In: Thornton JA (ed) Adverse reactions to anaesthetic drugs. Excerpta Medica, Amsterdam, p 29
92. Code CFC (1977) Reflections on histamine gastric secretion and the H_2-receptor. N Engl J Med 295:1459
93. Cohen EN, Trudell JR, Edmunds HN, Watson E (1975) Urinary metabolites of halothane in man. Anesthesiology 43:392
94. Cohen J, Weetman AP, Dargie HJ, Krikler DM (1979) Life-threatening arrhythmias and intravenous cimetidine. Br Med J II:768
95. Cohen SE, Barrier G (1983) Does metoclopramide decrease gastric volume in cesarean section patients? Anesthesiology 59:403
96. Coombs DW, Hooper D, Colton T (1979) Pre-anesthetic cimetidine alteration of gastric fluid volume and pH. Anesth Analg (Cleve) 58:183
97. Coombs DW, Hooper D, Colton T (1979) Acid-aspiration prophylaxis by use of preoperative oral administration of cimetidine. Anesthesiology 51:352
98. Coombs DW, Hooper D (1981) Cimetidine as a prophylactic against acid aspiration at tracheal extubation. Can Anaesth Soc J 28:33
99. Coombs DW, Pageau M (1982) Emergency cimetidine prophylaxis against acid aspiration. Ann Emerg Med 11:252
100. „gestrichen"
101. Cote CJ, Goudsouzian NG, Liu LMP, Dedrick DF, Szyfelbein SK (1982) Assessment of risk factors related to the acid aspiration syndrome in pediatric patients — gastric pH and residual volume. Anesthesiology 56:70
102. Cotton BR, Smith G (1981) Single and combined effects of atropine and metoclopramide on the lower oesophageal sphincter pressure. Br J Anaesth 53:869
103. Cotton BR, Smith G, Fell D (1981) Effect of oral diazepam on lower oesophageal sphincter pressure. Br J Anaesth 53:1147
104. Coulbois B, Ortega D, Terestchenko MC, Danel O, Pacouret JM, Conseiller C (1980) La cimetidine donnee en premedication. Etude de la tolerance per-operatoire en vue du ontrole de l'acidite gastrique. Anesth Analg (Paris) 37:689
105. Cousins MJ, Gourlay GK, Sharp JH (1978) Halothane hepatitis. Lancet II:8101
106. Cousins MJ, Sharp JH, Gourlay GK, Adams JF, Haynes WD, Whitehead R (1979) Hepatoxicity and halothane metabolism in an animal model with application for human toxicity. Anaesth Intensive Care 7:9

107. Crawford JS, Opit LJ (1976) A survey of the anaesthetic services to obstetrics in the Birmingham region. Anaesthesia 31:56

108. Cullen DJ (1971) Severe anaphylactic reaction to penicillin during halothane anaesthesia. Br J Anaesth 43:410

109. Culver GA, Makel HP, Beecher HK (1951) Frequency of aspiration of gastric contents by the lungs during anesthesia and surgery. Ann Surg 133:289

110. Dale HH, Laidlaw PP (1919) Histamine shock. J Physiol (Lond) 52:355

111. Daly MJ, Humphray JM, Stables R (1981) Some in vitro and in vivo actions of the new histamine H_2-receptor antagonist, ranitidine. Br J Pharmacol 72:49

112. Dammann HG, Hoelzer P, Friedl W, Müller P, Simon P (1983) Gastrales Säureprofil über 24 Stunden. Dtsch Wochenschr 108:601

113. Davies JAH, Howells TH (1973) Management of anaesthesia for the full stomach case in the casuality department. Postgrad Med J 49:58

114. Davies MV, Finzat J (1967) Application of the Belsey hiatal hernia repair to infants and children with recurrent bronchitis, bronchiolitis, and pneumonitis due to regurgitation and aspiration. Ann Thorac Surg 3:99

115. Davis J (1971) Thiopentone anaphylaxis. Br J Anaesth 50:1159

116. Delitala G, Devilla L, Pende A, Canessa A (1982) Effects of the H_2-receptor antagonist ranitidine on anterior pituitary hormone secretion in man. Eur J Clin Pharmacol 22:207

117. D'Enfert J, Lerron JC, Strumza P, Flaister B, Consailler C (1983) The influence of cimetidine on fentanyl pharmacokinetics in critically ill patients. Anaesthesist [Suppl] 32:121

118. Descos F, Chayvialle JA, Minaire Y (1976) Effects du diazepam sur la secretion acide basale de léstomac. Lyon Med 236:203

119. Desmeules H, Fournier L, Tremblay PR (1977) L'utilisation du bicarbonate de sodium dans la prevention de la pneumonite d'aspiration. Union Med Can 106:326

120. Detmer MD, Pandit SK, Cohen PJ (1979) Prophylactic single-dose oral antacid therapy in the preoperative period – comparison of cimetidine and maaloxan. Anesthesiology 51:270

121. Dewan DM, Writer WDR, Wheeler AS (1982) Sodium citrate premedication in elective cesarean section patients. Can Anaesth Soc J 29:355

122. Dewan DM, Floyd HM, Thistlewood JM, Bogard TD (1984) Sodium citrate premedication for elective cesarean section. Anesth Analg 63:175

123. Digregorio GJ, Ruch E (1980) Human whole blood and parotid saliva concentrations of oral and intramuscular promethazine. J Pharm Sci 69:1457

124. Dinnick OD (1957) Discussion on anaesthesia for obstetrics: An evaluation of general and regional methods: Some aspects of general anaesthesia. Proc R Soc Med 50:547

125. Dobb G (1978) Pulmonary acid aspiration syndrome: Prophylaxis with cimetidine. In: Wastell C, Lance P (eds) Churchill Livingstone, Edinburgh London New York, p 235

126. Dobb G, Jordan MJ, Williams JG (1979) Cimetidine in the prevention of the pulmonary acid aspiration (Mendelson's) syndrome. Br J Anaesth 51:967

127. Dobrilla G, Felder M, Chilovi F, de Pretis G (1982) Exacerbation of glaucoma associated with both cimetidine and ranitidine. Lancet I:1078

128. Doenicke A (1980) H_1- und H_2-Rezeptoren. Wirksame Agonisten und Antagonisten (Pharmakotherapie der Allergie). Springer, Berlin Heidelberg New York (Anaesthesiologie und Intensivmedizin, Bd 130, S 42)

129. Doenicke A, Lorenz W (1982) Histamine release in anaesthesia and surgery. Premedication with H_1- and H_2-receptor antagonists: Indications, benefits and possible problems. Klin Wochenschr 60:1039

130. Doolan L, McKenzie I, Krafchek J, Parsons B, Buxton B (1981) Protamine sulphate hypersensitivity. Anaesth Intensive Care 9:147

131. Downs JB, Chapman RL, Modell JH, Hood CL (1974) An evaluation of steroid therapy in aspiration pneumonitis. Anesthesiology 40:129

132. Duffy BL (1979) Regurgitation during pelvic laparascopy. Br J Anaesth 51:1089

133. Duffy BL, Woodhouse PC (1982) Sodium citrate and gastric acidity in obstetric patients. Med J Aust 2:37

134. Duncan JAT (1977) Intubation of trachea in the conscious patient. Br J Anaesth 49:619

135. Dundee JW (1976) Hypersensitivity to intravenous anaesthetic agents. Br J Anaesth 48:57

136. Dundee JW, Howe JP, Moore J, McCaughey W (1979) Effect of cimetidine on gastric pH in women undergoing elective caesarean section. Br J Clin Pharmacol 8:391
137. Dundee JW, Moore J, Johnston JR, McCaughey W (1981) Cimetidine and obstetric anaesthesia. Lancet II:252
138. Durrant JM, Strunin L (1982) Comparative trial of the effect of ranitidine and cimetidine on gastric secretion in fasting patients at induction of anaesthesia. Can Anaesth Soc J 29:446
139. Edwards CR, Yeo T, Delitala G, Al Dujaili EA, Boscarao M, Besser GM (1981) In vitro studies on the effects of ranitidine on isolated anterior pituitary and adrenal cells. Scand J Gastroenterol [Suppl] 69:75
140. Edwards G, Mouton HJV, Pask EA, Wylie WD (1956) Deaths associated with anaesthesia: A report of 1000 cases. Anaesthesia 11:194
141. Elliot CRJ (1963) A study in regurgitation. Anaesthesia 18:324
142. Evans JM, Klogh JAM (1977) Adverse reactions to intravenous induction agents. Br Med J II:735
143. Evans PJD, McKinnon I (1977) An anaphylactoid reaction to gallamine triethiodide. Anaesth Intensive Care 5:239
144. Exarhos ND, Logan WD, Abbott OA (1965) The importance of pH and volume in tracheobronchial aspiration. Dis Chest 47:167
145. Eyler SW, Cullen BP, Murphy ME, Welch WD (1982) Antacid aspiration in rabbits: A comparison of mylanta and bicitra. Anesth Analg (Cleve) 61:288
146. Fabre J, Ohresser P, Gouin F, Tournigand T, Francois G (1975) Ventilation and blood-gas studies during experimentally produced Mendelson's syndrome in the dog. Br J Anaesth 47:30
147. Falaiye JM, Popoola AO (1979) A double-blind comparative study of cimetidine and placebo in adult Nigerian duodenal ulcer patients with special reference to gastroduodenal mucosal morphology and intestinal bacterial activity. Afr J Med Med Sci 8:61
148. Farmer BC, Sivarajan M (1979) An anaphylactoid response to a small dose of d-tubocurarine. Anesthesiology 51:358
149. Feely J, Guy E (1982) Ranitidine also reduces liver blood flow. Lancet I:169
150. Feely J, Wilkinson GR, Wood AJ (1981) Reduction of liver blood flow and propranolol metabolism by cimetidine. N Engl J Med 304:692
151. Fell D, Cotton BR, Smith G (1983) I.M. atropine and regurgitation. Br J Anaesth 55:256
152. Fine A, Churchill DN (1982) Potentially lethal interactions of cimetidine and morphine. Can Med Assoc J 126:1032
153. Fischer M, Lorenz W, Reimann HJ, Troidl H, Rohde H, Schwarz B, Hamelmann H (1978) Cimetidine prophylaxis of acute gastroduodenal lesions in patients at risk. In: Creutzfeld W (ed) Cimetidine. Excerpta Medica, Amsterdam, p 280
154. Fisher A, Waterhouse TD, Adams AP (1975) Obesity: Its relation to anaesthesia. Anaesthesia 30:633
155. Fisher MMcD (1978) Anaphylactic reactions to gallamine triethiodide. Anaesth Intensive Care 6:62
156. Fisher MMcD (1980) Intradermal testing in the diagnosis of acute anaphylaxis during anaesthesia – results of five years experience. Anaesth Intensive Care 7:58
157. Fisher MMcD (1982) The epidemiology of anaesthetic anaphylactoid reactions in Australia. Klin Wochenschr 60:1017
158. Fisher MMcD, More DG (1981) The epidemiology and clinical features of anaphylactic reactions in anaesthesia. Anaesth Intensive Care 9:226
159. Fisher MMcD, Munro J (1983) Life threatening anaphylactoid reactions to muscle relaxants. Anesth Analg (Cleve) 62:559
160. Fisher MMcD, Roffe DJ (1984) Allergy, atopy and IgE. Anaesthesia 39:213
161. Flacke JW, Van Etten A, Flacke WE (1983) Greatest histamine release from meperidine among four narcotics: Double blind study in man. Anesthesiology 59:A51
162. Forster A, Niethamer T, Suter P, Pitteloud JJ, Intante F, Ducel G, Morel D (1982) Influence de la cimetidine sur la croissance bacterienne dans le liquide gastrique. Nouv Presse Med 11:2281
163. Foulkes E, Jenkins LC (1981) A comparative evaluation of cimetidine and sodium citrate to decrease gastric acidity: Effectiveness at the time of induction of anaesthesia. Can Anaesth Soc J 28:29
164. Francis RN, Kwik RSH (1982) Oral ranitidine for prophylaxis against Mendelson's syndrome. Anesth Analg (Cleve) 61:130

165. Frank M, Evans M, Flynn P, Aun C (1984) Comparison of the prophylactic use of magnesium trisilicate mixture B.P.C., sodium citrate mixture or cimetidine in obstetrics. Br J Anaesth 56:355

166. Freston JW (1982) Cimetidine: II. Adverse reaction and patterns of use. Ann Intern Med 97:728

167. Furhoff AK (1977) Anaphylactoid reaction to dextran. A report of 133 cases. Acta Anaesth Scand 21:161

168. Gabrielsen J, Valentin N (1982) Routine induction of anaesthesia with thiopental and suxamethonium: Apnoe without ventilation? Acta Anaesth Scand 26:59

169. Garbarg M, Barbin G, Duchemin AM, Lorens C (1980) Histamine in the brain: Its localization, functional role and receptors. In: Torsoli A, Lucchelli PE, Brimblecombe RW (eds) H_2-Antagonists. Excerpta Medica, Amsterdam, p 356

170. Gardner AMN, Pryer DL (1966) Historical and experimental study of aspiration of gastric and oesophageal contents into the lungs in anaesthesia. Br J Anaesth 38:370

171. Garg DC, Weidler DJ, Jallad NS, Eshelman FN (1982) The effects of ranitidine and cimetidine on hepatic blood flow. Clin Pharmacol Ther 31:228

172. Garg DC, Weidler DJ, Eshelman FN (1983) Ranitidine bioavailability and kinetics in normal male subjects. Clin Pharmacol Ther 33:445

173. Gemperle M (1966) Verminderung der Aspirationsgefahr bei Ileuspatienten durch ein spezielles Anästhesieverfahren. Anästhesie Wiederbeleb 15:237

174. Ghishan FK, Pierce E (1982) Placental calcium transport: Effect of cimetidine. Am J Obstet Gynecol 142:922

175. Gibbs CP, Schwartz OJ, Wynne JW, Hood CJ, Kuck EJ (1979) Antacid pulmonary aspiration in the dog. Anesthesiology 51:380

176. Gibbs CP, Spoor L, Schmidt D (1982) The effectiveness of sodium citrate as an antacid. Anesthesiology 57:46

177. Giles GR, Mason MC, Humphries C (1969) Action of gastrin on the lower oesophageal sphincter in man. Gut 10:730

178. Gillet GB, Watson JD, Langford RM (1984) Prophylaxis against acid aspiration syndrome in obstetric practice. Anesthesiology 60:525

179. Girsh LS, Perelmutter LL (1978) The diagnosis of drug allergies utilizing in vitro mast cell test and IgE inhibition test. Immunol Allergy Pract 3:158

180. Giuffrida JG, Bizarri D (1957) Intubation of the esophagus. Am J Surg 93:329

181. Gonella J, Niel JP (1977) Vagal control of lower oesophageal sphincter motility in the cat. J Physiol (Lond) 273:647

182. Goodall RJ, Temple JG (1980) Effect of cimetidine on lower oesophageal sphincter pressure in oesophagitis. Br Med J 280:611

183. Goodwin SR, Graves SA, Haberkern CM (1983) Aspiration in premature infants with endotracheal tubes. Anesthesiology 59:A435

184. Gorsky BH, Cascorbi HF (1979) Halothane hepatotoxicity and fluoride production in mice and rats. Anesthesiology 50:123

185. Goudsouzian N, Coté CJ, Liu LM, Dedrick DF (1981) The dose-response effects of oral cimetidine on gastric pH and volume in children. Anesthesiology 55:533

186. Gould L, Reddy CV, Singh BK, Zen B (1981) Electrophysiologic properties of cimetidine in man. PACE 4:3

187. Graeves M, Marks R, Robertson I (1977) Receptors for histamine in human skin blood vessels: A review. Br J Dermatol 97:225

188. Graff TD, Philipps OC, Benson DW, Kelley E (1964) Baltimore Anesthesia Study Committee: Factors in pediatric anesthesia mortality. Anesth Analg (Cleve) 43:407

189. Grainger SL, Pounder RE, Thompson RP (1981) Intramuscular cimetidine is safe and acceptable. Br Med J 282:1431

190. Green JP, Hough LB (1980) Histamine. In: Schulster D, Levitzki A (eds) Cellular receptors. Wiley, London New York, p 287

191. Greenfield LJ, Singleton RP, McCaffree DR, Coalson JJ (1969) Pulmonary effects of experimental graded aspiration of hydrochloric acid. Ann Surg 170:74

192. Griffiths R, Lee RM, Taylor DC (1977) Kinetics of cimetidine in man and experimental animals. Proc. 2nd Int. Symp. histamine H_2-receptor-antagonists. Excerpta Medica, Amsterdam, p 38

193. Gruber UF, Alleman U, Wettler H (1982) Erster direkter Vergleich der allergischen Nebenwirkungen des Dextrans mit und ohne Hapten. Schweiz Med Wochenschr 112:605

194. Grund VR, Marzino R, Hunninghake DB (1980) Cimetidine blockade of histamine-induced insulin secretion. Clin Pharmacol Ther 28:392

195. Gugler R, Wolf N, Kliems G, Somogyi A (1980) Bioverfügbarkeit von Cimetidin nach Magenteilresektion. Münch Med Wochenschr 122:1337

196. Gugler R, Brand M, Somogyi A (1981) Impaired cimetidine absorption due to antacids and metoclopramide. Eur J Clin Pharmacol 20:225

197. Gustavsson S, Adami HO, Lööf L, Nyberg A, Nyrwn O (1983) Rapid healing of duodenal ulcers with omeprazols: Double-blind dose-comparative trial. Lancet II:124

198. Halevy S, Altura BT, Altura BM (1982) Pathophysiological basis for the use of steroids in the treatment of shock and trauma. Klin Wochenschr 60:1021

199. Hall AW, Moossa AR, Cooley CR, Skinner HD (1975) The effect of premedication drugs on the lower oesophageal high pressure zone and reflux status of rhesus monkeys and man. Gut 16:347

200. Hall CC (1940) Aspiration pneumonitis: An obstetric hazard. JAMA 114:728

201. Hallen B, Olsson GL (1978) Aspiration och anestesi. Lakartidningen 75:3786

202. Hamelberg W, Bosomworth PP (1964) Aspiration pneumonitis: Experimental studies and clinical observations. Anesth Analg (Cleve) 43:669

203. Hannallah RS, Oh TH, McGill WA, Epstein BS (1983) Changes in heart rate and rythm following intramuscular injection of succinylcholine and atropine in anesthetized infants. Anesthesiology 59:A444

204. Hansen WE, Berti S (1983) Inhibition of cholinesterases by ranitidine. Lancet I:235

205. Harbord RP, Homi J (1970) Microscopic changes in living lung after fluid aspiration. Anesth Analg (Cleve) 49:835

206. Harke H (1983) Histamingehalt in Blutkonserven. Anaesthesist 32:40

207. Harper MH, Collins P, Johnson B, Eger II EI, Biava C (1982) Hepatic injury following halothane, enflurane, and isoflurane anesthesia in rats. Anesthesiology 56:14

208. Harris PW, Morrison DH, Dunn GL, Fargas-Babjak AM, Mougdil GC, Smedsted K, Woo J (1983) A randomized double-blind comparison of intramuscular cimetidine and ranitidine. Can Anaesth Soc J 30:580

209. Harrison GG (1968) Anaesthetic contributory death — it's incidence and causes. Afr Med J 42:514

210. Harrison GG (1978) Death attributable to anaesthesia. Br J Anaesth 50:1041

211. Harvey RP, Schocket AL (1980) A controlled trial of therapy in chronic urticaria. J Allergy Clin Immunol 65:190

212. Hector RM (1958) Improved technique of gastric aspiration. Lancet I:15

213. Hedden M, Miller GJ (1972) Mendelson's syndrome and its sequelae. Can Anaesth Soc J 19:351

214. Hedin H, Richter W (1977) Potential pathomechanism of dextran-induced anaphylactoid reactions in man. Acta Univ Ups Symp Univ Ups 3:9

215. Heining M, Groom J, Luthman J, Aps C (1983) Hypotension following cimetidine administration during cardiopulmonary bypass. Anaesthesia 38:260

216. Henderson JM, Ibrahim SZ, Millikan WM, Santi M, Warren WD (1983) Cimetidine does not reduce liver blood flow in cirrhosis. Hepatology 3:919

217. Herbst JJ, Minton SD, Book LS (1979) Gastroesophageal reflux causing respiratory distress and apnea in newborn infants. J Pediatr 95:763

218. Hershenson BB, Brubaker ER (1947) Scopolamine and apomorphine in labor. Am J Obstet Gync Gynecol 53:980

219. Hester JB, Heath ML (1977) Pulmonary acid aspiration syndrome: Should prophylaxis be routine? Br J Anaesth 49:595

220. Hey VMF, Cowley DU, Ganguli PC, Skinner LD, Ostick DG, Sharp DS (1977) Gastroesophageal reflux in late pregnancy. Anaesthesia 32:372

221. Hey VMF, Ostick DG, Mazumder JK, Lord WD (1981) Pethidine, metoclopramide and the gastro-oesophageal sphincter. Anaesthesia 36:173

222. Higgs RH, Smyth RD, Castell DO (1974) Gastric alkalinization: Effect on lower esophageal sphincter pressure and serum gastrin. N Engl J Med 291:486

223. Hilgard P (1979) Immunological reactions to blood and blood products. Br J Anaesth 51:45

224. Hirshman CA, Peters J, Cartwright-Lee I (1982) Leukocyte histamine release to thiopental. Anesthesiology 56:64

225. Hobsley M, Silén W (1969) Use of inert marker (phenolred) to improve accuracy in gastric secretion studies. Gut 10:787

226. Hodgkinson R (1984) Potential interactions between cimetidine and amide local anesthetics in obstetrics. Anesthesiology 60:507

227. Hodgkinson R, Glassenberg R, Joyce TH, Coombs DW, Ostheimer GW, Gibbs CP (1983) Comparison of cimetidine with antacid for safety and effectiveness in reducing gastric acidity before elective cesarean section. Anesthesiology 59:86

228. Hohmann J, Paul F, Kratz F, Leimenstoll G, Kamenisch W, Matthes KJ (1983) Der Einfluß von Cimetidin und Ranitidin auf den Arzneimittelmetabolismus der Leber. Med Welt 34:313

229. Holdsworth JD, Furness RMB, Roulston RG (1974) Comparison of apomorphine and stomach tubes for emptying the stomach before general anaesthesia in obstetrics. Br J Anaesth 46:526

230. Holdsworth JD, Johnson K, Mascull G (1980) Mixing of antacids with stomach contents. Another approach to the prevention of the acid aspiration (Mendelson's) syndrome. Anaesthesia 35:641

231. Hough LB, Green JP (1980) Possible function for brain histamine. Psychopharmacol Bull 16:42

232. Howard FA, Sharp DS (1973) Effect of metoclopramide on gastric emptying during labour. Br Med J I:446

233. Howarth FH, Bockel R, Roper BW (1969) The effect of metoclopramide upon gastric motility and its value in barium progress meals. Clin Radiol 20:194

234. Howe JP, McGowan WAW, Moore J, McCaughey W, Dundee JW (1981) The placental transfer of cimetidine. Anaesthesia 36:371

235. Howells HT, Khanam T, Koerl, Seymour C, Oliver B, Davies JAH (1971) Pharmacological emptying of the stomach with metoclopramide. Br Med J II:558

236. Howells TH, Chamney AR, Wraight WJ, Simons RS (1983) The application of cricoid pressure. Anaesthesia 38:457

237. Hunt PCW, Cotton BR, Smith G (1984) Barrier pressure and muscle relaxants. Anaesthesia 39:412

238. Hunt RH, Walt RP, Trotman IF (1982) Comparison of ranitidine, 150 mg nocte, with cimetidine 400 mg nocte, in the maintenance treatment of duodenal ulcer. In: Misiewicz JJ, Wormsley KG (eds) The clinical use of ranitidine. Medicine Publishing, Oxford, p 192

239. Hurwitz A, Robinson RG, Vats TS (1976) Effects of antacids on gastric emptying. Gastroenterology 71:268

240. Husemeyer RP, Davenport HT (1980) Prophylaxis for Mendelson's syndrome before elective caesarean section. A comparison of cimetidine and magnesium trisilicate mixture regimens. Br J Obstet Gynaecol 87:565

241. Husemeyer RP, Davenport HT, Rajasekaran T (1978) Cimetidine as a single oral dose fore prophylaxis against Mendelson's syndrome. Anaesthesia 33:775

242. Hutchcroft BJ, Moore EG, Orange RP (1979) The effects of H_1- and H_2-receptor antagonism on the response of monkey skin to intradermal histamine, reverse-type anaphylaxis, and passive cutaneous anaphylaxis. J Allergy Clin Immunol 63:376

243. Hutchinson BR (1979) Acid aspiration syndrome. Br J Anaesth 51:75

244. Illingworth RN, Jarvie DR (1979) Absence of toxicity in cimetidine overdosage. Br Med J I:453

245. Ind PW, Brown MJ, Lhoste FJM, MacQuin J, Dollery CT (1982) Concentration effect relationship of infused histamine in normal volunteers. Agents Actions 12:12

246. Inkster JS (1963) The induction of anaesthesia in patients likely to vomit with special references to intestinal obstruction. Br J Anaesth 35:160

247. Inman WHW, Mushin WW (1978) Jaundice after repeated exposure to halothane: A further analysis of reports to the Committee on Safety of Medicines. Br Med J II:1455

248. INSERM (1982) Enquete epidemiologique sur les anaesthesis. Inst. National de la Santé et de la Recherche Medical, Paris

249. Isbister JP, Fisher MMcD (1980) Adverse effects of plasma volume expanders. Anaesth Intensive Ca Care 8:145

250. Jackson JK (1981) Reduction of liver blood flow by cimetidine (letter). N Engl J Med 305:99

251. Jacobs F, Akkermans LMA, Hong Joe O, Wittebol P (1981) Effects of domperidone on gastric emptying of semi-solid and solid foods. The Royal Society of Medicine, Int. Congr. and Symp. Serie No 36, p 11

252. James CJ, Modell JH, Gibbs CI, Kuck JE (1983) Aspiration: Combined effects of pH and volume of the aspirate in the rat. Anesth Analg 62:266

253. Jee RC, Sipes IG, Gandolfi AJ, Brown BR (1980) Factors influencing halothane hepatotoxicity in the rat hypoxic model. Toxicol Appl Pharmacol 52:267

254. Jenike MA, Levy JC (1983) Physostigmine reversal of cimetidine-induced delirium and agitation. J Clin Psychopharmacol 3:43

255. Johnston JR, McCaughey W, Moore J, Dundee JW (1982) Cimetidine as an oral antacid before elective cesarean section. Anaesthesia 37:26

256. Johnston JR, Moore J, McCaughey W, Dundee JW, Howard PJ, Toner W, McClean E (1983) Use of cimetidine as an oral antacid in obstetric anesthesia. Anesth Analg (Cleve) 62:720

257. Jost U (1983) Ranitidin zur Prämedikation in der geburtshilflichen Anästhesie. Anästh Intensivther Notfallmed 18:301

258. Kaliner M, Shelhamer JH, Ottesen EA (1982) Effects of infused histamine: Correlation of plasma histamine levels and symptoms. J Allergy Clin Immunol 69:283

259. Kato H, Kurihara J, Kasuya Y (1981) Cardiovascular effects of cimetidine. Arch Int Pharmacodyn Ther 249:247

260. Kazimierczak W, Diamant B (1978) Mechanisms of histamine release in anaphylactic and anaphylactoid reactions. Prog Allergy 24:295

261. Keating PJ, Black JF, Watson DW (1978) Effects of glycopyrrolate and cimetidine on gastric volume and acidity in patients awaiting surgery. Br J Anaesth 50:1247

262. Kelly JF, Patterson R, Stevenson D, Mathison D (1978) Radiographic contrast media studies in high-risk patients. J Allergy Clin Immunol 61:146

263. Kennedy JH (1962) „Silent" gastro-oesophageal reflux: An important but little known cause of pulmonary complications. Dis Chest 42:42

264. Khamis B, Finncane J, Doyle JS (1979) Local and gastric effects of rectal cimetidine. J R Coll Physicians Lond 8:94

265. Kirch W, Hoensch H, Janisch HD (1983) Arzneimittelwechselwirkungen mit Ranitidin? Therapiewoche 33:4655

266. Kirchner E (1978) Notfälle und Aspirationsgefahr. Anaesthesist 27:119

267. Kirkegaard P, Soerensen O, Kirkegaard P (1980) Cimetidine in the prevention of acid aspiration during anesthesia. Acta Anaesthesiol Scand 24:58

268. Klain M, Keszler H, Stool SE (1982) High frequency jet ventilation and aspiration. VI. European Congress of Anesth, Volume of Summaries (Abstract). Anaesthesia 453

269. Klotz U, Reimann I (1980) Delayed clearance of diazepam due to cimetidine. N Engl J Med 302:1012

270. Knigge U, Dejgaard A, Wollesen F, Ingewlev O, Bennett P, Christiansen PM (1983) The acute and long term effect of the H_2-receptor antagonists cimetidine and ranitidine on the pituitary-gonadal axis in men. Clin Endocrinol 18:307

271. König W, Pfeiffer PH, Bohn A (1983) Mediatoren der allergischen Reaktion. In: Doenicke A, Koenig UD (Hrsg) Immunologie in Anaesthesie und Intensivmedizin. Springer, Berlin Heidelberg New York Tokyo

272. König W, Bohn A, Theobald K, Bremm KD, Knöller J (1983) Die Mastzelle — zentraler Effektor bei allergischen Reaktionen. Klinikarzt 12:753

273. Krantz ML, Edwards WL (1973) The incidence of nonfatal aspiration in obstetric patients. Anesthesiology 39:359

274. Labrid C, Dureng G, Duchene-Marullaz P, Moleyre J (1977) Dualist or pseudo-dualist interactions of mepyramine, diphenhydramine and eprozinol with histamine H_1-receptors. Jpn J Pharmacol 27:491

275. La Cour D (1970) Prevention of rise in intragastric pressure due to suxamethonium fasciculations by prior dose of d-tubocurarine. Acta Anaesthesiol Scand 14:5

276. Lahiri SK, Thomas TA, Hodgson RM (1973) Single-dose antacid therapy for the prevention of Mendelson's syndrome. Br J Anaesth 45:1143

277. Lam AM (1981) Potentially lethal interaction of cimetidine and morphine. Can Med Assoc J 125:820

278. Lam AM, Clement A (1983) Effect of cimetidine on morphine-induced ventilatory depression. Anesth Analg (Cleve) 62:270

279. Lam AM, Grace DM, Penny F, Vezina WC (1983) Prophylactic intravenous cimetidine reduces the risk of acid aspiration in morbidly obese patients. Anesthesiology 59:A242
280. Langrehr D, Newton D, Agoston S (1982) Epidemiology of adverse reactions in anaesthesia in Germany and the Netherlands. Klin Wochenschr 60:1010
281. Larsson R, Bodemar G, Kágedal B, Walan A (1980) The effects of cimetidine (Tagamet) on renal function in patients with renal failure. Acta Med Scand 208:27
282. Lasser EC, Lang JH, Sovak M, Kolb WP, Lyon SG, Hamblin AE (1977) Steroids: Theoretical and experimental basis for utilization in prevention of contrast media reactions. Radiology 125:1
283. Last G (1983) Der Arzt im Konflikt. Dtsch Ärztebl 80:55
284. Laxenaire MC, Moneret-Vautrin DA, Boileau S (1982) Choc anaphylactique au suxamethonium. Ann Fr Anesth Reanim 1:29
285. Laxenaire MC, Moneret-Vautrin DA, Boileau S, Moeller R (1982) Adverse reactions to intravenous agents in anaesthesia in France. Klin Wochenschr 60:1006
286. Laxenaire MC, Moneret-Vautrin DA, Watkins J (1983) Diagnosis of the causes of anaphylactoid anaesthetic reactions. Anaesthesia 38:147
287. Lebert PA, MacLeod SM, Mahon WA, Soldin SJ, Vandenberghe HM (1981) Ranitidine kinetics and dynamics. I. Oral dose studies. Clin Pharmacol Ther 30:539
288. Lebrec D, Goldfarb G, Benhamon JP (1981) Reduction of liver blood flow by cimetidine. N Engl J Med 305:100
289. Lee MR, Gandolfi AJ, Sipes JG, Bentley J (1982) Effect of histamine H_2-receptors on fentanyl metabolism. Pharmacologist 24:145
290. Lerman J, Robinson S, Willis MM, Schmitt BJ, Gregory GA (1983) Succinylcholine-induced heart rate changes in children during isoflurane and halothane. Anesthesiology 59:A443
291. Levi R, Allan G (1980) Histamine-mediated cardiac effects. In: Bristow M (ed) Drug-induced heart disease. Elsevier-North Holland, Amsterdam, p 377
292. Levi R, Capurro N (1973) Histamine H_2-receptor antagonism and cardiac anaphylaxis. In: Wood CJ, Simkins MA (eds) International Symposium on histamine H_2-receptor antagonists. Smith Kline & French, London, p 175
293. Levi R, Capurro N (1975) Cardiac histamine-ouabain interaction. Potentiation by ouabain of the arrhythmogenic effects of histamine. J Pharmacol Exp Ther 192:113
294. Levi R, Allan G, Zavecz JH (1976) Cardiac histamine receptors. Fed Proc 35:1942
295. Levi R, Zavecz JH, Ovary Z (1978) IgE-mediated cardiac hypersensitivity reactions. Int Arch Allergy Appl Immunol 57:529
296. Levi R, Chenouda AA, Trzeciakowski JP et al. (1982) Dysrhythmias caused by histamine release in guinea pig and human heart. Klin Wochenschr 60:965
297. Levine BA, Schwesinger WH, Sirinek KR, Jones D, Pruitt BA (1978) Cimetidine prevents reduction in gastric mucosal blood flow during shock. Surgery 84:113
298. Levine BA, Sirinek KR, McLeod CG, Teegarden DK, Pruitt BA (1979) The role of cimetidine in the prevention of stress induced gastric mucosal injury. Surg Gynecol Obstet 148:399
299. Levine HD (1976) Acute myocardial infarction following wasp sting. Am Heart J 91:365
300. Levy JH, Rockoff MA (1982) Anaphylaxis to meperidine. Anesth Analg (Cleve) 61:301
301. Lewis RT, Burgess JH, Hampson LG (1971) Cardiorespiratory studies in critical illness. Arch Surg 103:335
302. Lichtenstein LM, Gillespie E (1975) The effects of the H_1 and H_2 antihistamines on „allergic" histamine release and its inhibition by histamine. J Pharmacol Exp Ther 192:441
303. Liily JK, Hoy RH (1980) Thiopental anaphylaxis and reagin involvement. Anesthesiology 53:335
304. Lind FJ, Smith AM, McIver DK (1968) Hearthburn in pregnancy, a manometric study. Can Med Assoc J 98:571
305. Link J (1983) Zur Häufigkeit und Vermeidung von Aspirationen. Anaesthesist [Suppl] 32:278
306. Lombardo L (1982) Reversible amenorrhoe after ranitidine treatment. Lancet I:224
307. Lorenz W (1975) Histamine release in man. Agents Actions 5:482
308. Lorenz W, Doenicke A (1978) Histamine release in clinical conditions. Mt Sinai J Med (NY) 45:357
309. Lorenz W, Doenicke A (1978) Anaphylactoid reactions and histamine release by intravenous drugs used in surgery and anaesthesia. In: Watkins J, Ward AM (eds) Adverse response to intravenous drugs. Academic Press, London, p 83

310. Lorenz W, Doenicke A (1983) Physiologie und Pathologie der Histaminfreisetzung. Anaesthesist [Suppl] 32:431

311. Lorenz W, Doenicke A, Halbach S, Krumey J, Werle E (1969) Histaminfreisetzung und Magensaftsekretion bei Narkosen mit Propanidid (Epontol). Klin Wochenschr 47:154

312. Lorenz W, Doenicke A, Meyer R et al (1972) Histamine release in man by propanidid and thiopentane: Pharmacological and clinical consequences. Br J Anaesth 44:355

313. Lorenz W, Hell E, Boeckl O et al (1973) Histamine release during orthopic homologous liver transplantation in pigs. Eur Surg Res 5:11

314. Lorenz W, Thermann M, Hamelmann H et al (1973) Influence of H_1-receptor antagonists on the effects of histamine in the circulatory system and on plasma histamine levels. In: Wood CJ, Simkins MA (eds) Int. Symp. Histamine H_2-receptor-antagonists. Smith Kline & French, London, p 131

315. Lorenz W, Seidel W, Doenicke A et al (1974) Elevated plasma histamine concentrations in surgery: Causes and clinical significance. Klin Wochenschr 52:419

316. Lorenz W, Troidl H, Barth H et al (1975) Stimulus-secretion coupling in the human and canine stomach: Role of histamine. In: Case RM, Goebell H (eds) Stimulus secretion coupling in the gastrointestinal tract. MTP Press, Lancaster, p 177

317. Lorenz W, Doenicke A, Messmer K et al (1976) Histamine release in human subjects by modified gelatin (Haemaccel[R]) and dextran: An explanation for anaphylactoid reactions observed under clinical condictions? Br J Anaesth 48:151

318. Lorenz W, Doenicke A, Dittmann J, Hug P, Schwarz B (1977) Anaphylaktoide Reaktionen nach Applikation von Blutersatzmitteln beim Menschen. Verhinderung dieser Nebenwirkung von Haemaccel durch Prämedikation mit H_1- und H_2-Rezeptorantagonisten. Anaesthesist 26:644

319. Lorenz W, Doenicke A, Schoening B et al (1980) H_1- plus H_2-receptor antagonists for premedication in anaesthesia and surgery: A critical view basing on randomized clinical trials with haemaccel and various antiallergic drugs. Agents Actions 10:115

320. Lorenz W, Doenicke A, Schöning B, Neugebauer E (1981) The role of histamine in adverse reactions to intravenous agents. In: Thornton HA (ed) Adverse reactions of anaestetic drugs. Elsevier/ North Holland, Amsterdam, p 169

321. Lorenz W, Doenicke A, Schöning B, Ohmann CH, Grote B, Neugebauer E (1982) Definition and classification of the histamine-release response to drugs in anaesthesia and surgery: Studies in the conscious human subject. Klin Wochenschr 60:896

322. „gestrichen"

323. Lorenz W, Doenicke A, Schöning B, Röher HD, Ohmann CH, Grote B, Schmal A (im Druck) Prospektive Studien mit Histamin H_1- und H_2-Rezeptorantagonisten. In: Doenicke A, Lorenz W (Hrsg) Histamin und Histamin-Rezeptor-Antagonisten. Springer, Berlin Heidelberg New York Tokyo

324. Lowenstein E, Hallowell P, Levine FH (1969) Cardiovascular responses to large doses of intravenous morphine in man. N Engl J Med 281:1389

324a. Lucas CE (1981) Stress ulceration: The clinical problem. World J Surg 5:139

325. Luebcke P, Herrmann W (1982) Auswirkungen von Cimetidin und Ranitidin auf die plasmatische Gerinnungsfähigkeit des Blutes. Dtsch Med Wochenschr 107:1671

326. Lunn JN, Mushin WW (1982) Mortality associated with anaesthesia. Nuffield Provincial Hospitals Trust, London

327. Lutz H, Osswald PM, Bender HJ (1982) Risiken der Anaesthesie. Anaesthesist 31:1

328. Maile CJ, Francis RN (1983) Pre-operative ranitidine. Effect of a single intravenous dose on pH and volume of gastric aspirate. Anaesthesia 36:324

329. Maliniak K, Vakil AH (1979) Pre-anesthetic cimetidine and gastric pH, Anesth Analg (Cleve) 58:309

330. Manchikanti L, Roush JR (1984) Effect of preanesthetic glycopyrrolate and cimetidine on gastric fluid pH and volume in outpatients. Anesth Analg (Cleve) 63:40

331. Mantel K (1983) Diskussionsbeitrag. In: Kühn K, Hausdörfer J (Hrsg) Prämedikation im Kindesalter. Springer, Berlin Heidelberg New York, S 55

332. Marchand P (1957) A study of the forces productive of gastro-oesophageal regurgitation and herniation through the diaphragmatic hiatus. Thorax 12:189

333. Marti JJ, Ammann C, De Gasparo D (1979) Antazida zur Verhütung des Mendelson-Syndroms bei operativen Eingriffen in Allgemeinnarkose während der Schwangerschaft. Geburtshilfe Frauenheilkd 39:1069

334. Marx GF (1978) Comment: Maternal mortality study: 1970–1975. Surv Anesth 22:65
335. Mathias B (1984) Gynäkomastie nach Einnahme der H_2-Antagonisten Cimetidin und Ranitidin. Endokrinol Inform 1:36
336. Mathieu A, Goudsouzian N, Snider MT (1975) Reaction to ketamine: Anaphylactoid or anaphylactic? Br J Anaesth 47:624
336a. Matsumoto T, Fisher CR (1978) Pathophysiology and management of acute gastric mucosal hemorrhage. Int Surg 63:65
337. May CD, Lyman M, Albert R, Cheng J (1970) Procedures for immunochemical study of histamine release from leukocytes with small volume of blood. J Allergy 46:12
338. McAuley DM, Moore J, McCaughey W, Donnelli BD, Dundee JW (1983) Ranitidine as an antacid before elective caesarean section. Anaesthesia 38:108
339. McAuley DM, Moore J, Dundee JW, McCaughey W (1984) Oral ranitidine in labour. Anaesthesia 39:433
340. McCaughey W, Howe JP, Moore J, Dundee JW (1981) Cimetidine in elective caesarean section. Effect on gastric acidity. Anaesthesia 36:167
341. McGowan WA (1979) Safety of cimetidine in obstetric patients. J R Soc Med 72:902
342. McLain GE, Sipes JG, Brown BR (1979) An animal model of halothane hepatotoxicity. Anesthesiology 51:321
343. Mehta S (1972) The risk of aspiration in presence of cuffed endotracheal tubes. Br J Anaesth 44:601
344. Mendelson CL (1946) The aspiration of stomach contents into the lungs during obstetric anesthesia. Am J Obstet Gynecol 52:191
345. Mercadante S, Mercadante T, Salvaggio L, Gigante A, Maltese FP, Scio A (1983) Evaluation of ranitidine to decrease the risk of pulmonary injury from aspiration: Effectiveness at the time of induction of anaesthesia in patients undergoing cesarian section (Abstract). 2nd Europ Congr Obstet Anaesth Analg, Rom 6.–9. 4. 83, p 47
346. Messmer K, Seemann C, Hedin H, Richter W, Peter K (1980) Anaphylaktoide Reaktionen nach Dextran. II) Tierexperimentelle und klinische Ergebnisse der Prophylaxe durch Hapten-Hemmung. Allergologie 3:59
347. Meyer-Burgdorff C, Seidel G, Schlüter FJ (1973) Freisetzung vom Histamin und Serotonin bei extrakorporaler Zirkulation. Anaesthesist 22:212
348. Meuret GH, Lenders HG, Schindler HFO, Scholler KL (1983) Orciprenalin (Alupent[R]) in der Reanimation nach Kreislaufstillstand? Anaesthesist 32:352
349. Miller R, Tausk HC (1977) Anaphylactoid reaction to vancomycin during anesthesia: A case report. Anesth Analg (Cleve) 56:870
350. Milton-Thompson GJ, Lightfoot NF, Ahmet Z et al (1982) Intragastric acidity, bacteria, nitrite, and N-nitrosa compounds before, during, and after cimetidine treatment. Lancet I:1091
351. Misiewicz JJ (1973) Symposium on gastrooesophageal reflux and its complications. Gut 14:233
352. Mitchell MC, Schenker S, Speeg KV (1981) Differential effects of cimetidine and other H_2-receptor antagonists on acetaminophen metabolism. Clin Res 29:758A
353. Mitchell MC, Schenker S, Speeg KV (1984) Selective inhibition of acetaminophen oxidation and toxicity by cimetidine and other histamine H_2-receptor antagonists in vivo and in vitro in the rat and in man. J Clin Invest 73:383
354. Moebius UM (1982) Ranitidine side-effects. Lancet II:1053
355. Moir DD (1980) Maternal mortality and anaesthesia. Br J Anaesth 52:1
356. Mojaverian P, Fedder IL, Vlasses PH, Rotmensch HH, Rocci ML Jr, Swanson BN, Ferguson RK (1982) Cimetidine does not alter morphine disposition in man. Br J Clin Pharmacol 14:809
357. Moore JG, Crespin F (1980) Influence of glukose on cephalic-vagal-stimulated gastric acid secretion in man. Dig Dis Sci 25:117
358. Moorthy SS, Pond W, Rowland RG (1980) Severe circulatory shock following protamine (an anaphylactic reaction). Anesth Analg (Cleve) 59:77
359. More DG, Boutagy J, Shenfield GM (1983) PH-testing paper for measurement of intragastric acidity: An assessment. Anaesth Intensive Care 11:147
360. Morrison DH, Dunn GL, Fargas-Babjak AM, Moudgil GC, Smedstad K, Woo J (1982) A double-blind comparison of cimetidine and ranitidine as prophylaxis against gastric aspiration syndrome. Anesth Analg (Cleve) 61:988

361. Moss J, Philbin DM, Rosow CE, Basta SJ, Gelb C, Savarese JJ (1982) Histamine release by neuro-
     muscular blocking agents in man. Klin Wochenschr 60:891
362. Mucklow RG, Larard DG (1963) The effects of the inhalation of vomitus in the lungs. Clinical
     conciderations. Br J Anaesth 35:153
363. Müller H, Hempelmann G (1981) Vollnarkose in der Geburtshilfe – Vergleich zur Peridualanaesthe-
     sie. In: Zenz M, Weitzel H (Hrsg) Anaesthesie in der Geburtshilfe. Springer, Berlin Heidelberg
     New York, S 29
364. Muravchick S, Burkett L, Gold MI (1981) Succinylcholine – induced fasciculations and intragastric
     pressure during induction of anesthesia. Anesthesiology 55:180
365. Murphy D (1983) The effect of metoclopramide on gastric emptying before elective and emergency
     section (Abstract). 2nd Europ Congr of Obstetric Anaesthesia and Analgesia, Rom 6.–9. 4. 83
366. Muscroft TJ, Youngs D, Burdon DW, Keighley MR (1981) Cimetidine and the potential risk of
     postoperative sepsis. Br J Surg 68:557
367. National Academy of Sciences-National Research Council (1966) Summary of the national halo-
     thane study: Possible association between halothane anesthesia and postoperative hepatic necrosis.
     JAMA 197:775
368. Nimmo WS, Wilson J, Prescott LF (1975) Narcotic analgesics and delayed gastric emptying during
     labour. Lancet I:890
369. Okasha AS, Motaweh MM, Bali A (1983) Cimetidine-antacid combination as premedication for
     elective cesarean section. Can Anaesth Soc J 30:593
370. Olsson GL, Hallén B (1982) Pharmacological evacuation of the stomach with metoclopramide.
     Acta Anaesthesiol Scand 26:417
371. O'Mullane EJ (1954) Vomiting and regurgitation during anesthesia. Lancet I:1209
372. Ong BY, Palahniuk RJ, Cumming M (1978) Gastric volume and pH in out-patients. Can Anaesth
     Soc J 25:36
373. Ostheimer GW, Morrison JA, Lavoie C, Sepkoski C, Hoffman J, Datta S (1982) The effect of cime-
     tidine on mother, newborn and neonatal neurobehavior. Anesthesiology 57:A405
374. Ostick DG, Hey VMF (1977) The action of pethidine and metoclopramide on the gastro-oesophageal
     sphincter in healthy volunteers. Anaesthesia 32:101
375. Paakkari I, Toetterman KJ, Kupari M, Karppanen H, Paakkari P (1982) Peripheral hypotensive and
     central hypertensive effects of cimetidine. Agents Actions 12:152
376. Pandit SK, Kothary SP, Pandit UA, Mirakhur RK (1984) Combination of cimetidine and metoclo-
     pramide to prevent acid aspiration. Anesth Analg (Cleve) 63:257
377. Pare P, Miller D (1980) The effects of H_2-blocking agents on systemic anaphylaxis in guinea pigs.
     Am Rev Respir Dis 121:749
378. Parish WE (1973) Reaginic and non reaginic antibody reactions on anaphylactic participating cells.
     In: Goodfriend L, Sehon AH, Orange R (eds) Mechanism in allergy, reagin-mediated hypersensivity.
     Dekker, New York, p 197
379. Parsons ME (1978) Histamine agonists and antagonists and their effect on gastric secretion. In:
     Creutzfeld W, Arnold R (Hrsg) Cimetidine. Int Symp Histamin-H_2-Rezeptor-Antagonisten. Excerpta
     Medica, Amsterdam, S 41
380. Paton W (1957) Histamine release by compounds of simple clinical structure. Pharmacol Rev
     9:269
381. Pavía C, Martín MR, Sentís J et al (1981) Efectos de la administración crónica de cimetidina sobre
     la secreción adenohipofisaria en miños. An Esp Pediatr 14:77
382. Pearce FL (1982) Functional heterogenity of mast cells from different species and tissues. Klin
     Wochenschr 60:954
383. Pelkonen O, Puurunen J (1980) The effect of cimetidine on in vitro and in vivo microsomal drug
     metabolism in the rat. Biochem Pharmacol 29:3075
384. Peskett WGH (1973) Antacids before obstetric anaesthesia. A clinical evaluation of the
     effectiveness of mist magnesium trisilicate BPC. Anaesthesia 28:509
385. Peters GA, Karnes WE, Bastron JA (1978) Near-fatal and fatal anaphylactic reaction to insect
     sting. Ann Allergy 41:268
386. Peterson FJ, Knodell RG, Lindemann NJ, Steele NM (1983) Prevention of acetaminophen and
     cocaine hepatotoxicity in mice by cimetidine treatment. Gastroenterology 85:122

387. Philbin DM, Moss J, Akins CW et al (1981) The use of H_1 and H_2 histamine antagonists with morphine anaesthesia: A double blind study. Anesthesiology 55:292

388. Pichlmayr J, Lips U (1980) Pethidin-Promethazin-Kombinationseffekte im Elektroenzephalogramm. Anaesthesist 29:254

389. Pickering BG, Palahniuk RJ, Cumming M (1980) Cimetidine premedication on elective caesarean section. Can Anaesth Soc J 27:33

390. Piepenbrock S, Piepenbrock H, Kretz FJ (1983) Orale Prämedikation mit Midazolam bei Kindern. Anaesthesist [Suppl] 32:338

391. Plummer JL, Beckwith ALJ, Bastin FN (1982) Free radical formation in vivo and hepatotoxicity due to anaesthesia with halothane. Anesthesiology 57:160

392. Plummer JL, Wanwimolruk S, Jenner MA, De La M Hall P, Cousins MJ (1984) Effects of cimetidine and ranitidine on halothane metabolism and hepatotoxicity in an animal model. Drug Metab Dispos 12:106

393. Pollock DM, Banks RO, Jacobson ED (1982) Hemodynamic effects of a new histamine H_2 receptor agonist (impromidine) and antagonist (ranitidine). Pharmacol Res Commun 14:605

394. Porter J, Jick H (1977) Drug-related deaths among medical inpatients. JAMA 237:879

395. Pounder RE, Williams JG, Milton-Thompson (1976) Effect of cimetidine on 24-hour control of intragastric acidity by cimetidine in normal subjects. Gut 17:133

396. Pulver KG (1973) Aspirationsprophylaxe bei Narkoseeinleitung durch ventrikuläre Cardiablockade. Anästhesiol Wiederbeleb 14:226

397. Puurunen J, Pelkonen O (1979) Cimetidine inhibits microsomal drug metabolism in the rat. Eur J Pharmacol 55:335

398. Quinn J, Calvert R (1976) The disposition of promethazine in man. J Pharm Pharmacol 28:59

399. Qvist N, Anderson M (1980) Cimetidin praeanaestetisk. Ugeskr Laeger 142:3369

400. Radford SG, Lockyer JA, Simpson PJ (1982) Immunological aspects of adverse reactions to althesin. Br J Anaesth 54:859

401. Randolph WC, Osborne VL, Walkenstein SS, Intoccia AP (1977) High-pressure liquid chromatographic analysis of cimetidine, a histamine H_2-receptor antagonist, in blood and urine. J Pharm Sci 66:1148

402. Rao TLK, Suseela M, El-Etr AA (1984) Metoclopramide and cimetidine to reduce gastric juice pH volume. Anesth Analg 63:264

403. Reich SB, Earley WC, Ravin TH, Goodman M, Spector S, Stein MR (1977) Evaluation of gastropulmonary aspiration by a radio-active technique: Concise communication. J Nucl Med 18:1079

404. Reimann JW, Klotz U (1983) Klinisch bedeutsame Interaktionen von Cimetidin. Inn Med 10:31

405. Reinhardt D (1979) Herzwirkungen von Histamin. Anaesthesist 28:67

406. Reinhardt D, Borchard U (1982) H_1-receptor antagonists: Comparative pharmacology and clinical use. Klin Wochenschr 60:983

407. Reinhardt D, Becker B, Nagel-Hiemke M, Matern M, Wegner F, Fuchs F (1982) The role of histamine and noradrenaline in allergic and exercise induced asthma of childhood and the effect of theophylline treatment. Klin Wochenschr 60:919

408. Reinhold P, Karoff CH, Dame WR (1981) Prophylaxe des Säure-Aspirations-Syndroms mittels Cimetidin. Anaesth Intensivther Notfallmed 16:39

409. Rendíc S, Sunjic V, Toso R, Kajféz F, Ruf HH (1979) Interaction of cimetidine with liver microsomes. Xenobiotica 9:555

410. Rendíc S, Alebíc-Kolbah T, Kajféz F, Ruf HH (1982) Interaction of ranitidine with liver microsomes. Xenobiotica 12:9

411. Rennie AL, Richard JA, Milne MK, Dalrymple DG (1979) Post-partum sterilisation – an anaesthetic hazard? Anaesthesia 34:267

412. Report on confidential enquiries into maternal deaths in England and Wales 1967–1969 (1972) (Rep Hlth Soc Subj No 1). HM Stationary Office, London

413. Report on confidential enquiries into maternal deaths in England and Wales 1976–1978 (1981) Rep Hlth Soc Subj No 26. HM Stationary Office, London

414. Richardson CT, Feldman M, Brater C, Welborn J (1981) Tiotidine, a new long-acting histamine H_2-receptor antagonist: Comparison with cimetidine. Gastroenterology 80:301

415. Riche D, Conceiller C, Coulbois B, Ortega D, Terestchenko MC, Pacouret JM (1981) Controle de

l'acidite gastrique par la cimetidine donnee en premedication avant l'anesthesic generale: Efficacite et tolerance. Can Anaesth Soc J 28:442

416. Richter W, Messmer K, Hedin H, Ring J (1978) Adverse reactions to plasma substitutes. Incidence and pathomechanisms. In: Watkins J, Ward AM (eds). Adverse responses to intravenous drugs. Academic Press, London New York, p 49

417. Ring J, Mendler C (1983) Immunologische Aspekte zu Pathogenese und Prophylaxe der Dextran-Unverträglichkeit. In: Doenicke A, Koenig U (Hrsg) Immunologie in Anaesthesie und Intensivmedizin. Springer, Berlin Heidelberg New York Tokyo, S 161

418. Ring J, Rothenberger KH, Clauss W (1984) Combined histamine H_1-H_2-receptor antagonist pretreatment for prophylaxis of anaphylactoid reactions due to radiographic contrast media (RCM). J Allergy Clin Immunol 73:165

419. Risbo A, Schmidt JF (1983) Peroral diazepam compared with parenteral morphine/scopolamine with regard to gastric content. Acta Anaesthesiol Scand 27:165

420. Roberts RB, Shirley M (1974) Reducing the risk of acid aspiration during cesarian section. Anesth Analg (Cleve) 53:859

421. Roberts RB, Shirley MA (1976) The obstetrician's role in reducing the risk of aspiration pneumonitis. With particular reference to the use of oral antacids. Am J Obstet Gynecol 124:611

422. Robertson EN, Booig LHDJ, Fragen RJ, Crul JF (1983) Intradermal histamine release by three muscle relaxants. Acta Anaesthesiol Scand 27:203

423. Robinson JS, Thompson JM (1979) Fatal aspiration (Mendelson's) syndrome despite antacids and cricoid pressure. Lancet II:228

424. Roe RB (1962) The effect of suxamethonium on intragastric pressures. Anaesthesia 17:179

425. Röher HD, Lorenz W, Lennarz H, Kusche J, Dietz W, Gerdes B, Parkin JV (1982) Plasma histamine levels in patients in the course of several standard operations: Influence of anaesthesia, surgical trauma, and blood transfusion. Klin Wochenschr 60:926

426. Rösch W (1976) Stimulation of lower esophageal sphincter pressure by cimetidine. A double blind study. Acta Hepatogastroenterol (Stuttg) 23:423

427. Rosow CE, Moss J, Philbin DM, Savarese JJ (1982) Histamine release during morphine and fentanyl anaesthesia. Anesthesiology 56:93

428. Rowley-Jones D, Burland WL, Griffiths R (1978) Pharmakokinetik and pharmakologische Eigenschaften von Cimetidin. In: Creutzfeldt W, Arnold R (Hrsg) Cimetidin. Int Symp über Histamin-H_2-Rezeptor-Antagonisten. Excerpta Medica, Amsterdam, p 81

429. Ruddell WS, Axon AT, Findlay JM, Batholomew BA, Hill MJ (1980) Effect of cimetidine on the gastric bacterial flora. Lancet I:672

430. Salem MR, Wong AY, Lin YH (1972) The effect of suxamethonium on the intragastric pressure in infants and children. Br J Anaesth 44:166

431. Salem MR, Wong AY, Collins VJ (1973) The pediatric patients with a full stomach. Anesthesiology 49:435

432. Salem MR, Wong AY, Mani M, Bennett EJ, Toyama T (1976) Premedicant drugs and gastric juice pH and volume in pediatric patients. Anesthesiology 44:216

433. Salmenperae M, Kortilla K, Kalima T (1980) Reduction of the risk of acid pulmonary aspiration in anesthetized patients after cimetidine premedication. Acta Anaesthesiol Scand 24:25

434. Sawyer D, Conner CS, Scalley R (1981) Cimetidine: Adverse reactions and acute toxicity. Am J Hosp Pharm 38:188

435. Scarpignato C, Bertaccini G (1982) Different effects of cimetidine and ranitidine on gastric emptying in rats and man. Agents Actions 12:172

436. Schaer H (1983) Ranitidin (Zantic[R]) zur Aspirationsprophylaxe. Anaesthesist 32:349

437. Schentag JJ (1980) Cimetidine-associated mental confusion: Further studies in 36 severely ill patients. Ther Drug Monit 2:133

438. Schentag JJ, Cerra FB, Calleri G, Deglopper E, Rose JQ, Bernhard H (1979) Pharmacokinetic and clinical studies in patients with cimetidine-associated mental confusion. Lancet I:177

439. Schild HO (1939) Histamine release in anaphylactic shock from various tissues of the guinea-pig. J Physiol (Lond) 35:393

440. Schöning B, Koch H (1981) Suppression der Nebenwirkungsquote von Neo-Plasmagel durch Promethazin. Anaesthesist 30:34

441. Schöning B, Lorenz W, Doenicke A (1982) Prophylaxis of anaphylactoid reactions to a polypeptidal

plasma substitute by H_1- plus H_2-receptor antagonists: Synopsis of three randomized controlled trials. Klin Wochenschr 60:1048

442. Schöning B, Sommer K, Koch H (1984) Herzstillstand unter Dextraninfusion trotz Haptenhemmung. Anaesth Intensivther Notfallmed 19:34

443. Schurizek BA, Boggild-Madsen B, Juhl B (1982) Intragastrales Volumen und Azidität bei chirurgischen Akutpatienten. Anaesthesist 31:458

444. Schwartz DJ, Wyne WJ, Gibbs CP, Hood CI, Kuck EJ (1980) Pulmonary consequences of aspiration of gastric contents at pH values greater than 2,5. Am Rev Respir Dis 121:119

445. Scott DB (1978) Mendelson's syndrome. Br J Anaesth 50:81

446. Scott PV (1979) Sensivity testing for althesin. Anaesthesia 34:86

447. Sehati-Chafai G (1979) Zum Problem der Aspiration bei der Narkose. Springer, Berlin Heidelberg New York

448. Seidel G, Groppe G, Meyer-Burgdorff C (1974) Contrast media as histamine liberators in man. Agents Actions 4:143

449. Sellick BA (1961) Cricoid pressure to control regurgitation of stomach contents during induction of anaesthesia. Lancet II:404

450. Sellick BA (1982) Rupture of the esophagus following cricoid pressure. Anaesthesia 37:213

451. Seraj MA, El-Nakeeb MM, Estafam MY, Channa AB, Sallem M, Khalifah S, El-Shafic (1980) The preoperative use of cimetidine in reducing acidity of gastric secretion. Middle East J Anaesthesiol 5:445

452. Seufert RM, Hottenrott CH, Büsing M, Gerstenbergk L von (1979) Experimentelle Aspekte zu Pathogenese und Prophylaxe von Streßulcera des Magens. Zentralbl Chir 103:1297

453. Sewing KF, Billian A, Malchow H (1980) Comparative study with ranitidine and cimetidine on gastric secretion in normal volunteers. Gut 21:750

454. Shaw R (1982) Symptomatic bradycardia in association with H_2-receptor antagonists. Lancet II:1108

455. Shaw R, Mashford ML, Desmond PV (1980) Cardiac arrest after intravenous injection of cimetidine. Med J Aust 2:629

456. Shepherd DM, Thjodleifsson B, Turnball MJ, Wormsley KG (1974) Effect of metiamide on histamine metabolism in man. Digestion 11:307

457. Sherlock S (1978) Halothane hepatitis. Lancet II:364

458. Sherlock S (1982) Patterns of hepatocyte injury in man. Lancet I:782

459. Shingu K, Eger EI, Johnson BH (1982) Hypoxia per se can produce hepatic damage without death in rats. Anesth Analg (Cleve) 61:820

460. Shingu K, Eger EI, Johnson BH (1982) Hypoxia may be more important then reductive metabolism in halothane-induced hepatic injury. Anesth Analg (Cleve) 61:824

461. Shingu K, Eger EI, Johnson BH, Van Dyke RA, Lurz FW, Cheng A (1983) Effect of oxygen concentration, hyperthermia, and choice of vendor on anesthetic-induced hepatic injury in rats. Anesth Analg (Cleve) 62:146

462. Siedlecki J, Borowicz JA, Adamski M (1974) Impairment of efficiency of laryngeal defense reflexes after regaining full consciousness following endotracheal anaesthesia. Anaesth Resusc Intensive Ther 2:247

463. Simmendinger HJ (1975) Klinische und experimentelle Untersuchungen zur Wirkung verschiedener Narkotika auf den unteren Oesophagussphinkter (zum Problem der Regurgitation als Narkosekomplikation). Habilitationsschrift, Universität Heidelberg

464. Sivelle PC, Underwood AH, Jelly JA (1982) The effect of histamine H_2-receptor antagonists on androgen action in vivo and dihydrotestosterone binding to the rat prostata androgen receptor in vitro. Biochem Pharmacol 31:577

465. SKF Report (1979) JVS UK TG 1: A comparison of the bioavailability of cimetidine 200 mg following administration via the intravenous, intramuscular and oral routes

466. Snow RG, Nunn JF (1959) Induction of anaesthesia in the foot-down position for patients with a full stomach. Br J Anaesth 31:493

467. Somogyi A, Gugler R (1982) Drug interactions with cimetidine. Clin Pharmacokinet 7:23

468. Sorkin EM, Darvey DL (1983) Review of cimetidine drug interactions. Drug Intell Clin Pharm 17:110

469. Speeg KV Jr, Patwardhan RV, Avant GR, Mitchell MC, Schenker S (1982) Inhibition of micro-

somal drug metabolism by histamine H_2-receptor antagonists studied in vivo and in vitro in rodents. Gastroenterology 82:89

470. Spence RW, Celestine LR (1979) Gynaecomastia associated with cimetidine. Gut 20:154
471. Spence RW, Creak DR, Celestine LR (1976) Influence of a meal on the absorption of cimetidine. Digestion 14:127
472. Spiess W (1980) Motilium als Prämedikation beim Kaiserschnitt. Ein Vorschlag zur Verminderung des Aspirationsrisikos. Anaesthesist 29:442
473. Spray SB, Zuidema GD, Cameron JL (1976) Aspiration pneumonia. Incidence of aspiration with endotracheal tubes. Am J Surg 131:701
474. Stark DCC (1977) Aspiration in the surgical patient. Int Anesthesiol Clin 15:13
475. Staszewska-Barczak J, Vane JR (1965) Release of catecholamines from the adrenal medulla by histamine. Br J Pharmacol 25:728
476. Stept WJ, Safar P (1970) Rapid induction / Intubation for prevention of gastric content aspiration. Anesth Analg (Cleve) 49:553
477. Stevens JH (1964) Anesthetic problems of intestinal obstructions in adults. Br J Anaesth 36:438
478. Steward DJ (1979) Manual of pediatric anesthesia. Livingstone, New York Edinburgh London
479. Stoelting RK (1978) Responses to atropine, glycopyrrolate and riopan of gastric fluid pH and volume in adult patients. Anesthesiology 48:367
480. Stoelting RK (1978) Gastric fluid pH in patients receiving cimetidine. Anesth Analg (Cleve) 57:675
481. Stoelting RK (1983) Allergic reactions during anesthesia. Anesth Analg (Cleve) 62:341
482. Strain JD, Moore EE, Markovchick VJ, Van Duzer-Moore S (1981) Cimetidine for the prophylaxis of potential gastric acid aspiration pneumonitis in trauma patients. J Trauma 21:49
483. Strauss RJ, Stein TA, Wise L (1978) Prevention of stress ulcerations using H_2 receptor antagonists. Am J Surg 135:120
484. Stücker U, Sill V (1984) Der Einfluß eines H_2-Rezeptorantagonisten auf die bronchiale Reagibilität beim Histamin-Provokationstest. Prax Klin Pneumol 38:132
485. Suess H (1983) Ein alternatives Verfahren zu i.m. Prämedikation im Kindesalter: Die orale Prämedikation. In: Kühn K, Hausdörfer J (Hrsg) Prämedikation im Kindesalter. Springer, Berlin Heidelberg New York Tokyo, S 28
486. Sydow K, Schimmelpfennig W, Buchali K, Wirth S, Wack R (1983) Verhalten der Leberdurchblutung nach Applikation von Cimetidin bei Patienten mit Ulcus duodeni. Dtsch Gesundh-Wesen 38:1769
487. Taylor G (1975) Acid pulmonary aspiration syndrome after antacids. A case report. Br J Anaesth 47:615
488. Taylor G, Pryse-Davies J (1966) The prophylactic use of antacids in the prevention of the acid pulmonary aspiration syndrome (Mendelson's syndrome). Lancet I:288
489. Teabeaut JR (1952) Aspiration of gastric contents: An experimental study. Am J Pathol 28:51
490. Texter EC, Patel GK, Malhotra A, Morrison E, Rayford PL, Boyd CM (1982) Comparison of the effect of oral atropine and pirenzepine on lower esophageal sphincter pressure, esophageal emptying and gastroesophageal reflux: A preliminary report. In: Dotevall G (ed) Advances in gastroenterology with the selective antimuscarinic compound – pirenzepine. Excerpta Medica, Amsterdam, p 50
491. Thermann M, Largiader F, Lorenz W, Jostarndt L, Neugebauer E (1978) Plasmahistaminspiegel während und nach Nierenallotransplantationen beim Menschen. Langenbecks Arch Chir [Suppl] 303
492. Thompson DS, Friday CD (1978) Changes in liver enzyme values after halothane and enflurane for surgical anaesthesia. South Med J 71:779
493. Tinstman TC, Dines DE, Arms RA (1973) Postoperative aspiration pneumonia. Surg Clin North Am 53:859
494. Tosi S, Cagnoli M (1982) Painful gynecomastia with ranitidine. Lancet II:160
495. Toung T, Cameron JL (1980) Cimetidine as a preoperative medication to reduce the complications of aspiration of gastric contents. Surgery 87:205
496. Trey C, Lipworth I, Chalmers TC (1968) Fulminant hepatic failure: Presumable contribution to halothane. N Engl J Med 279:798
497. Trudell JR, Bosterling B, Trevor AJ (1982) Reductive metabolism of halothane by human and rabbit cytochrome P-450. Binding of 1-chloro-2,2,2-trifluoroethyl radical to phospholipids. Mol Pharmacol 21:710

498. Tryba M, Yildiz F, Zenz M, Schwerdt M (1982) Prophylaxe der Aspirationspneumonie mit Cimetidin. Anaesthesist 31:584
499. Tryba M, Zenz M, Mlasowsky B, Huchzermeyer H (1983) Erleichtert eine Magensonde die Regurgitation in der Narkose? Anaesthesist 32:407
500. Tryba M, Burkert W, Hüsch M, Zenz M (1983) Wirksamkeit von Cimetidin zur Prophylaxe der Aspirationspneumonie in der Geburtshilfe. Fortschr Med 101:1757
501. Tryba M, Huchzermeyer H, Török M, Zenz M, Pahlow J (1983) Single-drug and combined medication with cimetidine, antacids and pirenzepine in the prophylaxis of acute upper gastrointestinal bleeding. Hepatogastroenterology 30:154
502. Trzeciakowski J (1982) The protective effect of cimetidine against ouabain toxicity. Pharmacologist 24:123
503. Turndorf H, Rodis ID, Clark CS (1974) Silent regurgitation during general anesthesia. Anesth Analg (Cleve) 53:700
504. Ulmer WT, Zimmermann J, Bugalho de Almeida AA, Park HS (1982) Effects of exogenous and endogenous histamine on the respiratory system. Klin Wochenschr 60:991
505. Unertl K, Ruckdeschel G, Jensen U, Beyer A, Kellermann W (1981) Die Aspiration als Wegbereiter bakterieller Pneumonien. Anaesth Intensivmed 12:370
506. Utting JE, Gray TC, Shelley FC (1979) Human misadventure in anaesthesia. Can Anaesth Soc J 26:472
507. Van Arsdel PP (1982) Diagnosing drug allergy. JAMA 247:2576
508. Vandam LD (1965) Aspiration of gastric contents in the operative period. N Engl Med 273:1206
509. Van Dyke RA, Wood CL (1975) „In vitro" studies on irreversible binding of halothane metabolite to microsomes. Drug Metab Dispos 3:51
510. Vaughn RW, Bauer S, Wise L (1975) Volume and pH of gastric juice in obese patients. Anesthesiology 43:686
511. Velaquez JL, Gold MI (1975) Anaphylactic reaction to cephalothin during anesthesia. Anesthesiology 43:476
512. Vergani D, Vergani G, Alberti A, Neuberger J, Eddleston AWF, Davis M, Williams R (1980) Antibodies to the surface of halothane altered rabbit hepatocytes in patients with severe halothane-associated hepatitis. N Engl J Med 303:66
513. Vervloet D, Nizankowska E, Arnaud A, Senft M, Alazia M, Charpin J (1983) Adverse reactions to suxamethonium and other muscle relaxants under general anesthesia. J Allergy Clin Immunol 71:552
514. Verma SC, McNeill JH (1976) Cardiac histamine receptors and cyclic AMP. Life Sci 19:1797
515. Viegas OJ, Ravindran RS, Shumacker CA (1981) Gastric fluid pH in patients receiving sodium citrate. Anesth Analg (Cleve) 60:521
516. Viegas OJ, Ravindran RS, Stoops CA (1982) Duration of efficacy of sodium citrate as an antacid. Anesth Analg (Cleve) 61:220
517. Vigorito C, Russo P, Picotti GB, Chiariello M, Poto S, Marone G (1983) Cardiovascular effects of histamine infusion in man. J Cardiovasc Pharmacol 5:531
518. Walkenstein SS, Dubb JW, Randolph WC, Westlake WJ, Stote RM, Intoccia AP (1978) Bioavailability of cimetidine in man. Gastroenterology 74:360
519. Watkins J (1979) Anaphylactoid reactions to i.v. substances. Br J Anaesth 51:51
520. Watkins J, Thornton JA (1982) Immunological and non-immunological mechanism involved in adverse reactions to drugs. Klin Wochenschr 60:958
521. Weber L, Hirshman CA (1979) Cimetidine for prophylaxis of aspiration pneumonitis. Comparison of intramuscular and oral dosage schedules. Anesth Analg (Cleve) 58:426
522. Wegmann A, Renker H (1976) Das Elektrokardiogramm im anaphylaktischen Schock des Menschen. Klin Wochenschr 54:453
523. Weidler OJ (1981) Pharmacocinetics of ranitidine. Clin Pharmacol Ther 29:247
524. Weiss WA (1950) Regurgitation and aspiration of gastric contents during inhalation anaesthesia. Anaesthesia 11:102
525. Welton AF, Aust SD (1974) Multiplicity of cytochrome P-450 haemoproteins in rat liver microsomes. Biochem Biophys Res Commun 56:898
526. White RT (1958) Apomorphine as an emetic prior to obstetric anaesthesia. Obstet Gynecol 14:111

527. Whittington RM (1979) Fatal aspiration (Mendelson's) syndrome despite antacids and cricoid pressure. Lancet II:228

528. Widger DA, Gandolfi AJ, Van Dyke RA (1976) Hypoxia and halothane metabolism „in vivo". Release of inorganic fluoride and halothane metabolite binding to cellular consituents. Anesthesiology 44:197

529. Williams JG, Strunin L (1983) A comparative trial of intramuscular cimetidine and ranitidine. Can Anaesth Soc J 30:81

530. Wilson SL, Mantena NR, Halverson JD (1981) Effects of atropine, glycopyrrolate, and cimetidine on gastric secretions in morbidly obese patients. Anesth Analg (Cleve) 60:37

531. Winternitz MC, Smith GH, McNamara FP (1920) Effect of intrabronchial insufflation of acid. J Exp Med 32:199

532. Wood M, Uetrecht J, Phythyon JM, Wood AJJ (1982) Cimetidine protects against halothane-induced hepatotoxicity. Anesthesiology 57:A221

533. Woodings EP, Dixon GT, Harrison C, Carey P, Richards DA (1980) Ranitidine − a new H_2-receptor antagonist. Gut 21:187

534. Wraight WJ, Chamney AR, Howells TH (1983) The determination of an effective cricoid pressure. Anaesthesia 38:461

535. Wrobel J, Koh TC, Saunders JM (1982) Sodium citrate: An alternative antacid for prophylaxis against aspiration pneumonitis. Anaesth Intensive Care 10:116

536. Wylie WD (1963) The use of muscle relaxants at the induction of anaesthesia of patients with full stomach. Br J Anaesth 35:168

537. Wynes J, Cohen SE (1982) Gastric volume in early pregnancy: Effect of metoclopramide. Anesthesiology 57:209

538. Young R, Sun DC (1962) Effect of glycopyrrolate on antral mobility, gastric emptying and intestinal transit. Ann NY Acad Sci 99:174

539. Youngman PR, Taylor KM, Wilson JD (1983) Anaphylactoid reactions to neuromuscular blocking agents: A commonly undiagnosed condition? Lancet II:597

540. Ziemniak JA, Wynn RJ, Aranda JV, Zarowitz BJ, Schentag JJ (1984) The pharmacokinetics and metabolism of cimetidine in neonates. Dev Pharmacol Ther 7:30

541. Zohairy AF (1967) Prevention of regurgitation during induction of anaesthesia with a cuffed oesophageal catheter. Br Med J I:545

Sachverzeichnis

Anaesthesiologie und Intensivmedizin

Anaesthesiology and
Intensive Care Medicine

vormals „Anaesthesiologie und Wiederbelebung"
begründet von R. Frey, F. Kern und O. Mayrhofer

Herausgeber: H. Bergmann (Schriftleiter)
J. B. Brückner, M. Gemperle, W. F. Henschel,
O. Mayrhofer, K. Meßmer, K. Peter

Band 150
Inhalation Anaesthesia Today and Tomorrow
Editors: K. Peter, F. Jesch
1982. 126 figures. 272 pages
Soft cover DM 76,-. ISBN 3-540-11757-1

Band 151
H. Marquort
Kontraktionsdynamik des Herzens unter Anaesthetika und Beta-Blockade
Tierexperimentelle Untersuchungen
1983. 137 Abbildungen, 34 Tabellen. XVI, 202 Seiten
Broschiert DM 62,-. ISBN 3-540-11745-8

Band 152
Der Anaesthesist in der Geburtshilfe
Ergebnisse des Zentraleuropäischen Anaesthesie-
kongresses, Berlin 1981
Band 2
Herausgeber: J. B. Brückner
1982. 68 Abbildungen, 19 Tabellen. X, 184 Seiten
Broschiert DM 46,-. ISBN 3-540-11831-4

Band 153
Schmerzbehandlung – Epidurale Opiatanalgesie
Ergebnisse des Zentraleuropäischen Anaesthesie-
kongresses Berlin 1981
Band 3
Herausgeber: J. B. Brückner
1982. 90 Abbildungen, 50 Tabellen.
XII, 194 Seiten (24 Seiten in Englisch)
Broschiert DM 74,-. ISBN 3-540-11830-6

Band 154
R. Larsen
Kontrollierte Hypotension
Durchblutung und Sauerstoffverbrauch des Gehirns
und des Herzens
1983. 20 Abbildungen, 19 Tabellen. VII, 88 Seiten
Broschiert DM 35,-. ISBN 3-540-11921-3

Band 155
K. Inoue
Vagaler Herztonus und Herzfrequenz unter dem Einfluß von Injektionsanaesthetika
Eine Studie an narkotisierten Katzen
1983. 11 Abbildungen, 3 Tabellen. IX, 39 Seiten
Broschiert DM 24,-. ISBN 3-540-12031-9

Band 156
Hämodynamisches Monitoring
Workshop Erbach 14. Mai 1982
Herausgeber: F. Jesch, K. Peter
1983. 97 Abbildungen, 20 Tabellen. VI, 170 Seiten
Broschiert DM 68,-. ISBN 3-540-12093-9

Band 157
Kinderanaesthesie
Prämedikation – Narkoseausleitung
Ergebnisse des Zentraleuropäischen Anaesthesie-
kongresses Berlin 1981
Band 4
Herausgeber: J. B. Brückner
1983. 162 Abbildungen, 75 Tabellen. XIII, 275 Seiten
Broschiert DM 108,-. ISBN 3-540-12153-6

Band 158
Neue Aspekte in der Regionalanaesthesie 3
Plexus- und Epiduralanaesthesie: Technik und
Komplikationen
Opiate epidural, intrathekal
Herausgeber: H. J. Wüst, M. D'Arcy Stanton-Hicks,
M. Zindler
1984. 113 Abbildungen, 67 Tabellen. XV, 250 Seiten.
Broschiert DM 98,-. ISBN 3-540-13023-3

Band 159
G. Sprotte
Thermographic Investigations into the Physiological Basis of Regional Anaesthesia
Translated from the German by D. Roseveare
1985. 20 coloured figures. VIII, 45 pages
Soft cover DM 58,-. ISBN 3-540-12638-4

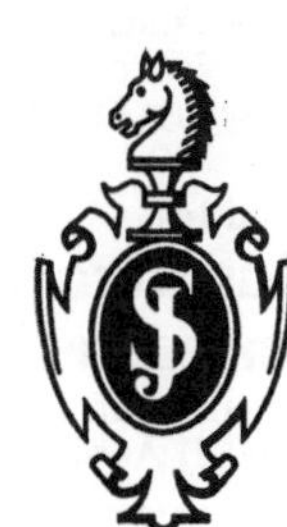

Springer-Verlag
Berlin
Heidelberg
New York
Tokyo

Anaesthesiologie und Intensivmedizin

Anaesthesiology and
Intensive Care Medicine

vormals „Anaesthesiologie und Wiederbelebung"
begründet von R. Frey, F. Kern und O. Mayrhofer

Herausgeber: H. Bergmann (Schriftleiter),
J. B. Brückner, M. Gemperle, W. F. Henschel,
O. Mayrhofer, K. Meßmer, K. Peter

Band 160
H. Goslinga
Blood Viscosity and Shock
The Role of Hemodilution, Hemoconcentration and
Defibrination
1984. 79 figures, 4 tables. XXVI, 193 pages
Soft cover DM 78,-. ISBN 3-540-12620-1

Band 161
Deutscher Anaesthesiekongreß 1982
Freie Vorträge
Herausgeber: J. Schara
1984. 236 Abbildungen, 107 Tabellen.
XVIII, 393 Seiten
Broschiert DM 158,-. ISBN 3-540-12977-4

Band 162
G. Meuret
Pharmakotherapie in der Reanimation nach Herz-Kreislauf-Stillstand
Untersuchungen an Hunden und an isolierten
Meerschweinchenherzen
1984. 55 Abbildungen, 10 Tabellen. XVII, 116 Seiten
Broschiert DM 78,-. ISBN 3-540-12978-2

Band 163
D. Scheidegger, L. J. Drop
Ionisiertes Kalzium
Seine Messungen und seine kardiovaskulären
Auswirkungen
1984. 30 Abbildungen, 3 Tabellen. X, 57 Seiten
Broschiert DM 34,-. ISBN 3-540-13567-7

Band 164
Das Berufsbild des Anaesthesisten
Herausgeber: J. B. Brückner, P. Uter
1984. 21 Abbildungen, 26 Tabellen. X, 168 Seiten
Broschiert DM 68,-. ISBN 3-540-13467-0

Band 166
J. Sturm
Traumatischer Schock und die Lunge im Experiment
Gefäßschädigung und Volumentherapeutika
1985. 52 Abbildungen, 21 Tabellen. Etwa 144 Seiten
Broschiert DM 59,-. ISBN 3-540-13941-9

Band 167
Intensive Care and Emergency Medicine
4th International Symposium
Editor: J. L. Vincent
1984. 21 figures, 18 tables. XIII, 190 pages
Soft cover DM 52,-. ISBN 3-540-13412-3

Band 168
Anwendungsgebiete der Computertechnologie in Anaesthesie und Intensivmedizin
Herausgeber: H. J. Hartung, P. M. Osswald,
H. J. Bender
1985. 169 Abbildungen. XVII, 225 Seiten
Broschiert DM 98,-. ISBN 3-540-13693-2

Band 170
K.-H. Altemeyer
Narkose- und Überwachungssysteme für die Kinderanaesthesie
Experimentelle und klinische Untersuchungen zur
Bewertung und Neuentwicklung
1985. 59 Abbildungen, 39 Tabellen. Etwa 130 Seiten
Broschiert DM 59,-. ISBN 3-540-15012-9

Band 171
M. A. Jimenez-Sáenz, H. Kreuscher
Schmerzklinik
Neurobiologische Grundlagen, Therapie und
Organisation
1985. Etwa 2 Abbildungen. Etwa 110 Seiten
Broschiert DM 44,-. ISBN 3-540-15055-2

Springer-Verlag
Berlin
Heidelberg
New York
Tokyo

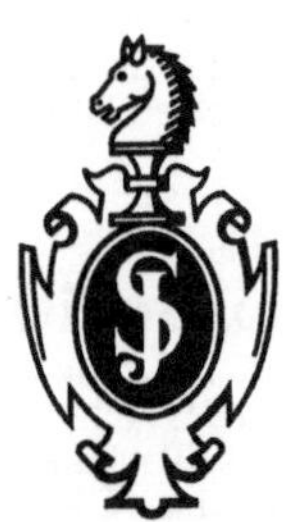